2025国家执业药师职业资格考试考点速记掌中宝

U0746574

药学专业知识（一）

主　编　李维凤

副主编　牛晓峰　张彦民　李　娜

编　委　（按姓氏笔画排序）

马雅静　王靖宇　牛馨祎

朱睿思　刘伶奕　苏蕾蕾

宋荟欣　张雅蓉　范贺平

罗寓芝　夏松源　黄清锋

中国健康传媒集团

中国医药科技出版社

内 容 提 要

本书依据2025年国家执业药师职业资格考试新版考试大纲和指南精编而成。书中各章节分两个版块："必备考点精编"采用图表形式总结梳理新指南的重点内容，条理清晰，重点突出；"高频考点速记"精选历年真题中常考内容，分类整理，方便对比记忆。随书附赠配套数字化资源，包括历年真题、考生手册、思维导图、高频考点、飞升上岸修炼计划等，使考生复习更加高效、便捷。本书开本小巧，内容精练，是参加2025年执业药师考试考生备考冲刺的得力助手。

图书在版编目（CIP）数据

药学专业知识(一) / 李维凤主编. -- 北京：中国医药科技出版社，2025. 5. -- (2025国家执业药师职业资格考试考点速记掌中宝). -- ISBN 978-7-5214-5036-1

Ⅰ. R9

中国国家版本馆 CIP 数据核字第 20251MS600 号

美术编辑 陈君杞
责任编辑 刘孟瑞
版式设计 友全图文

出版 **中国健康传媒集团** | 中国医药科技出版社
地址 北京市海淀区文慧园北路甲 22 号
邮编 100082
电话 发行：010 - 62227427 邮购：010 - 62236938
网址 www.cmstp.com
规格 787×1092mm $^1/_{32}$
印张 12 $^3/_4$
字数 308 千字
版次 2025 年 5 月第 1 版
印次 2025 年 5 月第 1 次印刷
印刷 北京金康利印刷有限公司
经销 全国各地新华书店
书号 ISBN 978-7-5214-5036-1
定价 **39.00 元**

获取新书信息、投稿、为图书纠错，请扫码联系我们。

数字资源编委会

出版说明

　　国家执业药师职业资格考试是国家为了保障人民群众合理安全用药而采取的一项重要举措，是评价申请者是否具备从事执业药师工作所必需的专业知识与技能的行业准入考试。

　　为了更好地帮助广大考生较快地学习和掌握执业药师应具备的知识，顺利通过资格考试，我们力邀具有多年考前辅导经验的专家老师，依据 2025 版考试大纲和《国家执业药师职业资格考试指南》（第九版·2025），精心编写了这套考点速记掌中宝丛书。本丛书具有以下特点：

　　1. 内容高度浓缩精练，叙述精当够用，以大量表格、关系图和挂线表等图表形式呈现，并以彩色标注重点，考点简明直观。

　　2. 将新指南重点内容和历年高频考点覆盖，方便联想记忆、分类记忆和对比记忆。一书在手，备考轻松。

　　3. 开本小巧，便于携带，方便您随时随地翻阅、记诵，可称得上是"迷你版"掌上指南。

　　4. 为使考前复习更加高效、便捷，随书附赠配套数字化资源，包括历年真题、考生手册、思维导图、高频考点、飞升上岸修炼计划等。获取步骤详见图书封底。

　　本丛书是参加 2025 年国家执业药师职业资格考试考生的随身备考宝典。在复习备考过程中，如果您有任何意见和建议，欢迎扫描版权页的二维码与我们联系。

　　在此，预祝各位考生顺利通过考试！

中国医药科技出版社

2025 年 4 月

目录

Contents

第一章 药物与药品质量体系

必备考点精编

第一节 药物与药物制剂

一、药物定义与来源

1. 药物与药品

（1）药物：用于预防、治疗和诊断人的疾病，有目的地调节人的生理机能的物质。

（2）药品：用于预防、治疗、诊断人的疾病，有目的地调节人的生理机能并规定有适应证或者功能主治、用法和用量的物质。

2. 药品的分类

分类	定义	特点
化学药	指通过化学合成或半合成的方法制得的原料药及其制剂	①具有明确的化学结构和明确的药理作用 ②包括从天然产物中提取得到的有效单体化合物，或通过发酵的方式得到的抗生素以及通过半合成的方式得到的天然产物和半合成抗生素
中药	指以中国传统医药理论指导采集、炮制、制剂，说明作用机理，指导临床应用的药物	①指在中医理论指导下，用于预防、治疗、诊断疾病并具有康复与保健作用的物质 ②主要来源于天然药及其加工品，包括植物药、动物药、矿物药及部分化学、生物制品类药物
生物制品	生物制品是指通过生物技术方法，利用微生物、细胞、生物组织或体液等生物材料制备而成的具有预防、治疗或诊断作用的医药产品	不同于一般医用药品，是通过刺激机体免疫系统，产生免疫物质（如抗体）才发挥其功效，在人体内出现体液免疫、细胞免疫或细胞介导免疫

3. 药品的特性 ①组成复杂性；②医用专属性；③质量的严格性。

4. 药物的来源

来源	分类	原料药	原料药经加工改造后的药物
植物来源	天然产物直接用于药物	罂粟科植物罂粟中分离得到的生物碱	镇痛药吗啡
		颠茄、曼陀罗及莨菪等茄科植物分离提取的生物碱	解痉药阿托品
		金鸡纳树皮中提取得到的生物碱	抗疟药奎宁
		萝芙木植物中提取出的生物碱	抗高血压药物利血平
		夹竹桃科植物长春花分离得到的天然产物	抗肿瘤药长春碱和长春新碱
	天然产物的修饰物用于药物	青蒿素	蒿甲醚、青蒿琥酯
		水杨酸	阿司匹林
		喜树碱	伊立替康
			拓扑替康
		紫杉醇的前体 10-去乙酰基巴卡亭Ⅲ	多西他赛
	天然产物的简化物用于药物	南美洲古柯中得到的可卡因	普鲁卡因
		草木犀中分离出的双香豆素	华法林
动物来源		巴西蝮蛇毒液中分离的多肽替普罗肽	卡托普利
		卡托普利	依那普利、赖诺普利、雷米普利以及福辛普利
来自微生物的代谢产物		桔青霉菌代谢产物中分离出的美伐他汀、洛伐他汀	普伐他汀、辛伐他汀、氟伐他汀

续表

来源	分类	原料药	原料药经加工改造后的药物
来自天然配体		以乙酰胆碱、**胰岛素**、脑啡肽等天然配体为先导物设计药物	
		G‐蛋白偶联受体：目前药物重要的靶点之一	
		组胺	H_1受体拮抗剂类的抗过敏药，H_2受体拮抗剂类抗溃疡药物如西咪替丁
		多巴胺、去甲肾上腺素和肾上腺素	甲基多巴、左旋多巴、多巴酚丁胺等拟肾上腺素药物，以及普萘洛尔、索他洛尔、倍他洛尔等β受体拮抗剂药物
来自现有药物的改造		异烟肼	单胺氧化酶抑制剂类抗抑郁药，如**吗氯贝胺**
		异丙嗪、氯丙嗪	吩噻嗪类抗精神病药物和三环类抗抑郁药
		磺胺类化合物	**氯噻嗪、氢氯噻嗪等噻嗪类利尿药**
		沙利度胺	度胺类药物，如**来那度胺、泊马度胺等**
通过筛选得到	实体筛选	如抗肿瘤药物拉帕替尼、达沙替尼、索拉非尼、舒尼替尼，降血糖药物西格列汀以及抗病毒药物马拉韦罗等	
	虚拟筛选	对化合物库对接筛选获得的活性分子	抗病毒药**恩赛特韦**
通过设计得到		核苷类药物	**索磷布韦**
其他来源	偶然发现	青霉素	
		普萘洛尔	
	从代谢产物中发现	百浪多息及活性代谢物磺胺	**磺胺类抗菌药**
		特非那定	第三代抗组胺药**非索非那定**
	从药物合成中间体发现	寻找抗结核药物的研究中，发现中间体异烟肼抗结核活性超过目标物，将**异烟肼**推上临床	
		阿糖胞苷合成过程中，其中间体环胞苷具有较强抗肿瘤作用且副作用轻，即**安西他滨**	

二、药物命名

每个药品都有其特定的名称，一般情况下，药品名称包括药品通用名、化学名和商品名。

1. 常见的药品名称

药品名称	定义	特点
通用名	①英文通用名，即国际非专利药品名称（INN），是由世界卫生组织（WHO）审定并推荐使用的名称 ②中文通用名通常是国家药典委员会在INN的基础上，制定的中国药品通用名称（CADN），应尽量和英文名相对应，主要以音译为主	①用于识别药物物质或活性药物成分，一个药物只有一个药品通用名 ②在药典、产品信息、宣传材料、药品监管和科学文献中使用，不能取得专利和行政保护 ③是药典中使用的名称
化学名	根据其化学结构式进行命名，以一个母体为基本结构，然后将其他取代基的位置和名称标出	①每个药物都有特定的化学结构，通常使用其化学名表述药物的化学结构 ②美国化学文献（CA）为药品化学命名的基本依据之一
商品名	又称为品牌名，通常是针对药物的最终产品，即剂量和剂型已确定的含有一种或多种药物活性成分的药品	①含有相同药物活性成分的药品在不同的国家不同的生产企业可能以不同的商品名销售 ②由制药企业自行选择，可以进行注册和申请专利保护 ③选用时不能暗示药物的疗效和用途，应简易顺口

2. 药品命名的注意事项

药品名称	命名注意事项
通用名	①应遵循WHO的原则，不能和已有的名称相同，也不能和商品名相似 ②通常，一个INN由一个共同的词干和一个随机的、构造出的前缀组成，具有相似药理活性的药品通用名通常使用共同的"词干"

续表

药品名称	命名注意事项
通用名	③药物制剂的通用名一般由国家药典委员会核准，其命名原则可参见最新版《中国药典》相关的内容 ④主要针对原料药，也是上市药品主要成分的名称
化学名	①化学名称可参考国际纯化学和应用化学会（IUPAC）公布的有机化合物命名原则及中国化学会公布的"有机化学物质系统命名原则（1980年）"进行命名 ②化学命名的基本原则是从化学结构选取一特定的部分作为母体，规定母体的位次排法，将母体以外的其他部分均视为其取代基，对于手性化合物规定其立体构型或几何构型 ③主要针对原料药，也是上市药品主要成分的名称
商品名	①含同样活性成分的同一药品，每个企业应有自己的商品名，不得冒用、顶替别人的药品商品名称 ②是指批准上市后的药品名称，常用于医生的处方中

3. 药物的结构与命名举例

通用名	化学结构/化学名	母核结构	主要用途
氨苄西林	 6-[D-(-)-2-氨基-苯乙酰氨基]青霉烷酸三水合物	β-内酰胺环	抗生素抗菌药物
盐酸环丙沙星	 1-环丙基-6-氟-1,4-二氢-4-氧代-7-(1-哌嗪基)-3-喹啉羧酸盐酸盐一水合物	喹啉酮环	合成抗菌药物

续表

通用名	化学结构/化学名	母核结构	主要用途
地西泮	1-甲基-5-苯基-7-氯-1,3-二氢-2*H*-1,4-苯并二氮杂䓬-2-酮	苯并二氮杂䓬环	中枢镇静药
尼群地平	2,6-二甲基-4-(3-硝基苯基)-1,4-二氢-3,5-吡啶二酸甲乙酯	1,4-二氢吡啶环	降压药
萘普生	(+)-α-甲基-6-甲氧基-2-萘乙酸	萘环	非甾体抗炎药
醋酸氢化可的松	11b,17a,21-三羟基孕甾-4-烯-3,20-二酮-21-醋酸酯	孕甾烷	肾上腺皮质激素类抗炎药
格列本脲	N-[2-[4-[[[(环己氨基)羰基]氨基]磺酰基]苯基]乙基]-2-甲氧基-5-氯苯甲酰胺	苯磺酰脲	降糖药

续表

通用名	化学结构/化学名	母核结构	主要用途
阿托伐他汀	 7-[2-(4-氟苯基)-3-苯基-4-(苯胺基羰基)-5-(2-异丙基)-1-吡咯基]-3,5-二羟基-庚酸	吡咯环	降血脂药
阿昔洛韦	 9-(2-羟乙氧甲基)鸟嘌呤	鸟嘌呤环	抗病毒药物
盐酸氯丙嗪	 N,N-二甲基-2-氯-10H-吩噻嗪-10-丙胺盐酸盐	吩噻嗪环	抗精神病药

4. 药物结构中常见的化学骨架及名称

药物的化学骨架名称	药物的化学骨架	药物类别
苯并二氮杂草		镇静催眠药
环丙二酰脲（巴比妥）		抗癫痫药
吩噻嗪		抗精神病药

续表

药物的化学骨架名称	药物的化学骨架	药物类别
芳基丙酸		非甾体抗炎药
苯乙醇胺		肾上腺素受体调控药
芳氧丙醇胺		β受体拮抗剂
1,4-二氢吡啶		钙通道阻滞剂
孕甾烷		肾上腺糖皮质激素、孕激素
雄甾烷		雄激素、蛋白同化激素
雌甾烷		雌激素
磺酰脲		降血糖药
对氨基苯磺酰胺		磺胺类药

续表

药物的化学骨架名称	药物的化学骨架	药物类别
喹啉酮环		抗菌药
青霉烷		青霉素类抗菌药
头孢烯		头孢类抗菌药
氮芥类		烷化剂类抗肿瘤药

三、药物剂型与制剂

1. 剂型与制剂

剂型
- 定义：适合于疾病的诊断、治疗或预防的需要而制备的不同给药形式
- 重要性
  - 可改变药物的作用性质
  - 可调节药物的作用速度
  - 可降低（或消除）药物的不良反应
  - 可产生靶向作用
  - 可提高药物的稳定性
  - 可影响疗效

制剂
- 药物制剂：系指将原料药物按照某种剂型制成一定规格并具有一定质量标准的具体品种，简称制剂
- 方剂：凡按医师处方，专门为某一病人调制的并确切指明具体用法、用量的药剂称为方剂

2. 剂型的分类

（1）药物剂型的分类及举例

类别	种类		举例
按形态学分类	固体剂型		散剂、丸剂、颗粒剂、胶囊剂、片剂、栓剂等
	半固体剂型		软膏剂、糊剂等
	液体剂型		溶液剂、芳香水剂、注射剂等
	气体剂型		气雾剂、部分吸入剂等
按给药途径分类	经胃肠道给药剂型		口服溶液剂、糖浆剂、颗粒剂、胶囊剂、散剂、丸剂、片剂等
	非经胃肠道给药剂型	注射给药	注射剂，包括静脉、肌内、皮下及皮内注射等
		皮肤给药	外用溶液剂、洗剂、软膏剂、贴剂、凝胶剂等
	非经胃肠道给药剂型	口腔给药	漱口剂、含片、舌下片剂、口腔膜剂等
		鼻腔给药	滴鼻剂、鼻用喷雾剂、鼻用粉雾剂等
		肺部给药	气雾剂、吸入制剂、粉雾剂等
		眼部给药	滴眼剂、眼膏剂、眼用凝胶、植入剂等
		直肠、阴道和尿道给药	灌肠剂、栓剂等
按分散体系分类	真溶液类		溶液剂、糖浆剂、甘油剂、溶液型注射剂等
	胶体溶液类		溶胶剂、胶浆剂
	乳剂类		口服乳剂、静脉乳剂、乳膏剂等
	混悬类		混悬型洗剂、口服混悬剂、部分软膏剂等
	气体分散类		气雾剂、喷雾剂等
	固体分散类		散剂、丸剂、胶囊剂、片剂等
	微粒类		微米级（如微囊、微球等）或纳米级（如脂质体、纳米粒等）

续表

类别	种类	举例
按释药速度与维持时间分类	速释制剂	/
	普通制剂	/
	缓控释制剂	/

（2）药物剂型分类方法的特点

分类方法	优点	缺点
按形态学分类	具有直观、明确的特点，对药物制剂的设计、生产、贮存和应用都有一定的指导意义	没有考虑制剂的内在特点和给药途径
按给药途径分类	紧密联系临床，能反映给药途径对剂型制备的要求	同一剂型因给药途径不同而分类为不同的类别，无法体现具体剂型的内在特点
按分散体系分类	基本上可以反映出剂型的均匀性、稳定性以及制法的要求	不能反映剂型的用药特点，可能会出现同一种剂型由于辅料和制法不同而属于不同的分散系统
按释药速度与维持时间分类	能直接反映用药后药物起效的快慢和作用持续时间的长短，有利于合理用药	无法区分剂型之间的固有属性

3. 药用辅料

（1）定义及功能

定义：药用辅料系指生产药品和调配处方时所用的赋形剂和附加剂，在制剂处方设计时，为解决制剂成型性、有效性、稳定性及安全性，而加入处方中的除主药以外的一切药用物料的统称。

功能：①赋形；②使制备过程顺利进行；③提高药物稳定性；④提高药物疗效；⑤降低药物不良反应；⑥调节药物作用；⑦提高患者用药的顺应性。

应用原则：①满足制剂成型、有效、稳定、安全、方便要求的最低用量原则；②无不良影响原则：即不降低药物疗效，不产生不良反应，不干扰制剂质量检测和监控。

（2）药用辅料的分类

分类方法	类别	说明
按来源 分类	天然辅料	
	半合成辅料	
	全合成辅料	
按功能和 用途分类	传统辅料	普通口服制剂生产调配中所使用的溶剂、增溶剂、助溶剂、防腐剂、矫味剂、着色剂、助悬剂、乳化剂、润湿剂、填充剂、稀释剂、黏合剂、崩解剂、润滑剂、助流剂、包衣材料、增塑剂、pH调节剂、抗氧剂、金属离子螯合剂、渗透促进剂、增稠剂、保湿剂等
	新型功能 性辅料	缓、控释制剂和速释制剂中所用的释放调节剂，如骨架材料、包衣材料、阻滞剂等；开发微囊微球等新剂型、新系统、新制剂采用的优良新辅料
按给药途 径分类	口服用、注射用、黏膜用、经皮或局部给药用、经鼻或口腔吸入给药用和眼部给药用等	

（3）预混和共处理等新型药用辅料

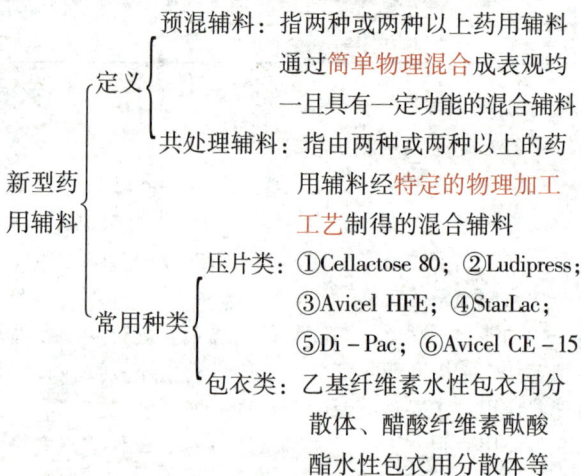

新型药用辅料
- 定义
  - 预混辅料：指两种或两种以上药用辅料通过简单物理混合成表观均一且具有一定功能的混合辅料
  - 共处理辅料：指由两种或两种以上的药用辅料经特定的物理加工工艺制得的混合辅料
- 常用种类
  - 压片类：①Cellactose 80；②Ludipress；③Avicel HFE；④StarLac；⑤Di‐Pac；⑥Avicel CE‐15
  - 包衣类：乙基纤维素水性包衣用分散体、醋酸纤维素酞酸酯水性包衣用分散体等

4. 药品包装、作用及包装材料

（1）**药品包装及分类**：系指选用适当的材料或容器、利用包装技术对药物制剂的半成品或成品进行分（灌）、封、装、贴签等操作，分为内、外包装。

类别	定义	选用原则
内包装	指直接与药品接触的包装（如安瓿、注射剂瓶、铝箔等）	根据所选用药包材的材质，做稳定性试验，考察药包材与药品的相容性
外包装	指内包装以外的包装，按由里向外分为中包装和大包装	选用不易破损的包装，以保证药品在运输、储存、使用过程中的质量

（2）**药品包装的作用**

作用
- 保护功能
  - 阻隔作用：阻隔外界的空气、光、水分、热、异物与微生物等与药品接触
  - 缓冲作用：保护药品在运输、贮存过程中，免受各种外力的震动、冲击和挤压
- 方便应用：有标签、说明书与包装标志标签，便于取用和分剂量
- 商品宣传

（3）**药品包装材料的分类**

分类方式	类别	种类
按使用方式分类	Ⅰ类药包材：直接接触药品且直接使用的药品包装用材料、容器	塑料输液瓶或袋
		固体或液体药用塑料瓶
	Ⅱ类药包材：直接接触药品，但便于清洗	玻璃输液瓶
		输液瓶胶塞
		玻璃口服液瓶
	Ⅲ类药包材：直接影响药品质量	输液瓶铝盖
		铝塑组合盖

续表

分类方式	类别	种类
按形状分类	容器	如塑料滴眼剂瓶
	片材	如药用聚氯乙烯硬片
	袋	如药用复合膜袋
	塞	如丁基橡胶输液瓶塞
	盖	如口服液瓶撕拉铝盖
按材料组成分类	热塑性、热固性高分子化合物	金属、玻璃、塑料
	热固性高分子化合物	橡胶
	混合成分化合物	铝塑组合盖、药品包装用复合膜等

5. 常用药品的包装材料

（1）玻璃药包材

1）种类及性质

分类	化学稳定性		
	水对玻璃的侵蚀	酸对玻璃的侵蚀	碱对玻璃的侵蚀
高硼硅玻璃 中硼硅玻璃 低硼硅玻璃	①对水的稳定性高于钠钙玻璃 ②按颗粒耐水性分类，属Ⅰ类玻璃，具有高耐水性	①硅酸盐玻璃对一般酸性介质（氢氟酸和磷酸除外）具有较好的抗侵蚀能力 ②浓酸对玻璃的侵蚀能力低于稀酸	硅酸盐玻璃的耐碱性能不如其耐酸、耐水性能
钠钙玻璃	①按颗粒耐水性分类，属Ⅲ类玻璃，具有中等耐水性 ②内表面经过中性化处理后，可达到高的内表面耐水性，称为Ⅱ类玻璃容器，但此类玻璃制成的输液瓶仅限于一次使用	对一般酸性介质抗侵蚀能力较差	/

2）应用

分类方法	应用类别	特点	应用
按制造方法分类	模制瓶	价格低廉、强度高	①大容量注射液包装用的输液瓶 ②小容量注射剂包装用的模制注射剂瓶（或称西林瓶） ③口服制剂包装用的药瓶
	管制瓶	重量轻、器壁薄而均匀、外观透明度好，价格较高且易破碎	①小容量注射剂包装用的模制注射剂瓶（或称西林瓶）、预灌封注射器玻璃针管、笔式注射器玻璃套筒（或称卡氏瓶） ②口服液体制剂包装用的管制液体瓶
按线热膨胀系数和三氧化二硼含量分类	高硼硅玻璃	线热膨胀系数小，耐热冲击性能高	低温冻干粉针瓶
	中硼硅玻璃	也称为国际中性玻璃，用途广泛	注射液一般都采用
	低硼硅玻璃	含硼量较低，线热膨胀系数较大，耐水性略低	制作安瓿质量不够理想
	钠钙玻璃	易熔制和加工、价廉	多用于制造对耐热性、化学稳定性要求不高的玻璃制品

（2）塑料药包材

种类		优点	缺点
聚乙烯（PE）	高密度（HDPE）	相对硬和韧、对化学品耐受性强、阻透性好	透明性相对较低
	中密度（MDPE）	/	/
	低密度（LDPE）	柔软、透明、热封性能好	对气体和气味的阻透性较差
	线型低密度（LLDPE）	韧度、断裂伸长率和阻透性优于LDPE，可制成更薄和更柔韧的薄膜，热封性很好	/

续表

种类	优点	缺点
聚丙烯 （PP）	①目前塑料中最轻的一种 ②高耐化学性 ③力学性能优于 PE，具有较好的刚性和抗弯曲性，比 PE 更透明 ④防潮能力好，阻气性优于 PE，可防止异臭通过 ⑤耐热性能，能冲沸水煮，可作为需高温消毒灭菌的包装材料 ⑥无味、无毒	①耐老化性比 PE 差，常需加抗氧剂 ②印刷性能不好 ③耐寒性远不如 PE，低温时很脆，不适宜在低温下使用 ④气密性不良
聚氯乙烯 （PVC）	①被用作片剂、胶囊剂的铝塑泡罩包装的泡罩材料 ②透明性好，强度高，印刷性优良	①PVC 无毒，但氯乙烯单体有致肝癌作用 ②耐热性较差，受热易变形，常需加入稳定剂和增塑剂
聚偏二氯乙烯 （PVDC）	①透明性好，印刷性、热封性能及耐化学性能优异 ②具备极低的透水和透氧性能，是性能极佳的高阻隔性材料	①热稳定性较差 ②耐老化性差 ③残余的单体有毒性，长期接触有致癌和致畸作用 ④价格昂贵，主要与 PE、PP 等制成复合膜
聚酯 （PET）	①力学性能优良 ②耐化学性能好，但不耐浓酸、浓碱 ③耐热性及耐寒性均较好 ④有较好的气体阻隔性 ⑤透明度高、光泽性好，且对紫外线有较好的遮蔽性 ⑥无味无毒，卫生安全性好	①在热水中煮沸易降解 ②不能经受高温蒸汽消毒 ③易带静电，热封性差

（3）金属药包材

分类	性质		应用
	优点	缺点	
镀锡薄钢板（马口铁）	低碳薄钢板（含碳量≤0.25%）具有良好的塑性和延展性，制罐工艺性好，有优良的综合保护性能	耐蚀性差，易生锈，镀锡后能形成钝化膜可增强抗腐蚀能力	①可制备成罐、盒或听，用以包装诸如原料药、中药药材的粉末、中药材、茶叶等或作为容器装盛单独包装的制剂产品如袋装颗粒剂、或作为气雾剂罐/喷雾剂罐装盛气雾剂/喷雾剂用液体②可制备成一定体积的桶或箱，用以包装原料药、中药材或其他物品
	涂酚醛树脂可装酸性制品，涂环氧树脂可装碱性制品		
铝箔	①延展性好，加工性能好②表面镀锡或涂漆可增加其防腐性，铝表面形成的氧化铝薄膜可防止其继续氧化③高阻隔性材料，遮光，有较好的水分及气体阻隔性④导热性好，易于杀菌消毒⑤无毒，表面极为干净、卫生⑥耐热耐寒性好	①易被强酸强碱腐蚀②不可热封，除非经涂层或层合③材质较软，强度较低	①可单独使用，利用热塑或冷塑封口软膏剂/乳膏剂/凝胶剂的软管管口，开盖使用时需去除上述铝箔封口②制备成复合包装材料

（4）复合包装材料药包材

1）种类

种类	特点	常用材料
内层	安全无毒，无味、化学惰性不与包装物发生作用，具有良好的热封性或黏合性	PE、CPP、EVA 等
中间层（高阻隔）	很好地阻止内外气体或液体等渗透，避光性好（透明包装除外）	铝或镀铝膜、EVOH、PVDC 等
外层	光学性能好、有优良的印刷装潢性，较强的耐热性、耐摩擦，具有较好的强度和刚性	BOPET、BOPP、PT、BOPA 等

2）特点及应用

应用类别	特点	应用
药品泡罩包装技术	①又称水泡眼包装，简称PTP，药品单剂量包装的主要形式之一 ②重量轻，运输携带方便，适用于形状复杂、怕压易碎的药品 ③具有较好的阻气性、防潮性、防尘性 ④适于单剂量包装，药品可分别得到保护 ⑤铝箔表面可印图案、商标说明文字，取药方便 ⑥冷冲压成型具有灌装填充容易，力学稳定性好；价格相对实惠；成型过程中不必预热，节省能源等优点	适用于片剂、胶囊、栓剂、丸剂等固体制剂药品的机械化包装，也有使用于膏剂的包装，但该膏剂必须是非有机溶剂型或很弱的有机溶剂型
条形包装	①也称窄条包装，是单剂量包装的另一种形式 ②具有良好的易撕性及气体、水汽阻隔性，保证内容物较长的保质期 ③具有良好的降解性，有利于环保	①适用于泡腾剂、胶囊等药品的包装 ②纸铝塑复合膜具有良好的机械强度和防潮、防氧化性能，适合运输和储存过程中对包装强度和防护性有较高要求的药品

（5）药械组合

特点	用途	优势	常见产品类型
功能多样化、智能化、便利化、可控化等	主要用于治疗心血管系统疾病、呼吸系统疾病、内分泌系统疾病、神经系统疾病、疼痛、避孕与生育、肿瘤及慢性疾病等	①提高药物生物利用度，增强疗效；②减少系统性副作用；③药物直接作用靶部位，降低药物对其他组织的影响；④提高使用便捷性和顺应性，以适应个体化给药；⑤可实现药物持续释放，减少给药频度	①药物涂层装置；②药物洗脱支架；③药物涂层导管和球囊；④药物输送装置，如胰岛素注射笔；⑤智能药械组合，如附带传感器

6. 药物制剂的稳定性　药物稳定性是指原料药及制剂保持其物理、化学、生物学和微生物学性质的能力。

（1）药物制剂稳定性变化

种类	定义
化学不稳定性	指药物由于水解、氧化、还原、光解、异构化、聚合、脱羧，以及药物相互作用产生的化学反应，使药物含量（或效价）、色泽产生变化
物理不稳定性	指制剂的物理性能发生变化，如混悬剂中药物颗粒结块、结晶生长、乳剂的分层、片剂崩解时限、溶出速度的改变等
生物不稳定性	由于微生物污染滋长，引起药物的酶败分解变质

（2）**药物的化学稳定性**：药物制剂的化学稳定性主要是药物制剂在制备、运输、贮存等过程中，药物因各种原因发生的降解过程，水解和氧化是药物降解的两个主要途径，常见的化学降解途径及典型药物如下。

化学降解途径	药物类别	典型药物
水解	酯类（包括内酯）	盐酸普鲁卡因、盐酸丁卡因、盐酸可卡因、丙胺太林、硫酸阿托品、硝酸毛果芸香碱、华法林钠、氢溴酸后马托品等
	酰胺类（包括内酰胺）	青霉素类、头孢菌素类、氯霉素、巴比妥类等
	其他类	阿糖胞苷、维生素B、地西泮、碘苷等
氧化	酚类	肾上腺素、左旋多巴、吗啡、水杨酸钠等
	烯醇类	维生素C等
	其他类（芳胺类、吡唑酮类、噻嗪类）	磺胺嘧啶钠、氨基比林、安乃近、盐酸氯丙嗪、盐酸异丙嗪等
异构化	/	左旋肾上腺素、毛果芸香碱、维生素A等
聚合	/	氨苄西林钠、塞替派等
脱羧	/	对氨基水杨酸钠、对氨基苯甲酸等

（3）**影响药物制剂稳定性的因素及稳定化的方法**

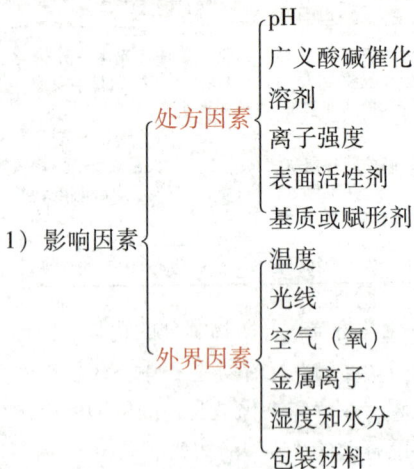

1）影响因素
- 处方因素
  - pH
  - 广义酸碱催化
  - 溶剂
  - 离子强度
  - 表面活性剂
  - 基质或赋形剂
- 外界因素
  - 温度
  - 光线
  - 空气（氧）
  - 金属离子
  - 湿度和水分
  - 包装材料

控制外界条件

调节 pH

改变溶剂

控制水分及湿度

遮光

2）稳定化的方法 驱逐氧气

加入抗氧剂或金属离子螯合剂

制成固体剂型

制成微囊或包合物

改进剂型或 采用直接压片或包

生产工艺 衣工艺

其他

方法 制备稳定的衍生物

加入干燥剂及改善包装

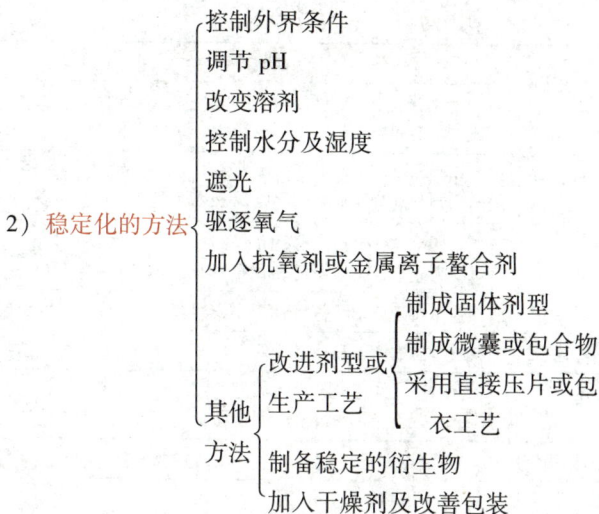

第二节 药品质量与质量体系

一、药品质量与质量管理

1. 我国的药品标准体系

（1）药品标准体系

定义	组成	特点
我国药品标准体系由国家药品标准、药品注册标准和省级中药标准构成	国家药品标准	包括国家药品监督管理部门颁布的《中华人民共和国药典》和《药品标准》
	药品注册标准	是指经药品监督管理部门核准、颁发给药品注册申请人/上市许可持有人的药品质量标准
	省级中药标准	作为国家药品标准的补充
	企业药品标准	药品生产企业应当建立药品出厂放行规程，明确出厂放行的标准、条件

（2）《中国药典》的构成

部分	收载内容
一部	收载中药，包括：①药材和饮片；②植物油脂和提取物；③成方制剂和单味制剂
二部	收载化学药品，包括：①化学药品、抗生素、生化药品及各类药物制剂（列于原料药之后）；②放射性药物制剂
三部	收载生物制品，包括：①预防类、治疗类、体内诊断类和体外诊断类品种；②生物制品相关通用技术要求
四部	收载通用技术要求、药用辅料和包装材料
增补本	药典发行后的增加和补充

2. 《中国药典》标准体系的构成

结构	特点	主要内容
凡例	是对《中国药典》正文、通用技术要求与药品质量检验和检定有关的共性问题的统一规定和基本要求，在药典各部中列于正文之前，相关规定具有法定约束力	内容包括：总则，通用技术要求，品种正文，名称与编排，项目与要求，检验方法和限度，标准品与对照品，计量，精确度，试药、试液、指示剂，动物试验，说明书、包装和标签
品种正文	用以检测药品质量是否达到用药要求，并衡量其质量是否稳定均一的技术规定，是《中国药典》标准的主体	品名、有机药物的结构式、分子量与分子量、来源或有机药物的化学名称、含量或效价规定、处方、制法、性状、鉴别、检查、含量或效价测定、类别、规格、贮藏、制剂、标注、杂质信息
通用技术要求	通用技术要求包括通则、指导原则以及生物制品通则和相关总论等，列于《中国药典》四部	①通则：是对药品质量指标的检测方法或原则的统一规定，主要包括制剂通则、其他通则、通用检测方法 ②指导原则，指导药品标准制定和修订，提高药品质量控制水品所规定的非强制性的、推荐性技术要求

3. 药品标准质量要求

（1）《中国药典》基本质量要求：《中国药典》正文标准，以二部收载品种正文为例，收载的 17 项内容可分为三部分：

分类	主要内容
定义	涵盖药品的一般信息，包括品名、有机药物的结构式、分子式与分子量、来源或有机药物的化学名称、含量或效价的限度规定、处方、制法等
技术规格	为药品标准的主体，列有药品的质量要求与检测方法，内容包括性状、鉴别、检查、含量或效价测定
附加事项	是为药品的临床合理使用与贮藏提供必要的信息与要求，主要包括类别、规格、贮藏、制剂、标注、杂质信息等。其中，技术规格为药品正文标准的基本要求，附加事项为他项要求

正文
- 性状：外观、溶解度、物理常数
- 鉴别：一般鉴别试验；特殊鉴别试验（化学鉴别法、物理鉴别法（光谱鉴别法、色谱鉴别法）、生物学方法）
- 检查：限量检查法（一般杂质检查法、特殊杂质检查法）、特性检查法、生物学检查法
- 含量或效价测定
- 附加事项：规格、类别、贮藏、制剂、标注、杂质信息

（2）性状

1）外观：是对药品的色泽和外表感观（包括聚集形态和特殊臭、味）的规定。

2）溶解度

溶解度	溶质量（g 或 ml）	溶剂量（ml）
极易溶解	1	< 1
易溶	1	1 ~ < 10
溶解	1	10 ~ < 30
略溶	1	30 ~ < 100
微溶	1	100 ~ < 1000
极微溶解	1	1000 ~ < 10000
几乎不溶或不溶	1	≥10000

3）物理常数

①熔点：系指供试品在熔融时的温度，即供试品在毛细管内开始局部液化出现明显液滴（初熔）时的温度至全部液化（终熔）时的温度的范围。初熔与终熔的温度差值称熔距。熔点值可反映供试品的化学纯度，也可反映其晶型纯度。

②旋光度

定义	在一定波长与温度下，偏振光透过每 1ml 中含有 1g 旋光性物质的溶液且光路长度为 1dm（10cm）时，测得的旋光度称为比旋度，以〔α〕表示
测定方法	《中国药典》旋光度测定法规定：除另有规定外，本法系采用钠光谱的 D 线（589.3nm）测定旋光度，测定管长度为 1dm（如使用其他管长，应进行换算），测定温度为 20℃
应用	用于鉴别或检查光学活性药品的纯杂程度，亦可用于测定光学活性药品的含量

（3）鉴别

应用	类别			说明	说明
一般鉴别试验				主要**收载常见官能团、有机或无机酸根和金属离子**的通用鉴别试验法	如水杨酸盐、丙二酰脲类、托烷生物碱类、芳香第一胺类、乳酸盐、钙盐、氯化物、磷酸盐等的鉴别
特殊鉴别试验	化学（鉴别法）			**根据药物的结构特征或特有官能团**可与化学试剂发生颜色变化或产生荧光、产生沉淀、生成气体等具有可检视的显著特征产物的化学反应对药品进行鉴别	如盐酸麻黄碱在碱性条件下与硫酸铜形成蓝色配位化合物；肾上腺素与三氯化铁试液反应则显翠绿色
	物理化学法	光谱鉴别法		**基于物质与电磁辐射作用时**，测量由物质内部发生量子化的能级之间的跃迁而产生的发射、吸收或散射辐射的波长和强度进行分析的方法称为光谱法	常用的分光光度法包括：紫外－可见分光光度法、红外分光光度法、荧光分光光度法、原子吸收分光光度法等，另有电感耦合等离子体质谱法、拉曼光谱法、核磁共振波谱法等
		色谱鉴别法		**色谱法是一种物理或物理化学分离分析方法**，系将混合物中各组分分离后在线或离线分析的方法	根据分离方法又可分为：纸色谱法、薄层色谱法、柱色谱法、气相色谱法、高效液相色谱法等
	生物学方法			利用微生物学、分子生物学方法或动物试验进行鉴别	**主要用于抗生素、生化药品和生物制品的鉴别**

（4）检查

1）《中国药典》通则收载的化学药品的一般检查项目

及其检查法

类别	作用	检查方法	分类
限量检查法	系指按规定的方法检查药品中的杂质是否超过限量规定，用于评价药品的纯度	采用对照法，即以限量杂质为对照，与供试品同法操作，通过直接比较二者的响应强度，判定供试品中该杂质是否超限	纯度检查也称为杂质检查，药品中的杂质按来源可分为一般杂质和特殊杂质
特性检查法	评价药品的均一性	采用适当的方法检查药品的固有理化特性是否发生改变及发生改变的程度	《中国药典》特性检查法项下收载的理化特性检查方法有10余种
生物学检查法	评价药品的安全性	主要针对灭菌制剂的安全性的检查	《中国药典》通则收载有无菌检查法、异常毒性检查法、热原检查法等14项检查法

2）《中国药典》通则规定的一般杂质检查方法

方法	杂质种类	检查方法
一般杂质检查法	氯化物	以与硝酸银反应出现浑浊为指标
	重金属	能在实验条件下与硫代乙酰胺或硫化钠作用显色的金属杂质，以铅（Pb）为代表，其限量通常为百万分之十（10ppm）
	砷盐	古蔡氏法和二乙基二硫代氨基甲酸银（Ag-DDC）法，限量通常为百万分之一（1ppm）
	干燥失重	检查药品中微量的吸附水分，通常在105℃下干燥至恒重，失重限度一般为0.5%
	水分	适用于含水量较高或同时存在结晶水与吸附水的药品，通常采用费休氏法测定
	炽灼残渣	检查药品中能与硫酸生成硫酸盐的无机杂质。通常与硫酸在700～800℃炽灼至恒重后称量其遗留的残渣量，限量通常为0.1%
	残留溶剂	采用气相色谱法测定，《中国药典》收载的测定法有毛细管柱顶空进样等温法、毛细管柱顶空进样系统程序升温法和溶液直接进样法（残留溶剂分类见下表）

3）残留溶剂的分类

类别	特点	常用溶剂
第1类	应避免使用	苯、四氯化碳、1,2-二氯乙烷、1,1-二氯乙烯和1,1,1-三氯乙烯
第2类	应限制其使用	甲苯、三氯甲烷、环己烷、甲醇、乙腈、四氢呋喃等
第3类	可正常使用，限量为0.5%	乙酸、丙酮、乙醇、正丁醇、乙醚、乙酸乙酯、三乙胺等
第4类	目前尚无PDE（每日允许暴露量）值，未列入分类的溶剂	异辛烷、异丙醚、石油醚、三氯醋酸、三氟醋酸等

4）特殊杂质检查法的应用举例

应用	检查方法
崩解时限检查法	将吊篮浸入1000ml烧杯中，并调节吊篮位置使其下降至低点时筛网距烧杯底部25mm，烧杯内盛有温度为37℃±1℃的水，除另有规定外，取供试品6片，分别置入吊篮的玻璃管中，启动崩解仪进行检查
溶出度与释放度测定法	《中国药典》收载有篮法、桨法、小杯法、桨碟法、转筒法、流池法和往复筒法，共七种方法
含量均匀度检查法	用于检查单剂量的固体、半固体和非均相液体制剂含量符合标示量的程度
结晶性检查法	固态物质的结晶性检查可采用偏光显微镜法、粉末X射线衍射法、差示扫描量热法或其他适用方法检查

附：崩解时限检查及含量均匀度检查的判定结果

方法	类别	判定结果
崩解时限检查法	普通片剂	应在15分钟内全部崩解
	薄膜衣片	化药薄膜衣片应在30分钟内全部崩解；中药薄膜衣片应在1小时内全部崩解
	糖衣片	应在1小时内全部崩解

续表

方法	类别	判定结果
崩解时限检查法	肠溶片	在盐酸溶液（9→1000）中 2 小时不得有裂缝、崩解或软化现象；在磷酸盐缓冲液（pH6.8）中 1 小时内应全部崩解
	含片	不应在 10 分钟内全部崩解或溶化
	舌下片	应在 5 分钟内全部崩解并溶化
	可溶片	水温为 20℃±5℃，应在 3 分钟内全部崩解并溶化
	泡腾片	水温为 20℃±5℃，应在 5 分钟内崩解
	口崩片	60 秒钟，并通过筛网（筛孔内径 710μm）
	硬胶囊	应在 30 分钟内全部崩解
	软胶囊	应在 1 小时内全部崩解
	滴丸剂	应在 30 分钟内全部溶散
含量均匀度检查法		①常规片剂、硬胶囊剂、颗粒剂或散剂等的限度为 15% ②单剂量包装的口服混悬液、内充非均相溶液的软胶囊、胶囊型或泡腾型粉雾剂、单剂量包装的眼用、耳用、鼻用混悬剂、固体或半固体制剂的限度为 20% ③透皮贴剂、栓剂的限度为 25%

（5）含量或效价测定

1）《中国药典》收载的主要方法

方法	类别	主要测定方法
含量测定法	滴定分析法	其他测定法收载有电位滴定法与永停滴定法、非水溶液滴定法、氧瓶燃烧法、氮测定法等
	仪器分析法	包括收载的紫外 - 可见分光光度法、荧光分光光度法和原子吸收分光光度法等，其他还有高效液相色谱法、离子色谱法、分子排阻色谱法和气相色谱法，以及毛细管电泳法等
效价测定法	生物活性测定法	常用方法有抗生素微生物检定法

2）色谱系统适用性试验：用高效液相色谱法测定药物含量时，应进行色谱系统适用性试验，考查内容如下。

色谱系统适用性试验
{
　色谱柱的理论板数（n）
　分离度（R）：应大于 1.5
　定量限（LOQ）：信噪比（S/N）
　　　　　　　　应不小于 10
　拖尾因子（T）
　重复性：连续进样 5 次，峰面积
　　　　　测量值的 RSD 应不大
　　　　　于 2.0%
}

3）标准物质：系指供药品检验（鉴别、检查、含量或效价测定）中使用的，具有确定特性量值，用于校准设备、评价测量方法、给供试药品赋值或者鉴别用的物质。国家药品标准物质共有五类：

标准物质	定义	
标准品	系指用于生物检定或效价测定的标准物质	供化药（包括抗生素与生化药品）与中药检测用的标准物质
对照品	系指采用理化方法进行鉴别、检查或含量测定时所用的标准物质	
对照药材	系供中药检测用的标准物质	
对照提取物		
参考品	系供生物制品检定用的标准物质	

（6）附加事项

1）《中国药典》关于"贮藏"项下的相关规定

名词与术语	含义
避光	指避免日光直射，该贮藏条件为药品贮藏的基本要求
遮光	指用不透光的容器包装，例如棕色容器或黑纸包裹的无色透明、半透明容器，该贮藏条件通常应用于遇光不稳定的药品

续表

名词与术语	含义
密闭	指将容器密闭，以防止尘土及异物进入。该包装条件为药品包装的基本要求，除另有规定外，药品应密闭保存
密封	系指将容器密封，以防止风化、吸潮、挥发或异物进入，适用于具有引湿性或遇湿气易水解的药品、具有挥发性或易风化的药品的包装
熔封或严封	指将容器熔封（如安瓿瓶熔封）或用适宜的材料严封（如西林瓶橡胶塞及铝盖严封），以防止空气与水分的侵入并防止污染，主要应用于注射剂、冲洗剂等无菌制剂的包装
阴凉处	指不超过20℃，即贮藏于10~20℃的常温环境，适用于对温度均较为敏感的药物及药物制剂的贮存
凉暗处	指避光并不超过20℃，即贮藏于10~20℃的室内避光环境，适用于对光与温度均较为敏感的药物及药物制剂的贮存
冷处	指2~10℃，即贮藏于温度为2~10℃的环境，如冰箱的冷藏室，通常应用于遇热不稳定的药品
常温	也称室温，系指10~30℃。除另有规定外，贮藏项下未规定贮藏温度的一般系指常温

4. 药品标准的建立与变更

（1）药品质量研究

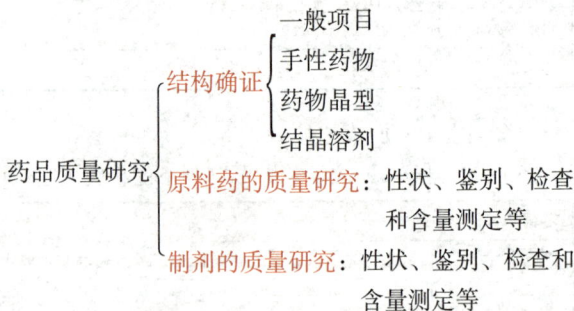

药品质量研究
- 结构确证
  - 一般项目
  - 手性药物
  - 药物晶型
  - 结晶溶剂
- 原料药的质量研究：性状、鉴别、检查和含量测定等
- 制剂的质量研究：性状、鉴别、检查和含量测定等

（2）分析方法的开发与验证

$$分析方法的\\开发与验证\begin{cases}分析方法的开发\\通用分析方\\法的使用\begin{cases}常规分析项目：通用方法\\特殊情况：做适当修订\end{cases}\\分析方法的确认、转移或验证\end{cases}$$

（3）药品稳定性试验：药品稳定性试验的**目的是考察原料药物或药物制剂在温度、湿度、光线的影响下随时间变化的规律，为药品的生产、包装、贮存、运输条件提供科学依据**，同时通过试验建立药品的有效期。

1）影响因素试验

类别	实验条件	考察时间点
高温试验	温度高于加速试验10℃以上，如50℃或60℃	0天、5天、10天、30天等
高湿试验	相对湿度90%±5%	0天、5天、10天
强光照射试验	照度4500lx±500lx	0天、5天、10天

2）加速试验

类别	实验条件	考察时间点
一般情况	40℃±2℃、相对湿度75%±5%	0个月、3个月、6个月
对温度特别敏感的药物制剂	25℃±2℃、相对湿度60%±5%	6个月
拟冷冻贮藏的药物制剂	5℃±3℃或25℃±2℃	/
乳剂、混悬剂、软膏剂、乳膏剂、糊剂、凝胶剂、眼膏剂、栓剂、气雾剂、泡腾片及泡腾颗粒	30℃±2℃、相对湿度65%±5%	/
包装在半透性容器中的药物制剂，如低密度聚乙烯制备的输液袋、塑料安瓿、眼用制剂容器等	40℃±2℃、相对湿度25%±5%（可用$CH_3COOK \cdot 1.5H_2O$饱和溶液）	/

3）长期试验

类别	实验条件	考察时间点
一般情况	25℃±2℃、相对湿度60%±5%（北方气候）30℃±2℃、相对湿度65%±5%（南方气候）	0个月、3个月、6个月、9个月、12个月、18个月、24个月、36个月
对温度特别敏感的药物制剂	5℃±3℃	12个月，12个月以后继续考察
拟冷冻贮藏的药物制剂	−20℃±5℃	至少放置12个月
包装在半透性容器中的药物制剂	25℃±2℃、相对湿度40%±5%或30℃±2℃、相对湿度35%±5%	/

（4）标准项目及限度确定

1）药物制剂检测项目的设置

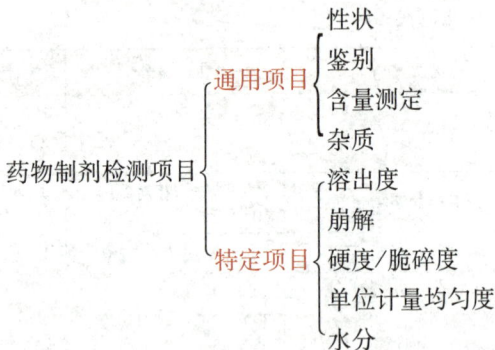

药物制剂检测项目
- 通用项目
  - 性状
  - 鉴别
  - 含量测定
  - 杂质
- 特定项目
  - 溶出度
  - 崩解
  - 硬度/脆碎度
  - 单位计量均匀度
  - 水分

2）标准限度确定的一般原则：实际生产产品的质量不能低于安全性和有效性试验样品的质量，否则要重新进行安全性和有效性的评价。

质量标准中需要确定限度的项目主要包括：主药的含

量；与纯度有关的性状项，如旋光度或比旋度、熔点等；纯度检查项，包括影响产品安全性的项目，如有关物质、残留溶剂、元素杂质等；与产品品质有关检查相，如酸碱度、溶液的澄清度与颜色、溶出度、释放度等。

（5）药品标准的制定原则：药品质量标准主要由检测项目、分析方法和限度规定三方面内容组成。质量标准的制定应考虑：①科学性；②可行性；③合理性；④规范性；⑤关联性。

（6）药品标准的核准与变更

1）审核与批准：

```
┌─────────────────────────────────────────────┐
│ ①药品注册申请人（简称申请人）提出药物          │
│   临床试验申请                                 │
└─────────────────────────────────────────────┘
                      ↓
  ／②申请人提出药品上市许可申请                ／
                      ↓
┌─────────────────────────────────────────────┐
│ ③药品审评中心进行综合审评通过的，批准药品上市，发给 │
│   药品注册证书                                 │
└─────────────────────────────────────────────┘
                      ↓
  ／④申请人提出药品注册检验（前置注册检验）     ／
                      ↓
┌─────────────────────────────────────────────┐
│ 注：申请人未在药品注册申请受理前提出药品注册检验的，在药品注 │
│   册申请受理后一定时间内，由药品审评中心启动药品注册检验 │
└─────────────────────────────────────────────┘
  ／⑤国家药品监督管理局药品审评中心综合评估后提出 ／
  ／ 审核意见，提交国家药品监督管理局审核、批准  ／
                      ↓
┌─────────────────────────────────────────────┐
│ ⑥药品监督管理局对药品的质量标准、生产工艺、标签和 │
│   说明书一并核准                               │
└─────────────────────────────────────────────┘
```

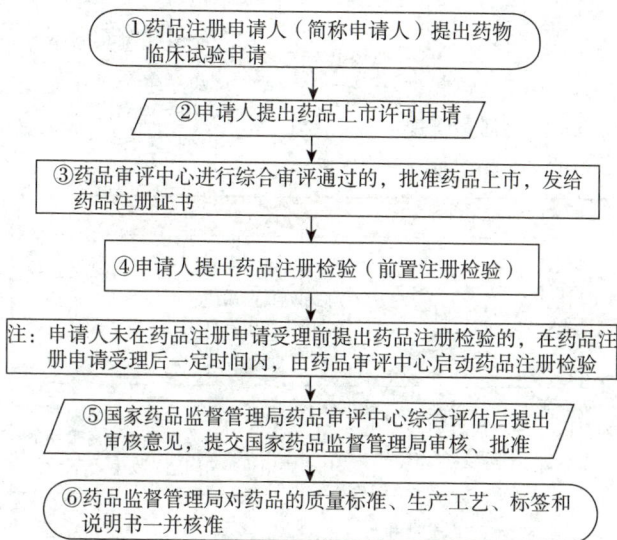

2）变更及变更原则：标准修订原则主要应考虑：①持续改进；②实践验证；③技术驱动；④市场需求；⑤工艺变更。

5. 药品质量检验

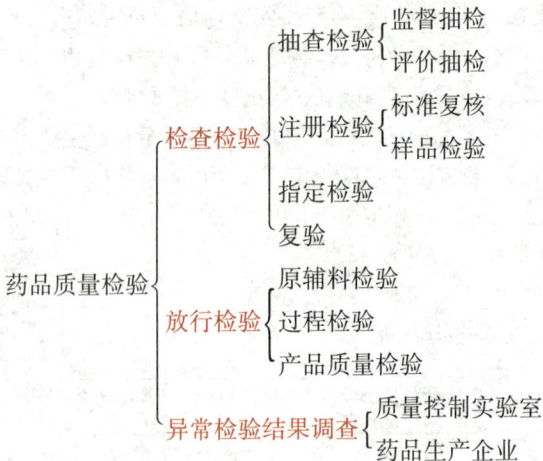

```
                              ┌ 抽查检验 ┌ 监督抽检
                              │          └ 评价抽检
                              │ 注册检验 ┌ 标准复核
                   ┌ 检查检验 ┤          └ 样品检验
                   │          │ 指定检验
                   │          └ 复验
药品质量检验 ┤          ┌ 原辅料检验
                   │ 放行检验 ┤ 过程检验
                   │          └ 产品质量检验
                   │              ┌ 质量控制实验室
                   └ 异常检验结果调查 ┤ 药品生产企业
```

6. 药品质量管理

（1）质量管理模式

管理模式	目标	说明
质量控制模式	减少质量问题	在企业管理的初级阶段，主要通过检验和修正产品质量问题实现，即在产品的生产中发现问题、解决问题，并防止问题再出现
质量保证模式	减少质量问题发生的可能性	也称统计质量控制模式，是企业管理的发展阶段，主要通过建立质量保证体系来预防质量问题的发生
全面质量管理模式	实现产品质量和与之相关的所有生产和经营活动的全面的科学管理	企业管理发展的高级阶段，是以质量为中心，强调全员参与、全过程控制和全面改进的管理方式和理念

（2）全面质量管理

类别	主要内容
管理范围	包括药品生产企业的产品放行检验和药品监管机构的市场抽查检验，更应强调包括药品研发、生产、销售和临床使用等全生命周期各阶段的全面质量管理
管理内容	质量策划与设计
	质量控制与保证
	质量改进与创新

二、药品质量管理体系

1. 国际质量体系

（1）ISO 质量标准：ISO 9000 系列标准是由 ISO 发布的质量管理体系的国际标准，是指导企业、机构或其他组织（以下简称组织）建立并有效运行质量管理体系的技术要求和指南。ISO 9000 质量体系认证是由国家或政府认可的组织以 ISO 9000 系列质量体系标准为依据实施的第三方认证活动。ISO 9000 系列标准的特点与核心如下：

类别	主要内容	说明
特点	通用性和灵活性	标准规定的所有要求是通用的，标准适用于各种类型、不同规模和提供不同产品和服务的组织
	运用过程方法	对质量体系形成的全过程（全生命周期）进行控制，确保质量体系的全面和有效运行
	强调实践性	要求组织的质量体系文件与实践活动相对应，所有执行的情况均须有客观真实的证据加以证实，并有一定的可追溯性
	强调人的关键作用	质量体系中各部门的职责和权限有明确的划分和协调，确保能高效、有序地开展各项活动，强调全员参与
	强调预防措施	要求组织采取纠正及预防措施（CAPA），消除产生不合格产品的潜在风险因素
	强调持续改进	要求组织建立审核及监督机制，对管理体系进行持续优化
	强调文化管理	保证管理系统运行的正规性、连续性

续表

类别	主要内容	说明
核心标准	ISO 9000	《质量管理体系—基础和术语》
	ISO 9001	《质量管理体系—要求》
	ISO 9004	《质量管理体系—组织的质量—实现持续成功指南》
	ISO 19011	《管理体系审核指南》

（2）ICH 质量体系

1）标准分类

类别	标识	内容	应用举例
安全	S	包括药理试验、毒理试验、药代试验和毒代试验等	S6《生物制品的临床前安全性评价指导原则》
有效	E	包括临床试验中的设计、研究、安全与报告、GCP 等	E6《药物临床试验管理规范》
质量	Q	包括稳定性试验、分析方法验证、杂质研究、质量标准、原料药 GMP 等	Q1A《稳定性试验：新原料药和制剂的稳定性试验》
综合学科	M	包括术语、管理通讯等	M3《支持药物进行临床试验和上市的非临床安全性研究指导原则》

2）药品质量体系：ICH Q10《药品质量体系》适用于贯穿产品整个生命周期的、支持原料药（API）与制剂研发和生产的各个系统，亦适用于生物技术和生物制品；适用于药品生产质量管理规范（GMP），可在产品生命周期的不同阶段实施。但需注意，ICH Q10 中对现行的区域性 GMP 要求的补充内容是非强制性的。

2. 质量体系要素

质量体系要素	主要内容
质量监测系统	有效的监测系统可保证持续的工艺和控制能力，以生产出符合预期质量要求的产品和确定持续改进的范围
纠正和预防系统	药品生产企业应具有实施纠正和预防措施（CAPA）的系统，来应对投诉、产品拒收、不合格品、召回、偏差、审计、监管机构的检查和调查结果、以及工艺性能和产品质量监测的趋势
变更管理系统	企业应具备有效的变更管理系统，以正确评估、批准和实施创新、持续改进、工艺性能和产品质量监测结果以及 CAPA 导致的变更
管理回顾系统	管理回顾应保证在药品全生命周期内的工艺性能和产品质量均得到管理

3. 质量管理体系的构建

（1）组织架构与职责

各级管理层	主要任务
最高管理者	①负责制定质量方针和质量目标，为质量管理体系的运行和改进提供必要的资源支持 ②定期进行管理评审，评估体系的有效性，确保体系持续改进 ③承诺企业所有活动符合产品上市区域的监管法规和 GMP 要求
质量受权人	①促进质量管理体系的建立、实施和维护，确保质量管理体系建设适用法律/法规或规范以及顾客的要求 ②负责评估和汇报质量管理体系的有效性，并且向最高管理者提出改进建议 ③确保每批已放行产品的生产、检验均符合相关法规、药品注册要求和质量标准
质量负责人	①确保管理体系所需的过程得到建立和保持 ②组织领导内审，组织质量管理体系有效运行并予以保持 ③审批管理程序文件
质量管理部	制定、维护质量管理体系文件，监督执行，处理质量问题

续表

各级管理层	主要任务
生产部	按照既定工艺规程进行生产，执行生产过程中的质量控制措施
供应链部	负责供应商的选择、评估与审计，以及物料的采购、储存与分发
质量检验部	负责产品检验、放行及稳定性考察，确保产品符合质量标准

（2）质量管理体系文件

文件类型	主要内容
质量手册	概述质量方针、质量目标、组织结构，以及资源管理、客户关系、产品实现、测量/分析/改进、文件管理等方面的管理流程
程序文件	包括管理标准文件、技术标准文件，详细规定各项质量活动的执行程序
作业指导书	操作标准文件，为具体操作提供详细指导
记录管理	所有与质量相关的活动均需有详细记录，以便追溯与审计

（3）供应商与物料管理

管理内容	说明
供应商选择	基于质量、价格、服务等标准选择供应商
审计与评估	评估供应商质量管理体系的有效性
物料接收与储存	按照规定条件进行储存，防止污染、交叉污染和混淆

（4）生产过程控制

控制要素	说明
关键公用设施验证	关键公用设施如净化空调系统、制药用水系统和压缩空气系统
设备验证	应选用符合 GMP 要素的生产设备

续表

控制要素	说明
工艺验证	确认生产工艺能够稳定生产符合质量标准的产品
关键点控制（CCP）与中间产品监测	应识别并监控生产过程中 CCP，并对中间产品进行监测
卫生、清洁与消毒	人员应符合卫生要求，生产设备和环境符合清洁与消毒要求

（5）产品检验与放行

检验内容	要求
检验标准	依据国家标准和注册标准制定企业内控标准以及操作规程
样品管理	应规范样品的采集、保存、运输和处理，确保检验结果的准确、可靠
检测设备的确认与校验	监测设备应评估确认必要性和级别，并经确认和定期校验
分析方法的验证	分析方法应评估确认/验证范围，并进行确认或验证。任何对已验证分析方法的改变应该按照变更程序管理
质量检验	应对成品进行质量检验，确保每一批产品均符合质量标准
放行程序	所有批次产品须经质量检验部门审核无误后，方可放行销售
稳定性考察	应制定稳定性考察计划，并确定产品的稳定性特征与储存有效期

（6）持续改进与 CAPA 机制：对发现的问题及时采取纠正与预防措施（CAPA），主要包括：①质量回顾；②CAPA 管理；③变更控制。

（7）风险管理与合规体系：主要包括：①风险评估；②合规性检查。

（8）药品追溯与召回机制：主要涉及：①追溯系统；②召回程序。

4. 质量管理体系的实现

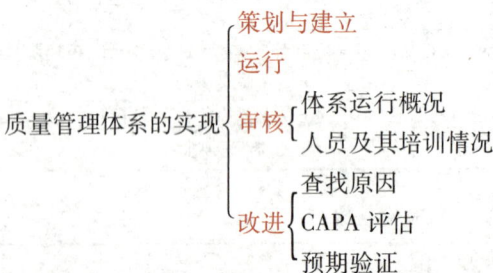

质量管理体系的实现
- 策划与建立
- 运行
- 审核
  - 体系运行概况
  - 人员及其培训情况
- 改进
  - 查找原因
  - CAPA 评估
  - 预期验证

5. 质量管理体系持续改进

步骤	主要内容
药品质量体系的管理回顾	（1）衡量是否达到药品质量体系的目的 （2）评估绩效指标，用于监测药品质量体系中程序的有效性，如：①投诉、偏差、CAPA 和变更管理程序；②对外包活动的反馈；③自评估程序，包括风险评估、趋势分析和审计；④外部评估等
影响药品质量体系的因素监测	包括：可能影响药品质量体系的新法规、指导原则和质量缺陷；可能强化药品质量体系的创新；商业环境和目标的改变；产品所有权的变更
管理回顾和监测的结果	包括：对药品质量体系及相关程序的改进；资源的分配或再分配和/或人员培训；对质量方针和质量目标的修订；对管理回顾分析的结果及措施予以文件记录并进行及时有效的沟通

三、药品质量管理原则

ISO 质量管理原则	药品质量管理原则
以顾客为关注焦点	合法合规原则
领导作用	产品安全原则
全员参与	全员参与原则

ISO 质量管理原则	药品质量管理原则
过程方法	风险防控原则
管理的系统方法	持续改进原则
（持续）改进	/
循证决策	/
关系管理	/

🔥 必备考点精编

1. 通过发酵的方式得到的抗生素和通过半合成的方式得到的天然产物为：化学药。

2. 植物来源的药物包括：①天然产物直接用于药物；②天然产物的修饰物用于药物；③天然产物的简化物用于药物。

3. 通过药物代谢的研究常常可发现：活性更强，或毒性降低的药物。

4. 从药物合成的中间体中发现的典型药物举例：异烟肼、环胞苷等。

5. 药品名称包括：药品通用名、化学名和商品名。

6. 药品通用名为国际非专利药品名称：是药典中使用的名称。

7. 药品商品名：可以进行注册和申请专利保护。

8. 药品通用名和化学名：主要针对原料药，也是上市药品主要成分的名称。

9. 盐酸环丙沙星的母核结构为：喹啉酮环。

10. 醋酸氢化可的松的母核结构为：孕甾烷。

11. 阿昔洛韦的母核结构为：鸟嘌呤环。

12. 盐酸氯丙嗪的母核结构为：吩噻嗪环。

13. 剂型按形态学分类为：固体剂型、液体剂型、半固体剂型、固体剂型。

14. 剂型的分类方式包括：按形态学分类、按给药途径分类、按分散体系分类、按释药速度与维持时间分类。

15. 药物剂型的重要性：可改变药物的作用性质；可调节药物的作用速度；可降低（或消除）药物的不良反应；可产生靶向作用；可提高药物的稳定性；可影响疗效。

16. 药用辅料的作用：赋形；使制备过程顺利进行；提高药物稳定性；提高药物疗效；降低药物不良反应；调节药物作用；提高患者用药的顺应性。

17. 药品包装的作用：保护功能，方便应用，商品宣传。

18. 材料、容器的生物安全检查项目包括：微生物限度和安全性。

19. 药品的包装材料输液瓶按使用方式分类为：Ⅱ类药包材。

20. 固体或液体药用塑料瓶按使用方式分类为：Ⅰ类药包材。

21. 玻璃药包材的缺点：易破碎；有一定耐热性，但不耐温度急剧变化。

22. 注射液一般都采用：中硼硅玻璃药包材。

23. 低温冻干粉针瓶采用：高硼硅玻璃药包材。

24. 高密度聚乙烯及聚丙烯药包材主要应用于：具有一定防水性能的硬质容器。

25. 药物的化学降解主要途径为：水解和氧化。

26. 易发生水解的药物类别是：酯类；酰胺类。

27. 易发生氧化的药物类别是：酚类；烯醇类。

28. 影响药物制剂稳定性的处方因素有：pH、广义酸碱催化、溶剂、离子强度、表面活性剂、基质或赋形剂。

29. 影响药物制剂稳定性的外界因素有：温度、光线、空气（氧）、金属离子、湿度和水分、包装材料。

30. 药物制剂稳定化方法包括：控制温度、调节 pH、改变溶剂、控制水分及湿度、遮光、驱逐氧气、加入抗氧剂或金属离子螯合剂、其他方法如改进剂型或生产工艺、纸杯衍生物、加入干燥剂或改善包装等。

31. 常用的水溶性抗氧剂包括：亚硫酸钠、亚硫酸氢钠、焦亚硫酸钠、硫代硫酸钠、硫脲、维生素C。

32. 常用的油溶性抗氧剂：叔丁基对羟基茴香醚（BHA）、2,6-二叔丁基对甲酚（BHT）、维生素E。

33. 药物制剂稳定化的其他采用药剂的方法包括：制成固体剂型；制成微囊或包合物；采用直接压片或包衣工艺。

34. 药物稳定化实验方法包括：影响因素试验；加速试验；长期试验。

35. 药物稳定化实验方法中留样观察法为了：确定样品贮存期和有效期。

36. 物理常数是药品的特征常数，其意义：对药品具有鉴别意义；反映药品的纯度。

37. 旋光度（比旋度）可以用于：鉴别或检查光学活性药品的纯杂程度，测定光学活性药品的含量。

38. 凡规定检查溶出度、释放度或分散均匀性的制剂：不再进行崩解时限检查。

39. 片剂的崩解时限：普通片 15 分钟、薄膜衣片 30 分钟、糖衣片 1 小时。

40. 可溶片、舌下片、口崩片的崩解时限分别为：3 分钟、5 分钟、60 秒钟。

41. 硬胶囊、软胶囊的崩解时限分别为：30 分钟、1 小时。

42. 滴丸剂的崩解时限为：应在 30 分钟内全部溶散。

43. 在药品质量标准中，用规定的试验方法辨别药品与名称的一致性，用于辨识药品的真伪属性的项目为：鉴别。

44. 含量或效价测定方法主要有：化学分析法、仪器分析法和生物活性测定法。

45. 高效液相色谱法按照《中国药典》通则规定，系统适用性试验参数包括：理论板数、分离度（R）、灵敏度、拖尾因子、重复性。

46. 国家药品标准物质有：标准品、对照品、对照药材、对照提取物、参考品。

47. 对照品系指：采用理化方法进行鉴别、检查或含量测定时所用的标准物质。

48. 用于生物检定或效价测定的标准物质，其特性量值按效价单位计，以国际标准品进行标定的是：标准品。

49. 药品贮藏项下阴凉是指：温度不超过 20℃。

50. 药品贮藏项下冷处是指：温度为 2～10℃。

51. 药品贮藏项下常温是指：温度为 10～30℃。

52. 药品质量研究工作内容包括：结构确证；分析方法建立与验证；稳定性试验。

53. 药品稳定性试验指导原则中影响因素试验包括：高温试验；高湿试验；强光照射试验。

54. 加速试验的实验条件：40℃±2℃、相对湿度 75%±5%。

55. 长期试验的实验条件：25℃±2℃、相对湿度 60%±5% 或 30℃±2℃、相对湿度 65%±5%。

56. 药品质量标准的制定应考虑：①科学性；②可行性；③合理性；④规范性；⑤关联性。

57. 药品的质量检验包括：药品注册检验、过程控制检验与产品出厂的放行检验等。

58. 根据 ICH 质量体系，可将技术标准和规范分为哪几类：分为 4 类，分别涉及药品的安全、有效、质量和多学科综合论题，分别以英文首字母 S、E、Q、M 标识。

59. ISO 9000 标准推荐的八项质量管理原则为：①以顾客为关注焦点；②领导作用；③全员参与；④过程方法；⑤管理的系统方法；⑥（持续）改进；⑦循证决策；⑧关系管理。

60. 药品质量管理应遵循的基本原则：①合法合规原则；②产品安全原则；③全员参与原则；④风险防控原则；⑤持续改进原则。

第二章 生命药学

必备考点精编

第一节   人体生物分子的结构与功能

一、细胞的结构与功能

1. 细胞的基本结构

（1）辛格和尼克森于 1972 年提出液态镶嵌模型学说。

（2）细胞的组成

$$细胞\begin{cases} 细胞膜（脂质、蛋白质、糖类）\\ 细胞质（线粒体、内质网、高尔基复合体、\\ \qquad 溶酶体、中心体）\\ 细胞核（核膜、核仁、染色质、核液）\end{cases}$$

2. 细胞的基本功能

（1）细胞膜的物质转运功能

$$转运类型\begin{cases} 非载体转运（滤过、单纯扩散）\\ 载体转运（主动转运、异化扩散）\\ 膜动转运（胞饮、胞吐）\end{cases}$$

（2）受体的分类：①胞膜受体；②胞质受体；③核受体；④配体。

（3）细胞信号转导通路：①膜受体介导的信号转导通路（离子通道型受体、G-蛋白偶联受体、酶联型受体）；②细胞内受体介导的信号转导通路；③外泌体与信号转导；④胞内分泌信号转导；⑤细胞外信号转导通路。

3. 细胞的生物电现象

（1）静息电位

1）产生机制：①细胞膜两侧的离子浓度差与平衡电

位；②静息时细胞膜对离子的通透性；③钠泵的生电作用。

2）影响因素：①细胞外液中的 K^+ 浓度；②膜对 K^+ 和 Na^+ 的相对通透性；③钠泵的活动水平。

（2）动作电位

1）特点：①"全或无"现象；②不衰减传播变；③脉冲式发放。

2）产生机制：①电－化学驱动力及其变化；②动作电位期间膜离子通透性的变化。

二、蛋白质结构与功能

1. 蛋白质的分子组成

（1）氨基酸的分类

按侧链和理化性质分类 { 非极性脂肪族氨基酸 / 极性中性氨基酸 / 芳香族氨基酸 / 酸性氨基酸 / 碱性氨基酸

（2）氨基酸的理化性质：①氨基酸的两性解离性质和等电点；②紫外吸收（色氨酸、酪氨酸最大吸收峰在 280nm 附近）；③茚三酮反应。

2. 蛋白质的分子结构

结构 { 一级结构 / 二级结构（α－螺旋；β－折叠；β－转角；无规卷曲） / 超二级结构（α－螺旋组合；β－折叠组合；α－螺旋、β－折叠组合） / 三级结构 / 四级结构

3. 蛋白质结构与功能的关系

（1）蛋白质的一级结构与其构象及功能的关系：①蛋白质一级结构是空间结构的基础；②特定空间构象主要由肽链和侧链 R 基团形成的次级键维持；③多肽链合成后，可根据一级结构特点自然折叠和盘曲形成空间构象。

（2）蛋白质空间构象与功能活性的关系：①构象是功能活性的基础；②构象变化会导致功能活性改变；③变性时，空间构象破坏，功能活性丧失；复性后，构象恢复，活性恢复。

三、核酸结构

1. 核酸的化学组成

核酸的元素组成：C、H、O、N、P。

2. DNA 的空间结构

DNA 的空间结构
- 一级结构：由 4 种核苷酸通过 3′,5′-磷酸二酯键连接形成
- 二级结构：DNA 双螺旋结构
- 高级结构（超螺旋、核小体、染色质）

3. RNA 的空间结构

RNA 的空间结构
- mRNA：5′端有 m7pGppp 帽子，3′端有 polyA 尾巴
- hnRNA：含内含子和外显子
- tRNA：呈三叶草形
- rRNA
- 其他 RNA 分子（核酶、snRNA、核仁小 RNA、siRNA，miRNA）

四、酶的结构与功能

1. 酶的分子组成

（1）单纯酶：基本组成单位仅为氨基酸。

（2）结合酶：由酶蛋白和辅助因子组成，两者结合形

成全酶，只有全酶才具有催化活性。

2. 同工酶

定义：指催化相同化学反应，但酶蛋白的分子结构、理化性质和免疫学性质不同的一组酶。

3. 酶的分类

类别	功能	举例
氧化还原酶类	催化氧化还原反应，包括电子、氢传递及需氧反应	乳酸脱氢酶、琥珀酸脱氢酶、细胞色素氧化酶、过氧化氢酶、过氧化物酶
转移酶类	催化底物之间基团转移或交换	甲基转移酶、氨基转移酶、乙酰转移酶、转硫酶、激酶和多聚酶
水解酶类	催化底物发生水解反应	蛋白酶、核酸酶、脂肪酶和脲酶等，蛋白酶可分内肽酶和外肽酶，核酸酶可分外切核酸酶和内切核酸酶
裂合酶类	催化从底物移去一个基团并形成双键的反应或其逆反应	脱水酶、脱羧酶、醛缩酶、水化酶
异构酶类	①催化分子内部基团位置互变 ②几何或光学异构体互变 ③醛酮互变	变位酶、表构酶、异构酶、消旋酶
合成酶类	催化两种底物形成一种产物，同时偶联高能键水解和释能	DNA 连接酶、氨基酰－tRNA 合成酶、谷氨酰胺合成酶
易位酶类	将离子或分子从膜的一侧易位到另一侧	ABC 型硫酸转运体、线粒体蛋白质转运 ATP 酶

第二节　人体代谢

一、三羧酸循环

三羧酸循环（TCA 循环）：由线粒体内一系列酶促反应构成的循环反应系统。

1. 柠檬酸循环由八步反应组成

八步反应：①乙酰 CoA 与草酰乙酸缩合成柠檬酸；②柠檬酸经顺乌头酸转变为异柠檬酸；③异柠檬酸氧化脱羧转变为 α-酮戊二酸；④α-酮戊二酸氧化脱羧生成琥珀酰 CoA；⑤琥珀酰 CoA 合成酶催化底物水平磷酸化反应；⑥琥珀酸脱氢生成延胡索酸；⑦延胡索酸加水生成苹果酸；⑧苹果酸脱氢生成草酰乙酸。

2. 柠檬酸循环的生理意义

生理意义：①柠檬酸循环是三大营养物质分解产能的共同通路；②柠檬酸循环是糖、脂肪、氨基酸代谢联系的枢纽。

二、糖代谢

1. 糖代谢与血糖

（1）糖的分解代谢途径：①糖酵解途径；②有氧氧化途径；③磷酸戊糖途径。

（2）糖原的合成、分布及功能

合成	分布	功能
葡萄糖合成糖原的过程称为糖原合成	①肝、肌肉和肾都能合成糖原，前两者含量最高；②肝糖原占肝重的 5%，总量约 100g；③肌糖原占肌肉质量的 1%～2%，总量约 300g；④肾糖原含量极少	①人体糖原总量约 400g，仅能供能 8～12 小时；②肝糖原的主要作用：维持空腹血糖浓度的恒定，供全身利用；③肌糖原的分解提供肌肉收缩所需的能量

（3）糖异生作用

1）定义：非糖物质转变为葡萄糖或糖原的过程称为糖

异生。

2）生理意义：①维持血糖浓度恒定；②回收乳酸能量；③调节酸碱平衡。

（4）血糖的来源与去路

来源	去路	生理意义
①食物消化吸收提供血糖；②肝糖原分解补充血糖；③非糖物质通过糖异生补充血糖	①有氧氧化；②合成糖原；③转变成其他糖；④转变成脂肪或氨基酸	①血糖浓度恒定对脑和红细胞尤为重要，它们主要依赖血糖供能；②血糖过低会导致脑功能障碍，甚至低血糖昏迷

2. 血糖水平的激素调节

激素	分泌细胞	功能
胰岛素	胰腺 β 细胞	降低血糖
胰高血糖素	胰腺 α 细胞	升高血糖
糖皮质激素	肾上腺皮质	升高血糖
肾上腺素	肾上腺髓质	升高血糖（主要在应激状态下）

3. 糖代谢障碍与损伤

疾病 { 低血糖：血糖浓度低于 2.8mmol/L
　　　高血糖：空腹血糖浓高于 7.1mmol/L
　　　糖尿病

三、脂质代谢

1. 脂质吸收与功能

（1）脂质的吸收：①胃内消化；②小肠消化。

（2）脂质的生理功能：①供能与储能；②组成生物膜的结构；③代谢调节；④胆固醇的功能；⑤其他功能。

2. 甘油三酯代谢

（1）甘油三酯动员

1）定义：甘油三酯在各种脂肪酶作用下被水解为游离脂肪酸和甘油释放入血并被机体组织利用的过程。

2）调节激素：①促脂解激素：肾上腺素、胰高血糖素、促肾上腺皮质激素等增强酶活性；②抗脂解激素：胰岛素、前列腺素等抑制脂肪动员。

（2）脂肪酸的分解代谢

阶段：①活化；②转移；③β-氧化；④ATP 生成。

（3）酮体的生成和利用

1）酮体的生成：脂肪酸 β-氧化生成的乙酰 CoA 在肝中合成酮体，主要反应包括乙酰 CoA 缩合、HMG-CoA 生成和裂解。

2）酮体的利用：肝外组织利用酮体，将其转化为乙酰 CoA 进入三羧酸循环供能。

3. 胆固醇代谢

（1）胆固醇的结构与生理功能

1）结构：胆固醇是一个以环戊烷多氢菲为骨架的含 27 个碳原子的复杂有机化合物。

2）生理功能：①生物膜的重要结构成分；②重要化合物的前体。

（2）胆固醇的内源性合成和调节

合成原料	合成部位	合成反应	合成调节
乙酰 CoA 和 NADPH	前期反应在细胞液中进行，HMG-CoA 合成后进入微粒体完成胆固醇合成	①乙酰 CoA 到 HMG-CoA；②HMG-CoA 还原为羟甲戊酸；③MVA 最终合成胆固醇	①HMG-CoA 还原酶是胆固醇合成的关键调节酶；②他汀类药物通过抑制 HMG-CoA 还原酶活性减少胆固醇合成，降低血胆固醇水平

（3）胆固醇的酯化

1）酯化过程：游离胆固醇可酯化为胆固醇酯。

2）催化酶：①血浆中的 LCAT；②细胞液中的 ACAT。

3）胆固醇酯的水解：血浆和细胞液中的胆固醇酯可在胆固醇酯酶催化下水解为游离胆固醇和脂肪酸。

（4）胆固醇的转化与排泄：①维生素 D_3 的生成；②类固醇激素的生成；③胆汁酸。

4. 血浆脂蛋白代谢

（1）血浆脂蛋白的分类：超速离心法和电泳法是常用的血浆脂蛋白分离方法。

超速离心法：①乳糜微粒（CM）；②极低密度脂蛋白（VLDL）；③低密度脂蛋白（LDL）；④高密度脂蛋白（HDL）。

电泳法：①乳糜微粒；②β-脂蛋白；③前β-脂蛋白；④α-脂蛋白

（2）不同来源脂蛋白的功能

脂蛋白分类：
乳糜微粒（CM）：转运外源性甘油三酯及胆固醇
极低密度脂蛋白（VLDL）：转运内源性甘油三酯
低密度脂蛋白（LDL）：转运内源性胆固醇
高密度脂蛋白（HDL）：逆向转运胆固醇

四、氨基酸代谢

氨基酸的功能：①合成蛋白质，蛋白质的基本组成单位，满足机体生长发育及组织修复更新的需要；②合成含氮化合物；③生物转化；④氧化供能。

蛋白质的功能：①维持细胞和组织的生长、更新、修补；②参与催化、运输、代谢调节等生命活动；③可分解为氨基酸，作为能源物质氧化分解释放能量。

1. 体内蛋白质分解代谢 ①外源性蛋白质消化成寡肽和氨基酸后被吸收；②未消化吸收蛋白质在大肠下段发生腐败作用。

2. 氨基酸的分解代谢

（1）体内蛋白质的降解途径：①不依赖 ATP 的过程；②依赖 ATP 和泛素的过程。

（2）氨基酸的脱氨基作用

分类 {
转氨基脱氨基作用
L-谷氨酸氧化脱氨基作用
联合脱氨基作用
嘌呤核苷酸循环脱氨基作用
氨基酸氧化酶催化的脱氨基作用
}

3. 氨基酸碳链骨架的转换与分解 氨基酸脱氨基后生成的 α-酮酸可以进一步代谢，主要有三方面的代谢途径：①α-酮酸的彻底氧化分解；②α-酮酸氨基化生成非必需氨基酸；③α-酮酸转变成糖和脂类化合物。

五、核苷酸代谢

核苷酸不仅是构成核酸的基本单位，也参与如下多种生物化学的关键反应过程：①合成能量代谢的关键物质；②作为生物合成过程中活性代谢物质的转运体；③作为辅酶结构的组成部分；④作为代谢信号的调节分子；⑤ATP 的共价修饰作用可改变很多酶的活性。

1. 嘌呤核苷酸的合成与分解代谢

（1）嘌呤核苷酸的合成：①从头合成；②补救合成；③嘌呤核苷酸的抗代谢物。

（2）嘌呤核苷酸的分解代谢：①AMP 和 GMP 脱磷酸；②释放核糖与嘌呤碱，次黄嘌呤和鸟嘌呤氧化为黄嘌呤，最终生成尿酸；③关键酶为黄嘌呤氧化酶。

2. 嘧啶核苷酸的合成与分解代谢

（1）嘧啶核苷酸的合成：①从头合成；②脱氧核糖核苷酸的生成；③嘧啶核苷酸的补救合成；④嘧啶核苷酸的抗代谢物。

（2）嘧啶核苷酸的分解代谢：①胞嘧啶的分解；②胸腺嘧啶的分解；③氨的代谢。

第三节　感染与免疫

微生物可分为三大类：①非细胞型微生物；②原核细胞型微生物；③真核细胞型微生物。

一、细菌

1. 细菌的形态　细菌的基本形态主要有球菌、杆菌和螺形菌三大类。

2. 细菌的结构

结构 {
　细胞壁：维持菌体形态，保护细菌，参与物质交换，诱发免疫应答
　细胞膜：参与物质交换、呼吸、生物合成和细胞分裂
　细胞质：细菌的内环境，含丰富酶类，是代谢的主要场所
　核质：细菌的遗传物质，无核膜和核仁
　荚膜、鞭毛、菌毛、性菌毛

3. 细菌生理

（1）细菌的营养物质及转运方式

1）细菌的营养物质分类

	分类	功能/特点
细菌的营养物质	碳源	合成含碳物质及细胞骨架，为细菌生长繁殖提供能量
	氮源	为细菌合成蛋白质、核酸等生命大分子提供氮素
	无机盐	①作为酶或辅酶的组成部分，或调节酶的活性 ②调节并维持细菌细胞内的渗透压、氧化还原电位 ③作为某些细菌的能源 ④维持生物大分子和细胞结构的稳定性
	生长因子	细菌自身不能合成或合成不足，需外源补充
	水	①维持细胞结构和生存 ②提供代谢的液体介质环境 ③直接参与代谢 ④降低细胞内温度，维持生物化学反应的适宜温度 ⑤维持蛋白质、核酸的天然构象稳定

2）细菌营养物质的转运方式：①单纯扩散；②异化扩散；③主动转运；④基团转移。

（2）细菌的生长繁殖：细菌个体的生长繁殖方式为二分裂，多数细菌为 20～30 分钟，结核分枝杆菌为 18～20小时。细菌的群体生长繁殖可分为四期：①迟缓期；②对数期；③稳定期；④衰亡期。

（3）细菌合成代谢产物

1）热原是细菌合成的一种注入人体或动物体内能引起发热反应的物质。产生热原的细菌大多是革兰阴性菌，热原即为其细胞壁的脂多糖。

2）毒素：细菌产生外毒素和内毒素两类毒素，在细菌致病作用中甚为重要。外毒素毒性强于内毒素，一般具有很强的免疫原性。

外毒素和内毒素的区别见下表。

区别项目	外毒素	内毒素
微生物	革兰阳性菌和革兰阴性菌	革兰阴性菌
化学性质	蛋白质	脂多糖
热稳定性（100℃）	不稳定	稳定
甲醛脱毒作用	脱毒	不脱毒
同型抗体中和作用	完全	部分
生物学活性	个体性	所有内毒素相同

4. 临床常见致病菌

（1）致病菌种类繁多，对人类生命健康危害很大，常见致病菌及其所致疾病如下表所示。

病原微生物类别	菌名	传播途径	所致疾病	可选用的治疗药物
革兰阳性球菌	葡萄球菌	创口感染、消化道感染、呼吸道感染	疖痈、蜂窝织炎、麦粒肿、结膜炎等化脓性炎症	对青霉素、头孢菌素、红霉素敏感；对磺胺类药物中度敏感
	链球菌	皮肤及皮下组织感染、呼吸道感染	伤口感染、淋巴结炎、淋巴管炎、丹毒、扁桃体炎、鼻窦炎、咽炎、产褥热、猩红热	青霉素＋链霉素或庆大霉素
革兰阴性球菌	脑膜炎奈瑟菌	飞沫传染	流行性脑脊髓膜炎	青霉素或磺胺嘧啶
	淋病奈瑟菌	性传染等	淋病、心内膜炎	青霉素

续表

病原微生物		传播途径	所致疾病	可选用的治疗药物
类别	菌名			
革兰阴性杆菌	大肠埃希菌	条件致病菌	一般情况下不致病，当改变寄生部位侵入某些器官时，可导致阑尾炎、胆囊炎、腹膜炎、泌尿系统感染等	庆大霉素
	伤寒沙门菌	污染的食物、饮用水经口传染	伤寒、副伤寒	氯霉素
	铜绿假单胞菌	条件致病菌	创面感染、中耳炎、泌尿系统感染等	庆大霉素、多黏菌素B
	痢疾杆菌	污染的食物、饮用水经口传染	痢疾	氯霉素、磺胺类药物
	百日咳杆菌	飞沫传染	百日咳	对四环素、氯霉素敏感
革兰阳性杆菌	白喉杆菌	飞沫、食物传染	白喉	白喉抗毒素与青霉素合用
	破伤风梭菌	创伤感染	破伤风	万古霉素与青霉素合用
	气性坏疽病原菌	伤口感染	气性坏疽	相应抗毒素
分枝杆菌	结核分枝杆菌	消化道、呼吸道、皮肤、黏膜感染	肺结核、骨结核、肠结核等	异烟肼、链霉素、利福平、乙胺丁醇等
	麻风杆菌	接触传染	麻风病	氨苯砜、利福平

（2）非典型细菌

菌名	基本特性	传播途径	所致疾病
支原体	缺乏细胞壁，高度多形性，能通过滤菌器，最小的原核细胞型微生物	①肺炎支原体：呼吸道传播 ②溶脲脲原体：性接触传播、母-婴传播	原发性非典型肺炎、非淋球菌性尿道炎、膀胱炎、早产、流产、死胎
立克次体	以吸血节肢动物为传播媒介，严格细胞内寄生	吸血节肢动物叮咬或粪便污染伤口，或经呼吸道、消化道感染	流行性斑疹伤寒、地方性斑疹伤寒、恙虫病
衣原体	严格真核细胞寄生，有独特发育周期，能通过滤菌器	性接触和密切接触	沙眼、包涵体结膜炎、性病淋巴肉芽肿、呼吸道感染
螺旋体	细长、柔软、螺旋状，运动活泼	/	钩端螺旋体病、梅毒、回归热

4. 抗菌药物的作用机制

抗菌药物的作用机制包括：①抑制细菌细胞壁合成；②增加细菌胞浆膜通透性；③抑制细菌蛋白质合成；④抗叶酸代谢；⑤抑制核酸代谢。

二、病毒

1. 病毒的结构与分类

（1）病毒的结构、成分及功能

结构	成分	功能
病毒的核心	DNA 或 RNA，分为 DNA 病毒和 RNA 病毒	携带病毒的全部遗传信息，决定病毒的遗传、变异、感染和复制
病毒的衣壳	由许多壳粒组成	①保护病毒核酸免受破坏 ②参与感染过程 ③具有免疫原性，诱导机体产生免疫应答

续表

结构	成分	功能
病毒的包膜	病毒成熟时通过宿主细胞膜或核膜获得	①维护病毒体结构的完整性 ②参与病毒的吸附和感染过程 ③子粒糖蛋白具有免疫原性，诱导免疫应答

（2）病毒的分类

分类	基因组	特点	示例
DNA病毒	大多数为双链DNA	DNA在细胞核内合成，蛋白质在胞质内合成	疱疹病毒、腺病毒
RNA病毒	大多数为单链RNA	人和动物细胞核的mRNA对流感病毒的转录有启动作用	流感病毒、副黏病毒
反转录病毒	单链RNA	携带反转录酶，以RNA为模板合成DNA，形成RNA－DNA中间体，最终整合到宿主细胞染色体DNA中成为前病毒	人类T淋巴细胞白血病病毒

2. 病毒的增殖

（1）病毒的复制周期：病毒以复制的方式进行增殖，复制周期包括吸附、穿入、脱壳、生物合成及组装、成熟和释放5个步骤。

（2）病毒增殖的细胞效应：①出芽释放的病毒不直接裂解细胞，但可因细胞代谢的改变最终导致细胞死亡；②巨细胞病毒可通过细胞间桥或细胞融合方式侵入新的细胞；③逆转录病毒则一方面可以出芽方式释放子代病毒，另外还可通过整合有病毒基因的细胞分裂后，将病毒基因传递入子代病毒。

3. 病毒的干扰现象　当两种病毒同时感染同一细胞时，可发生一种病毒的增殖抑制了另一种病毒增殖的现象。

4. 临床常见的致病性病毒　①流行性感冒病毒；②肝炎病毒；③人类免疫缺陷病毒（HIV）；④脊髓灰质炎病毒；⑤流行性乙型脑炎病毒；⑥流行性出血热病毒；⑦狂犬病毒；⑧疱疹病毒。

三、真菌

1. 真菌类型与致病性　真菌的种类繁多，按其侵犯组织的部位可分为浅部感染真菌和深部感染真菌。不同的真菌致病形式包括：①致病性真菌感染；②条件致病性真菌感染；③真菌超敏反应性疾病；④真菌性中毒症；⑤真菌毒素与肿瘤。

2. 真菌结构与药物作用机制

（1）真菌结构

1）真菌细胞壁不含肽聚糖，主要由多糖与蛋白质组成。真菌不受青霉素或头孢菌素的作用。

2）真菌的细胞膜与细菌的区别在于真菌含固醇而细菌不含固醇。

（2）主要药物作用机制

类别	机制
抗生素类抗真菌药	两性霉素 B 与真菌细胞膜的麦角固醇结合，形成"微孔"，增加膜通透性，导致细胞内物质外漏，真菌死亡
唑类抗真菌药	抑制真菌细胞膜依赖 CYP 的 14α–去甲基酶，导致 14α–甲基固醇蓄积，阻断麦角固醇合成，增加膜通透性，损伤 ATP 酶和电子传递系统酶功能，抑制真菌生长
嘧啶类抗真菌药	①通过渗透酶进入真菌细胞，脱氨为 5–氟尿嘧啶，掺入 RNA 干扰蛋白质合成②代谢为 5–氟尿嘧啶脱氧核苷，抑制胸腺嘧啶核苷合成酶，阻断 DNA 合成
丙烯胺类抗真菌药	抑制角鲨烯环氧化酶，阻断麦角固醇合成，导致真菌细胞膜形成分合成障碍，产生抑菌或杀真菌效应

续表

类别	机制
棘白菌素类抗真菌药	①非竞争性抑制葡聚糖合成酶，导致真菌细胞壁葡聚糖缺乏，渗透压失常，细胞溶解 ②减少酵母细胞膜麦角固醇含量，抑制烯醇化酶整合

四、免疫学基础

1. 免疫系统的构成与功能

（1）免疫系统主要由免疫器官、免疫细胞和免疫分子组成。

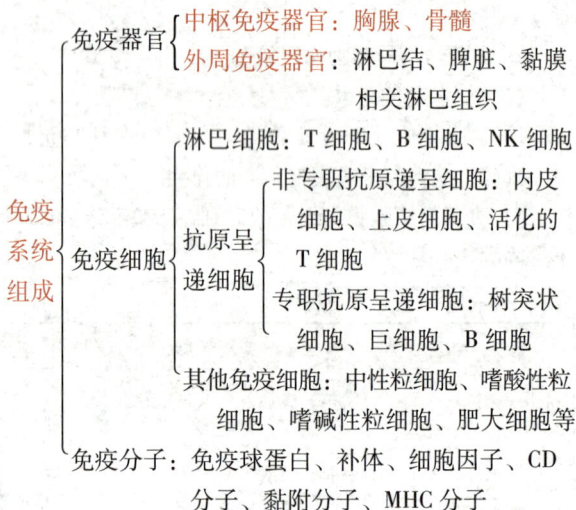

免疫系统组成
- 免疫器官
  - 中枢免疫器官：胸腺、骨髓
  - 外周免疫器官：淋巴结、脾脏、黏膜相关淋巴组织
- 免疫细胞
  - 淋巴细胞：T细胞、B细胞、NK细胞
  - 抗原呈递细胞
    - 非专职抗原呈递细胞：内皮细胞、上皮细胞、活化的T细胞
    - 专职抗原呈递细胞：树突状细胞、巨细胞、B细胞
  - 其他免疫细胞：中性粒细胞、嗜酸性粒细胞、嗜碱性粒细胞、肥大细胞等
- 免疫分子：免疫球蛋白、补体、细胞因子、CD分子、黏附分子、MHC分子

（2）免疫系统的功能

功能名称	生理功能	病理表现
免疫防御	清除病原体及其他抗原物质	超敏反应（高）、免疫缺陷（低）
免疫自稳	清除损伤和衰老细胞	自身免疫病
免疫监视	清除突变或畸变细胞，防止肿瘤发生，破坏病毒感染细胞	肿瘤发生、病毒持续感染

2. 抗原、抗体

（1）抗原

抗原的两个基本特性：①免疫原性；②免疫反应性

抗原的分类 { 天然抗原：①自身抗原；②非己抗原
人工抗原：①胸腺依赖性抗原；②胸腺
非依赖性抗原；③普通抗原；
④超抗原

（2）抗体

1）抗体的功能：①特异性结合；②激活补体；③调理作用：增强吞噬细胞的吞噬作用；④ADCC；⑤介导Ⅰ型超敏反应；⑥通过胎盘。

2）抗体的分类

分类 {
IgG：①抗感染；②中和毒素；③激活补体；
④调理吞噬作用
IgM：①激活补体；②协助清除多种微生物；
③凝集作用
IgA：①血清IgA抗感染；②分泌型IgA在黏膜
分泌物中起局部免疫作用
IgD：调节B细胞生长和发育
IgE：介导Ⅰ型超敏反应，抗寄生虫感染

3. 免疫应答

适应性免疫应答：①特点：具有特异性、记忆性、排异性和耐受性；②可分为细胞免疫应答和体液免疫应答；③场所：脾、淋巴结、皮肤黏膜相关淋巴组织。

免疫应答的三个阶段：①识别启动阶段；②增殖和分化阶段；③效应阶段。

（1）T细胞介导的细胞免疫应答

细胞免疫应答：T细胞接受抗原刺激后，分化成为效应T细胞释放细胞因子，所发挥的特异性免疫效应。

特征：出现以单核细胞/巨噬细胞和 T 细胞浸润为主的炎症及特异的细胞毒作用。主要涉及的细胞有 APC、$CD4^+$ Th1 细胞和 $CD8^+$ Tc 细胞。

1）$CD4^+$Th1 细胞介导的应答包括：①抗原识别阶段；②T 细胞的活化、增殖和分化阶段；③Th1 细胞介导的免疫效应。

2）$CD8^+$Tc 细胞介导的应答包括：①抗原识别阶段；②T 细胞的活化、增殖和分化阶段；③$CD8^+$ Tc 细胞的免疫效应。

3）记忆性 T 细胞：对特异性抗原有记忆能力、寿命较长的 T 细胞。

4）细胞免疫的生物学意义：①抗感染；②抗肿瘤；③免疫损伤作用。

（2）B 细胞介导的体液免疫应答

体液免疫应答：抗原进入机体后诱导抗原特异性 B 细胞活化、增殖、分化为浆细胞，产生特异性抗体发挥免疫效应。

根据 B 细胞识别的抗原不同，体液免疫应答可分为：①B 细胞对胸腺依赖性抗原（TD - Ag）的应答；②B 细胞对非胸腺依赖性抗原（TI - Ag）的应答。

（3）抗体产生的一般规律

1）个体发育中抗体产生规律：①IgM：胚胎晚期胎儿可合成，出生后首先生成；②IgG：新生儿约第 3 个月开始合成；③IgA：第 4～6 个月出现。

2）初次应答和再次应答的特点

类别	特点
初次应答	①潜伏期较长；②抗体浓度较低；③抗体维持时间数天至数周；④抗体类别：主要为 IgM，少量 IgG、IgA，亲和力低，不均一

续表

类别	特点
再次应答	①潜伏期较短，约为初次应答的一半；②抗体合成快，浓度高；③抗体维持时间长；④抗体类别：主要为IgG，亲和力高，较均一

4. 抗感染免疫

（1）细菌感染与免疫：感染可分为隐性感染、潜伏感染、显性感染（急性感染、局部感染）、带菌感染。

（2）病毒感染与免疫

1）病毒感染对宿主细胞的直接作用包括：①杀细胞效应；②稳定状态感染；③细胞凋亡；④细胞转化；⑤病毒基因的整合。

2）病毒感染的免疫病理作用：①抗体介导的免疫病理作用；②细胞介导的免疫病理作用；③病毒对免疫系统的损伤作用。

5. 超敏反应

超敏反应：又称变态反应，指已经免疫的机体再次接触相同抗原或半抗原刺激后，所引起的组织损伤和（或）功能紊乱，本质上属于异常或病理性免疫应答，具有特异性和记忆性。

超敏反应分类：①Ⅰ型：速发型超敏反应，由抗体介导；②Ⅱ型：细胞溶解型超敏反应；③Ⅲ型：免疫复合物型超敏反应，由抗体介导；④Ⅳ型：迟发型超敏反应。

（1）Ⅰ型超敏反应

1）特征：①发生快，消退快；②引起生理功能紊乱，极少造成严重组织损伤；③具有个体差异和遗传倾向。

2）机制：①变应原；②IgE抗体；③肥大细胞和嗜碱性粒细胞；④生物活性介质。

3）过程：①致敏阶段；②发敏阶段。

4）**临床常见疾病：过敏性休克、呼吸道过敏反应、消化道过敏反应、皮肤过敏反应。**

（2）Ⅱ型超敏反应

1）Ⅱ型超敏反应由抗体 IgG、IgM 与细胞膜表面相应抗原或半抗原结合，在补体、吞噬细胞和 NK 细胞参与下，引起以细胞溶解或组织损伤为主的病理性免疫反应。

2）**临床常见疾病：自身免疫性溶血性贫血、抗基底膜型肾小球肾炎和风湿性心肌炎、肺出血 - 肾炎综合征、药物过敏性血细胞减少症、输血反应、新生儿溶血症。**

（3）Ⅲ型超敏反应

1）Ⅲ型超敏反应又称免疫复合物型，即抗原与相应抗体结合形成中等大小可溶性免疫复合物，在一定条件下免疫复合物沉积于局部或全身多处毛细血管基底膜后通过激活补体引起的组织炎症性损伤。

2）发生机制：可溶性免疫复合物的形成与沉积。

3）**临床常见疾病：局部免疫复合物病、全身免疫复合物病。**

（4）Ⅳ型超敏反应

1）Ⅳ型超敏反应又称迟发型超敏反应，是效应 T 细胞再次接触相同抗原后所介导，表现为以单核细胞、淋巴细胞浸润为主的病理损伤。其特点是：①反应发生慢（24 ~ 72 小时），消退也慢；②无抗体和补体参与；③炎症细胞因子可参与致病；④病变特征是单个核细胞浸润为主的炎症反应；⑤无明显个体差异。

2）**Ⅳ型超敏反应性疾病：传染性超敏反应、接触性皮炎。**

第四节　病理生理

一、水电解质紊乱

体液的功能：①内环境：细胞外液构成人体内环境，沟通组织细胞与外界环境；②维持内环境相对稳定，保证新陈代谢和生理活动正常进行。

1. 水、钠代谢紊乱　根据体液容量和血钠浓度（或渗透压）的变化，水、钠代谢紊乱的分类如下表所示。

血钠浓度	体液容量		
	容量降低	容量正常	容量增高
低钠血症	低容量性低钠血症（低渗性脱水）	等容量性低钠血症	高容量性低钠血症（水中毒）
血钠正常	血钠正常性细胞外液减少（等渗性脱水）	正常	血钠正常性细胞外液增多（水肿）
高钠血症	低容量性高钠血症（高渗性脱水）	等容量性高钠血症	高容量性高钠血症（盐中毒）

（1）脱水　常伴有血钠和渗透压的变化，故可分为：①低渗性脱水；②高渗性脱水；③等渗性脱水。

（2）水中毒　水在体内潴留，体液量明显增多，血清钠 $< 135mmol/L$，血浆渗透压 $< 280mOsm/(kg \cdot H_2O)$，体内钠总量正常或增多。

（3）水肿

1）定义：过多的液体在组织间隙或体腔内积聚。如水肿发生于体腔内，则称为积水或积液。

2）发生机制：①血管内外液体交换平衡失调；②体内外液体交换平衡失调——水、钠潴留。

3）水肿的皮肤特点：①皮下水肿；②凹陷性水肿。

4）水肿对机体的影响：①细胞营养障碍；②器官组织功能障碍。

2. 钾、镁、钙、磷代谢紊乱

（1）钾代谢紊乱

1）机体通过以下 5 条途径维持血钾的恒定：①通过细胞膜 Na^+-K^+ 泵，改变钾在细胞内外液的分布；②通过细胞内外的 H^+-K^+ 交换，影响细胞内外液钾的分布；③通过肾小管上皮细胞内外跨膜电位的改变影响肾排钾量；④通过醛固酮和远端小管尿液的流速，调节肾排钾量；⑤通过结肠及出汗排钾。

2）钾的生理功能：①参与细胞新陈代谢；②维持细胞静息电位；③调节细胞内外的渗透压和酸碱平衡。

3）血清钾浓度的正常范围为 3.5~5.3mmol/L，按血钾浓度的高低，钾代谢紊乱通常可分为低钾血症和高钾血症两大类。

（2）镁代谢紊乱

1）镁的生理功能：①骨盐组成成分；②调节离子通道电流；③参与酶激活；④参与 ATP 代谢；⑤调控细胞生长和再生；⑥降低细胞膜通透性；⑦调节神经肌肉兴奋性。

2）镁的平衡调节：肾调节；高血镁、高血钙、甲状腺激素、醛固酮减少重吸收，增加排镁；低血镁、甲状旁腺激素、胰高血糖素、降钙素、抗利尿激素增加重吸收，减少排镁。

（3）钙、磷代谢紊乱

1）钙和磷：①调节激素：甲状旁腺激素、1, 25 - $(OH)_2D_3$、降钙素；②靶器官：肾脏、骨骼、小肠。

2）钙、磷代谢紊乱疾病包括：①低钙血症和高钙血症；②低磷血症和高磷血症。

二、酸碱平衡和酸碱平衡紊乱

酸碱平衡：机体自动调节酸碱物质的含量和比例，维持体液 pH 相对稳定的过程；适宜的酸碱度是维持正常代谢和生理功能的基础。

正常范围：动脉血 pH 7.35～7.45，平均值为 7.40。

酸碱平衡紊乱：病理情况下，酸碱负荷过度、严重不足或调节机制障碍导致体液酸碱度稳态破坏称为酸碱平衡紊乱。原因：酸碱负荷过度、严重不足、调节机制障碍。

1. 酸碱平衡的调节

主要包括：①血液的缓冲作用；②组织细胞的调节作用；③肺的调节作用；④肾脏的调节作用。

2. 酸碱平衡紊乱的分类和临床意义

酸碱平衡紊乱基本分类：①酸中毒；②碱中毒。

类别	种类
代谢性酸碱平衡紊乱	①代谢性酸中毒；②代谢性碱中毒
呼吸性酸碱平衡紊乱	①呼吸性酸中毒；②呼吸性碱中毒
代偿与失代偿	①代偿性酸/碱中毒；②失代偿性酸/碱中毒
单纯型与混合型酸碱平衡紊乱	①单纯型酸碱平衡紊乱；②混合型酸碱平衡紊乱

三、缺氧

1. 缺氧的类型
①低张性缺氧；②血液性缺氧；③循环性缺氧；④组织性缺氧；⑤混合性缺氧。

2. 缺氧的临床意义

（1）缺氧的影响：对多个系统组织器官产生广泛、非特异性影响，影响程度取决于缺氧的速度、程度、部位、持续时间及机体耐受性。

（2）缺氧治疗原则：①针对病因治疗、纠正缺氧、调整组织氧供需平衡；②去除病因；③纠正缺氧：通过氧疗提高血氧、改善氧供、降低呼吸功和减少心肌做功。

（3）氧疗副作用：氧中毒、肺不张、呼吸抑制。

四、发热

调节中枢：①高级中枢：视前区下丘脑前部（POAH）；②次级中枢：延髓、脊髓等；③大脑皮质参与行为性调节。

调定点学说：体温调节中枢设定"调定点"，当体温偏离时，通过调控产热和散热维持中心温度与调定点一致。

体温升高的分类：①调节性体温升高；②非调节性体温升高。

发热激活物与内生致热原

（1）发热激活物：发热由发热激活物作用于机体，激活产内生致热原细胞，使其产生和释放内生致热原，再经一些后续环节引起体温升高。发热激活物包括外致热原和某些体内产物。

（2）内生致热原

1）内生致热原是指在发热激活物的作用下，由产内生致热原细胞产生和释放的能引起体温升高的物质，包括白细胞介素-1、肿瘤坏死因子、干扰素等。

2）产内生致热原细胞：①单核细胞；②巨噬细胞；③内皮细胞；④淋巴细胞；⑤星状细胞；⑥肿瘤细胞。

3）经典细胞活化方式：①Toll 样受体（TLR）介导的细胞活化；②T 细胞受体（TCR）介导的 T 淋巴细胞活化途径。

（3）发热时的体温调节机制

1）体温调节中枢主要通过视前区下丘脑前部整合温度

信息，损伤该区域会导致体温调节障碍。

2）致热信号通过血-脑屏障或 OVLT 传入中枢，引起发热中枢介质释放，改变调定点。

五、应激

应激：在体内、外各种因素的强烈刺激下，机体稳态发生改变与重塑，从而导致生理和心理行为的适应性反应。

应激的生物学效应具有双重性：①有利于提高机体应对环境变化的能力；②过强或持续时间过长的应激可导致急性或慢性的器官功能障碍和代谢紊乱。

应激原与应激反应的分类

（1）应激原分类

1）根据性质分类：①物理性应激原；②化学性应激原；③生物性应激原；④心理社会性应激原。

2）根据来源分类：①外环境因素；②内环境因素；③社会心理因素。

（2）应激反应的分类

1）根据应激原的种类、作用强度、持续时间以及产生后果的不同，可将应激分为以下类型：①躯体性应激和心理社会性应激；②急性应激和慢性应激；③生理性应激和病理性应激。

2）应激反应的影响因素：①应激原的种类、作用强度和时程；②遗传因素、个性特点、生活阅历等个体因素；③不同个体对应激原的敏感性和耐受性不同，表现出不同程度的应激反应。

（3）应激时的躯体反应　应激是复杂的全身性反应，主要包括：神经内分泌反应、免疫反应、急性期反应和细胞应激反应。

六、凝血与抗凝血平衡紊乱

正常机体的凝血、抗凝和纤溶系统之间处于动态平衡，如打破平衡，会导致出血性疾病、血栓形成性疾病。

紊乱原因：①凝血系统功能障碍；②抗凝系统功能障碍；③纤溶系统功能障碍；④血管结构或功能异常；⑤血细胞质或量改变。

1. 凝血系统、抗凝系统和纤溶系统功能　在机体维持正常血液循环或生理性止血的过程中，凝血系统、抗凝系统、纤溶系统、血管以及血细胞（尤其是血小板）构成了调节凝血与抗凝血平衡的五个基本环节。

凝血系统：外源性凝血途径、内源性凝血途径、共同凝血途径

抗凝系统：调节凝血系统的活化

纤溶系统：纤溶酶水解纤维蛋白原和纤维蛋白，产生纤维蛋白降解产物，防止局部血管内血栓形成

2. 凝血系统功能异常

（1）凝血系统功能异常：①原因：先天性/遗传性或获得性因素导致血管壁结构异常或损伤、血小板数量减少或功能缺陷、凝血因子缺乏或活性降低、纤溶功能亢进、循环中出现病理性抗凝物质；②表现：止血与凝血功能降低和/或抗凝功能异常增强，导致皮肤、黏膜和内脏自发性出血或轻微损伤后出血不止。

（2）血栓：血液在活体心脏或血管内凝集，形成病理性固体团块的过程。

七、休克

机体在严重失血、失液、感染、创伤等强烈致病因子的作用下，有效循环血量急剧减少，微循环血液灌流量严重不足，引起细胞代谢异常和结构损伤，以致各重要器官

功能障碍的全身性危重病理过程。

1. 休克的病因与分类　微循环灌流不足是多数休克发生的共同基础，维持微循环灌流量的因素有：①足够的血容量；②正常的血管床容量；③正常的心泵功能。

2. 休克的发生机制　休克发病机制的核心是微循环灌流量减少和细胞缺氧损伤相互促进形成的恶性循环。基于微循环灌流障碍和细胞缺氧损伤的变化，以典型的失血性休克为例，将休克病程分为三期：缺血缺氧期、淤血缺氧期和衰竭期。

3. 常见休克

类型 {
脓毒症休克：高动力型休克、低动力型休克
心源性休克：低排高阻型、低排低阻型
过敏性休克
神经源性休克

八、缺血 – 再灌注损伤

缺血性损伤：因组织血液灌注减少导致细胞损伤。

缺血-再灌注损伤：恢复缺血组织、器官的血液灌注及氧供后，反而加重组织损伤的现象。

1. 缺血 – 再灌注损伤的原因及条件

（1）原因：①组织器官缺血后恢复血液供应；②医疗技术应用；③体外循环条件下的手术。

（2）影响因素：①缺血时间；②侧支循环；③需氧程度；④再灌注条件。

2. 缺血 – 再灌注损伤的发生机制

包括：①自由基增多；②钙超载；③炎症反应过度激活。

九、器官功能不全

1. 肺功能不全

肺的功能：①主要功能：与外界进行气体交换，提供

O_2并排出 CO_2，维持血气平衡和内环境稳态；②非呼吸功能：屏障防御、免疫、代谢、分泌。

肺功能不全：病理性因素可导致肺功能改变，引起呼吸困难、PaO_2降低，甚至 $PaCO_2$升高。

呼吸衰竭的分类：①根据动脉血气特点：Ⅰ型呼吸衰竭和Ⅱ型呼吸衰竭；②根据发病机制：通气性呼吸衰竭和换气性呼吸衰竭；③根据发病缓急：慢性呼吸衰竭和急性呼吸衰竭。

（1）肺通气功能障碍：①限制性通气不足；②阻塞性通气不足。

（2）肺换气功能障碍：①弥散障碍；②肺泡通气血流比例失调；③解剖分流增加。

（3）呼吸功能衰竭的机制

急性呼吸窘迫综合征（ARDS）核心机制：肺泡通气血流比例失调。

慢性阻塞性肺疾病（COPD）核心机制：气道阻力增加和肺泡通气血流比例失调。

2. 心功能不全

①定义：各种病因引起心脏结构和功能改变，心排血量不能满足机体组织代谢需求；②临床表现：呼吸困难、水肿、静脉压升高等静脉淤血和心排血量减少的综合征；③分期：代偿期、失代偿期（心力衰竭）。

（1）心功能不全的病因与诱因

1）**病因**：①心肌收缩性降低；②心室负荷过重；③心室舒张及充盈受限；④心律失常。

2）**诱因**：①感染（最常见）；②妊娠与分娩；③水电解质紊乱与酸碱平衡失调；④强心苷中毒；⑤过快过量输液；⑥体力活动过度；⑦情绪过度激动；⑧贫血、酗酒、高血压控制不良、糖尿病；⑨使用负性肌力药物等。

（2）心力衰竭的分类

分类	内容
按发生部位分类	①左心衰竭；②右心衰竭；③全心衰竭
按左室射血分数分类	①射血分数降低的心力衰竭（HFrEF）；②射血分数中间范围的心力衰竭（HFmrEF）；③射血分数保留的心力衰竭（HFpEF）
按心排血量分类	①低排血量性心力衰竭；②高排血量性心力衰竭
按病变程度分类	①NYHA 分级：Ⅰ级、Ⅱ级、Ⅲ级、Ⅳ级；②按发生速度分类：急性心力衰竭、慢性心力衰竭

（3）心力衰竭的发生机制

1）心脏泵血功能依赖三个关键环节：①正常的心脏结构；②充足的能量供给；③心肌兴奋－收缩偶联。

2）心力衰竭的发生机制：①心肌收缩功能降低；②心肌舒张功能障碍；③心脏各部分舒缩活动不协调。

3. 肝功能不全　各种致损伤因素损害肝脏细胞，致其功能障碍，机体可出现黄疸、出血、感染、肾功能障碍及肝性脑病等临床综合征。

（1）肝功能不全的病因及分类

1）病因：①生物性因素；②药物及肝毒性物质；③其他因素。

2）分类：①急性肝功能不全；②慢性肝功能不全。

（2）肝性脑病及肝肾综合征

1）肝性脑病：在排除其他已知脑疾病前提下，继发于肝功能障碍的一系列神经精神综合征。机制尚不完全清楚。

2）肝肾综合征：在严重肝病时发生的功能性急性肾功

能衰竭，常见于失代偿期肝硬化或重症肝炎伴大量腹水时。

机制尚未完全阐明，可能与周围动脉血管扩张及选择性肾血管收缩有关。涉及神经体液因素变化：①交感神经兴奋性增高，去甲肾上腺素分泌增加；②肾素－血管紧张素系统活动增强，肾血流量与肾小球滤过率降低；③肾前列腺素合成减少，血栓素 A_2 增加；④内毒素血症增加肾血管阻力；⑤白三烯产生增加，引起肾血管收缩。

4. 肾功能不全 ①排泄功能；②调节功能；③内分泌功能。

（1）基本发病环节：①肾小球滤过；②肾小管的重吸收与分泌；③肾内各种细胞的内分泌与生物代谢活动。

（2）急性肾功能衰竭（ARF）的发病机制

1）定义：各种原因引起的双肾泌尿功能在短期内急剧下降，导致代谢产物在体内迅速积聚，水、电解质和酸碱平衡紊乱，出现氮质血症、高钾血症和代谢性酸中毒，并由此发生机体内环境严重紊乱的临床综合征。分为：少尿型 ARF 和非少尿型 ARF。

2）病因分类：①肾前性 ARF；②肾性 ARF；③肾后性 ARF。

3）肾小球滤过率（GFR）降低是不同原因所致 ARF 的共同中心环节。

（3）慢性肾功能衰竭（CRF）的发病机制

慢性肾功能衰竭：各种慢性肾脏疾病引起肾单位慢性、进行性、不可逆性破坏，残存肾单位不足以充分排出代谢废物和维持内环境恒定，导致水、电解质和酸碱平衡紊乱，代谢产物积聚，肾内分泌功能障碍，并伴有一系列临床症状的病理生理学过程。

病因	临床特点	机制
①原发性肾脏疾病 ②继发性肾脏疾病	①病程：渐进性，病程迁延，常以尿毒症为最终转归并导致死亡 ②慢性肾脏病（CKD）：肾脏损害和/或 GFR 下降＜60ml（min·1.73m²）持续 3 个月以上 ③CKD 分期依据美国肾脏病基金会指南分为 5 期	①原发病；②继发性肾小球硬化；③肾小管-间质损伤；④加重 CRF 进展的因素：蛋白尿、高血压等

🔥 高频考点速记

1. **液态镶嵌模型**：液态脂质双层构成膜的基本构架，不同结构和功能的蛋白质镶嵌在其中，而糖类分子则与脂质、蛋白结合后附在质膜的外表面。

2. **膜脂质的功能**：①构成膜的基本骨架；②屏障作用；③参与细胞识别；④调节膜的流动性。

3. **膜蛋白的功能**：①物质运输；②信号转导；③酶的作用；④细胞连接；⑤细胞识别。

4. **细胞器的功能**：①线粒体：能量代谢；②内质网：蛋白质和脂类合成；③高尔基体：蛋白质加工；④溶酶体：细胞内消化。

5. **细胞核的功能**：①遗传信息储存与传递；②遗传信息表达调控；③细胞代谢调控；④维持细胞的完整性和稳定性。

6. **物质转运机制**：单纯扩散、易化扩散、主动转运、胞饮和胞吐。

7. **信号转导通路**：G–蛋白偶联受体通路、酶联型受体通路。

8. **静息电位的产生机制**：①离子分布不均衡；②钾离子外流；③电位差的平衡。

9. **动作电位的产生机制**：①去极化；②反极化；③复

极化；④后电位。

10. 绝对不应期：①特点：兴奋性消失、持续时间较短；②意义：保证动作电位的不融合、限制动作电位的频率。

11. 相对不应期：①特点：兴奋性逐渐恢复、阈值升高；②意义：参与动作电位的编码、适应生理功能的变化。

12. 等电点：氨基酸在溶液中净电荷为零时的 pH 值。

13. 茚三酮反应：在弱酸性条件下，氨基酸与茚三酮共热，生成蓝紫色化合物。

14. 谷胱甘肽（GSH）：①谷胱甘肽由谷氨酸、半胱氨酸和甘氨酸通过肽键连接而成，半胱氨酸残基上的巯基（-SH）是谷胱甘肽的活性中心；②功能：a. 抗氧化；b. 参与解毒作用；c. 维持细胞内巯基酶的活性；d. 调节细胞代谢和信号转导。

15. 协同反应意义：①提高氧气运输效率；②维持内环境稳定；③适应生理需求变化。

16. DNA：包含腺嘌呤（A）、鸟嘌呤（G）、胞嘧啶（C）和胸腺嘧啶（T）四种碱基。RNA：尿嘧啶（U）取代了 DNA 中的胸腺嘧啶（T），其他三种碱基与 DNA 相同，即 A、G、C。

17. mRNA：①转录：以 DNA 为模板合成 mRNA，将 DNA 中的遗传信息传递到 mRNA 上；②剪接：真核生物 mRNA 转录后，需要去除内含子，连接外显子，形成成熟的 mRNA；③加帽加尾：在 mRNA 的 5' 端加上 7 - 甲基鸟苷三磷酸帽子结构，3' 端加上多聚腺苷酸尾巴，可增加 mRNA 的稳定性，促进翻译起始。

18. 血糖的来源：①食物中糖的消化吸收；②肝糖原分解；③糖异生。

19. 血糖的去路：①氧化分解供能；②合成糖原；③转化为脂肪及非必需氨基酸等其他物质、随尿排出。

20. 脂质的生理功能：①储能和供能；②构成生物膜；③作为脂溶性维生素的载体；④参与细胞识别和信号转导。

21. 甘油三酯的动员：在激素敏感性脂肪酶作用下，脂肪细胞中的甘油三酯水解为脂肪酸和甘油，释放入血，运输到其他组织利用。

22. 酮体：在肝脏线粒体中，脂肪酸 β-氧化生成的乙酰 CoA 在硫解酶等作用下生成乙酰乙酰 CoA，再与乙酰 CoA 缩合生成 HMG-CoA，HMG-CoA 裂解生成乙酰乙酸，乙酰乙酸可加氢生成 β-羟丁酸，或脱羧生成丙酮，这三种物质统称酮体。

23. 血浆脂蛋白的分类与功能：①CM（乳糜微粒）：运输外源性甘油三酯和胆固醇到外周组织；②VLDL（极低密度脂蛋白）：主要运输内源性甘油三酯到外周组织；③LDL（低密度脂蛋白）：将肝脏合成的胆固醇转运到外周组织；④HDL（高密度脂蛋白）：逆向转运胆固醇，将外周组织的胆固醇转运到肝脏进行代谢，有抗动脉粥样硬化作用。

24. 高脂蛋白血症的分类：①Ⅱa 型：血浆中 LDL 升高，主要是遗传因素导致 LDL 受体缺陷等引起，表现为胆固醇升高；②Ⅳ 型：血浆中 VLDL 升高，多由代谢紊乱或不良生活方式等引起，主要表现为甘油三酯升高。

25. 核苷酸的功能：①合成能量代谢的关键物质；②作为生物合成过程中活性代谢物质的转运体；③作为辅酶结构的组成部分；④作为代谢信号的调节分子；⑤ATP 的共价修饰作用可改变酶的活性。

26. 嘌呤核苷酸的抗代谢物：①叶酸类似物（如甲氨

蝶呤）抑制二氢叶酸还原酶，干扰嘌呤合成；②次黄嘌呤类似物（如6-巯基嘌呤）竞争性抑制嘌呤核苷酸合成；③谷氨酰胺类似物（如氮杂丝氨酸）干扰嘌呤从头合成。

27. 嘌呤核苷酸的合成：①从头合成和补救合成；②中间产物：IMP、AMP、GMP；③关键酶：PRPP合成酶、酰胺转移酶。

28. 嘧啶核苷酸的合成：①从头合成；②中间产物：UMP、UTP、CTP；③关键酶：CPSⅡ。

29. 嘧啶核苷酸的抗代谢物：①胸苷酸合酶抑制剂（如5-氟尿嘧啶）阻断TMP合成；②叶酸类似物（如甲氨蝶呤）抑制二氢叶酸还原酶，干扰dTMP合成。

30. 抗菌药物作用机制：①抑制细菌细胞壁合成（如β-内酰胺类抗生素）；②增加细菌胞浆膜的通透性（如多黏菌素类等）；③抑制细菌蛋白质合成（如四环素类等）；④抗叶酸代谢（如磺胺类药和甲氧苄啶）；⑤抑制核酸代谢（如利福平、喹诺酮类）。

31. 抗真菌药物作用机制：①两性霉素B与麦角固醇结合形成"微孔"使真菌细胞死亡，有氧化损伤作用，毒副作用大；②唑类抗真菌药抑制14α-去甲基酶，影响麦角固醇合成及膜上酶功能；③嘧啶类抗真菌药氟胞嘧啶干扰真菌蛋白质和DNA合成；④丙烯胺类抗真菌药抑制角鲨烯环氧化酶，影响麦角固醇合成；⑤棘白菌素类抗真菌药抑制真菌细胞壁合成。

32. 超敏反应分类：①Ⅰ型（速发型）；②Ⅱ型（细胞溶解型）；③Ⅲ型（免疫复合物型）；④Ⅳ型（迟发型）超敏反应。

33. 脱水的分类及特点：①低渗性脱水：失钠多于失水，血清钠<135mmol/L，常见于呕吐、腹泻、利尿剂使用

等；②高渗性脱水：失水多于失钠，血清钠 > 150mmol/L，常见于高热、大量出汗、尿崩症等；③等渗性脱水：水、钠成比例丢失，血清钠正常，常见于大面积烧伤、抽放胸腹水。

34. 水肿的发生机制：①血管内外液体交换失衡（毛细血管流体静压增高、血浆胶体渗透压降低、微血管壁通透性增高、淋巴回流受阻）；②体内外液体交换失衡（水钠潴留）。

35. 血液缓冲系统：①碳酸氢盐缓冲系统；②磷酸盐缓冲系统；③蛋白质缓冲系统。

36. 肺的调节：通过改变 CO_2 排出量调节血浆 H_2CO_3 浓度。

37. 肾脏的调节：通过泌 H^+、排 NH_4^+、重吸收 HCO_3^- 调节酸碱平衡。

38. 酸碱平衡紊乱的分类：①代谢性酸中毒；②呼吸性酸中毒；③代谢性碱中毒；④呼吸性碱中毒。

39. 缺氧的类型：①低张性缺氧碍；②血液性缺氧；③循环性缺氧；④组织性缺氧。

40. 缺氧对机体的影响：①呼吸系统：肺通气量增大、高原肺水肿；②循环系统：心率增快、心肌收缩力增强、肺动脉高压；③血液系统：红细胞增多、2,3 - 二磷酸甘油酸增多；④中枢神经系统：脑细胞肿胀、坏死、脑水肿。

41. 发热的时相：①体温上升期：产热增加、散热减少，体温升高；②高温持续期：产热与散热在高水平保持平衡；③体温下降期：散热增加、产热减少，体温下降。

42. 应激的分类：①躯体性应激；②心理社会性应激；③急性应激；④慢性应激。

43. 应激的神经内分泌反应：①蓝斑-交感-肾上腺髓

质系统：儿茶酚胺释放增加，导致心率增快、血压升高；②下丘脑-垂体-肾上腺皮质系统：糖皮质激素释放增加，导致血糖升高、免疫抑制。

44. 凝血系统：①外源性凝血途径（组织因子启动）、内源性凝血途径（FⅫ启动）、共同凝血途径（FⅩa形成）；②凝血酶的关键作用：激活FⅤ、FⅧ、FⅪ，促进血小板聚集。

45. 休克的分类：①低血容量性休克；②分布性休克；③心源性休克；④阻塞性休克。

46. 休克的临床表现：①缺血缺氧期：血压可正常或略降，脉压减小，皮肤苍白、湿冷；②淤血缺氧期：血压进行性下降，皮肤发绀，尿量减少，神志淡漠；③衰竭期：血压极低，DIC、多器官功能衰竭，昏迷。

47. 缺血－再灌注损伤的机制：①自由基增多；②钙超载；③炎症反应。

48. 呼吸衰竭的机制：①通气功能障碍：限制性通气不足、阻塞性通气不足；②换气功能障碍：弥散障碍、通气血流比例失调。

49. 心力衰竭的机制：①心肌收缩功能降低；②心肌舒张功能障碍；③心脏各部分舒缩不协调。

50. 肝性脑病的机制：①氨中毒学说；②假性神经递质学说；③氨基酸失衡学说。

51. 肾功能不全的机制：①肾小球滤过功能障碍；②肾小管功能障碍；③肾脏内分泌功能障碍。

第三章　药物的体内过程

🖐**必备考点精编**

第一节　药物与机体的相互作用

机体对药物的作用

1. 药物溶出和溶出速度影响因素

影响药物溶解度的因素	增加药物溶解度的方法
①药物分子结构与溶剂 ②温度 ③药物晶型 ④药物粒子大小	①增溶 ②助溶 ③潜溶 ④成盐 ⑤共晶

2. 口服制剂在胃肠道的最初变化

制剂	胃肠道过程
普通固体制剂，如片剂、胶囊剂、颗粒剂、散剂	①需经过崩解（散剂除外）和药物溶出过程，药物以溶解状态被吸收 ②崩解和溶出过程可能顺序发生，也可能同时进行
缓控释固体制剂	在胃肠道经历药物释放过程，药物以溶解状态被吸收
口服溶液剂	与胃肠液混合，药物以溶解状态被吸收
口服混悬剂和乳剂	与胃肠液混合，药物溶解或以乳滴微粒形式被吸收

3. 溶出速度及影响因素

影响因素	作用效果	实例
粒子大小	药物粒子的大小直接影响溶出速度。粒子越小，表面积越大，药物的溶出和吸收速度加快	螺内酯的微粉化显著提高了其吸收量

续表

影响因素	作用效果	实例
湿润性	药物的疏水性影响其溶出	加入表面活性剂可以提高药物表面的润湿性，从而促进溶出
多晶型	药物的不同晶型（如稳定型、亚稳定型和无定型）影响其溶解度和溶出速度	亚稳定型通常具有较高的溶解度和溶出速度，但可能会转变为稳定型
溶剂化物	带有溶剂的药物（如水合物和无水物）对溶解度和溶出速度有不同影响	无水物通常具有更高的溶解度和更快的吸收

4. 剂型因素对药物口服吸收的影响

剂型	特点
溶液型液体制剂	①口服溶液型药物吸收较快且完全，生物利用度高 ②吸收受溶液的黏度、渗透压等因素影响 ③某些药物使用混合溶剂或增溶剂，但服用后药物通常不受影响，仍能快速溶解 ④与水不相混的溶液（如油溶液）吸收较慢，受油相分配速度影响
乳剂	①乳剂通过分散油相帮助药物溶解和吸收 ②油脂可促进胆汁分泌和药物吸收 ③乳化剂也改善胃肠黏膜性能，加快吸收
混悬剂	①混悬剂中药物吸收慢于溶液，但优于固体制剂 ②吸收速度取决于药物的溶出速度和粒子大小 ③微粉化能加速溶出，混悬剂的储存可能导致晶型改变，影响生物利用度
散剂	①散剂具有大比表面积，生物利用度优于其他固体制剂 ②吸湿后会影响药物的稳定性和有效性，影响药物吸收
胶囊剂	①胶囊剂吸收优于片剂，药物颗粒直接分散在胃肠液中 ②颗粒大小、晶型等影响其吸收 ③贮藏湿度也会影响崩解性
片剂	片剂吸收受颗粒大小、晶型、pK_a、脂溶性、片剂的崩解及溶出等因素影响，崩解后药物的溶出速度加快

5. 制剂因素对药物口服吸收的影响

影响因素	作用效果	实例
增黏剂	通过改变黏度影响药物的溶出度和吸收	黏度升高可能减缓药物的溶出速度，特别是当溶出速率限制吸收时
络合物与络合作用	药物可能与辅料形成络合物，影响药物的溶解度、分子大小及吸收	络合物中的药物以不易吸收的形式存在，降低了药物的有效浓度，但这种作用是可逆的
吸附剂与吸附作用	药物可被吸附到"活性"固体表面，影响药物的吸收。物理吸附会有平衡，而化学吸附则为不可逆的	某些吸附剂如活性炭和蒙脱石散可减少药物的吸收或延缓其作用，蒙脱石散与抗菌药物同服时应间隔1小时
表面活性剂	表面活性剂不仅能降低表面张力，还能形成胶团并影响药物的吸收	浓度高时，胶团中的药物转变为游离药物，有时可减少吸收速度，但也能通过改变细胞膜的通透性促进吸收

6. 药物和辅料的理化性质对药物吸收的影响

药物粒子的大小：减小药物粒径可加快药物的溶出速率和吸收

固体制剂辅料
- ①**稀释剂**：若不溶且吸附性强，可能影响小剂量药物的释放和疗效
- ②**黏合剂**：延缓片剂崩解，其类型和用量影响固体制剂的溶出
- ③**崩解剂**：促进片剂崩解，类型和用量同样影响药物溶出
- ④润滑剂：多为疏水性物质，可能影响药物与溶出介质的接触，从而影响崩解和溶出

制剂包衣：包衣材料和衣层的厚度可能会影响药物的吸收

7. 药物体内动力学过程及药物动力学

（1）动力学的概念：根据变化速率 dX/dt 与 X 之间的关系，常分为零级动力学、一级动力学、二级动力学等。

类别	数学表达式
零级动力学	$\dfrac{dX}{dt} = -k \cdot X^0 = -k$
一级动力学	$\dfrac{dX}{dt} = -k \cdot X^1 = -kX$

（2）药物的体内动力学过程：①线性动力学特征；②非线性动力学特征。

（3）药物动力学（PK）

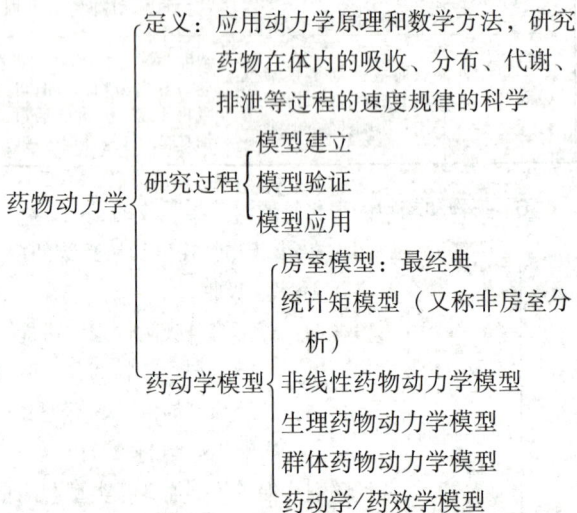

药物动力学
- 定义：应用动力学原理和数学方法，研究药物在体内的吸收、分布、代谢、排泄等过程的速度规律的科学
- 研究过程
  - 模型建立
  - 模型验证
  - 模型应用
- 药动学模型
  - 房室模型：最经典
  - 统计矩模型（又称非房室分析）
  - 非线性药物动力学模型
  - 生理药物动力学模型
  - 群体药物动力学模型
  - 药动学/药效学模型

（4）药物的体内过程：包括吸收、分布、代谢和排泄。

过程	定义	意义
吸收	药物从给药部位进入体循环的过程	决定药物进入体循环的速度与量

续表

过程	定义	意义
分布	药物进入体循环后向各组织、器官或者体液转运的过程	影响药物是否能及时到达与疾病相关的组织和器官
代谢	药物在吸收过程或进入体循环后，受体内酶系统的作用，结构发生转变的过程	关系到药物在体内存在的时间
排泄	药物及其代谢产物排出体外的过程	
转运	药物的吸收、分布和排泄过程	/
处置	分布、代谢和排泄过程	/
消除	代谢与排泄过程	/

（5）血药浓度随时间的变化：药动学研究体内药物浓度（主要是血药浓度，多指血浆药物浓度）的时间过程，体现在血药浓度-时间曲线上（C-t 曲线），反映了药物在体内的速度过程。

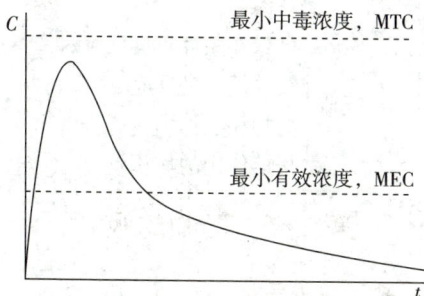

血药浓度-时间曲线

（6）药代动力学研究过程

研究步骤	内容
模型建立	通过采集一定给药方案下、给药后不同时间点的体内药物浓度数据，建立药物浓度和时间的定量关系（数学模型），得到药动学模型参数（如药物的消除速率常数、表观分布容积等参数）
模型评价/验证	通过多种方法评价和验证模型的准确性、稳定性和预测性，最终说明所建模型达到一定的质量标准，可以进一步用于模型预测
模型应用	根据已建立的数学模型及其参数，推算不同给药方案（剂量、给药间隔、给药顺序等）下的药物浓度、或达到某一浓度所需的给药方案，使药动学模型在新药研发或临床用药中发挥实际作用

8. 药物对机体的作用

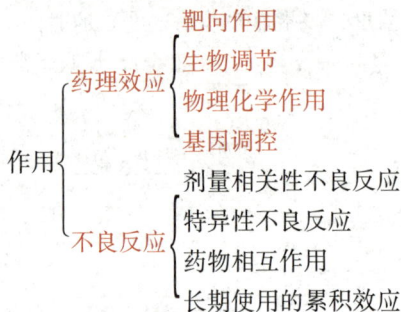

作用
├─ 药理效应
│   ├─ 靶向作用
│   ├─ 生物调节
│   ├─ 物理化学作用
│   └─ 基因调控
└─ 不良反应
    ├─ 剂量相关性不良反应
    ├─ 特异性不良反应
    ├─ 药物相互作用
    └─ 长期使用的累积效应

第二节　药物的吸收

一、药物的跨膜转运

药物跨膜转运方式分为非载体转运、载体转运和膜动转运。

跨膜转运方式		浓度梯度	机体能量	载体	饱和现象	竞争现象	特异性	代谢抑制剂作用	药物
非载体转运	单纯扩散	顺	不需要	无	无	无	无	无	脂溶性药物
	滤过								水溶性小分子药物
载体转运	主动转运	逆	需要	有	有	有	有	有	K^-、Na^+、Cl^-、单糖、氨基酸、水溶性维生素和有机酸碱等弱电解质的离子型等
	易化扩散	顺	不需要	有	有	有	有	–	季铵盐类、单糖类和氨基酸等
膜动转运	胞饮胞吐	–	–	–	–	–	–	–	蛋白质、多肽类等

注："–"表示不进行比较。

二、药物的胃肠道吸收

1. 胃肠道的结构与功能

部位	特点	吸收机制
胃	①胃液酸性（pH 值约 1.4） ②吸收面积小	①弱酸性药物在胃内吸收较好，如丙磺舒（$pK_a = 3.4$），在酸性环境中几乎不解离，99% 为非解离型药物，通过胃黏膜扩散进入血 ②弱碱性药物如茶碱，在酸性环境中大部分解离，难于吸收
小肠	①吸收面积约 200m²，远超胃的 1m² ②蠕动快，血管和淋巴管丰富	①主要吸收部位，具有主动转运过程 ②维生素 B_1、B_2、B_6 以及氟尿嘧啶、甲基多巴等与内源性物质结构相似的药物通过主动转运被吸收
大肠	①大肠长约 1.7m，黏膜无绒毛，吸收面积较小 ②结肠常用于治疗结肠疾病的释药部位 ③直肠血液供应充足	①药物吸收较差，但直肠吸收快 ②直肠给药（如硫喷妥钠）可避免首过效应，药物可直接进入体循环

2. 影响药物吸收的生理因素

$$生理因素\begin{cases}胃肠液的成分和性质\\胃肠道运动\\首过消除\\P糖蛋白逆转吸收作用\end{cases}$$

3. 食物对药物吸收的影响

（1）不同食物对药物吸收的影响

食物来源	对药物吸收的影响	实例
高脂食物	①高脂肪饮食可延缓胃排空，影响药物吸收 ②脂肪可增强脂溶性药物（如环孢素）的吸收，但可能降低胃酸敏感药物的吸收	异维 A 酸在高脂饮食下 C_{max} 和 AUC 增加。脂肪还促进胆汁和胰液分泌，提高药物溶解度
高蛋白食物	①高蛋白食物促进血流，有助药物吸收 ②蛋白质代谢产物与药物竞争转运蛋白，可能降低某些药物的吸收	左旋多巴吸收降低。高蛋白食物可增加某些药物代谢酶活性，如茶碱的代谢增加
高膳食纤维食物	①膳食纤维能吸附胆汁酸，减少亲脂性药物吸收 ②同时，膳食纤维可延缓胃排空并增加消化道黏度，影响药物溶解	高纤维食物可能与药物结合，减少其吸收，如洋车前子壳纤维对地高辛和华法林的吸收有抑制作用
富含矿物质的食物	含钙、铁、锌等二价金属的食物可能与药物形成络合物，降低其吸收	四环素、喹诺酮类抗生素与药物结合形成络合物
高嘌呤食物	高嘌呤食物与药物通过相同的转运体吸收，可能竞争吸收，降低药物效果，需调整剂量	动物内脏、海鲜与利巴韦林通过相同的转运体吸收，产生竞争吸收
高碳水化合物食物	高碳水化合物食物对药物吸收影响较难预测	部分药物，如吡喹酮、他克莫司，与碳水化合物食物同服时吸收增加

续表

食物来源	对药物吸收的影响	实例
高酪胺饮食	单胺氧化酶抑制剂与高酪胺食物（如奶酪、红酒）同服可导致血压急剧上升，可能引发高血压危象，危及生命	如单胺氧化酶抑制剂如奶酪、红酒同服可导致血压急剧上升

（2）食物对胃肠道 pH 值的影响：①酸性食物如柑橘类水果，可能降低胃 pH 值，从而促进弱酸性药物的吸收；②碱性食物如乳制品，可能中和胃酸，降低胃酸依赖性药物（如酮康唑）的溶解和吸收效率。

（3）食物效应的影响：如进餐前后用药的差异，空腹状态下，胃肠道环境相对稳定，某些药物的吸收更高效；而进餐后，食物可能稀释药物或改变胃肠动力，延迟其吸收。如食物对缓释制剂的影响，缓释制剂通常设计用于缓慢释放药物，食物可能干扰释放机制，改变药物 在体内的吸收曲线。

4. 药物化学结构对药物吸收和转运的影响

- 药物亲脂性
- 氢键
- 极性表面积
- 药物的酸碱性
- 解离度
- pK_a

5. 生物药剂学分类

类别	药物分子特点	代表药物
BCS I	水溶解度和渗透性均较大的两亲性分子药物，通常药物吸收良好，其体内吸收取决于溶出速率	普萘洛尔、美托洛尔、依那普利、地尔硫䓬、去甲替林等
BCS II	①水溶解度较低但渗透性高的亲脂性分子药物，药物的溶出是吸收的限速过程②可通过增加溶解度和溶出速度的方法，改善药物的吸收	双氯芬酸、卡马西平、吡罗昔康、萘普生、苯妥英等

续表

类别	药物分子特点	代表药物
BCS Ⅲ	①水溶解度较高但渗透性较低，生物膜是吸收的屏障 ②药物的跨膜转运是药物吸收的限速过程，药物可能存在主动转运和特殊转运过程 ③可通过增加药物的脂溶性来改善药物的渗透性，或选用渗透促进剂及合适的微粒给药系统增加药物的吸收	雷尼替丁、法莫替丁、西咪替丁、纳多诺尔、阿替洛尔等
BCS Ⅳ	水溶解度和渗透性均较低的疏水性分子药物，其体内吸收比较困难。可考虑采用微粒给药系统或制备前体药物改善药物的溶解度或（和）渗透性	特非那定、酮洛芬、呋塞米、氢氯噻嗪等

6. 药物酸碱性对胃肠道吸收的影响

药物分类	代表药物	在胃肠道吸收程度
弱酸性药物	水杨酸和巴比妥类药物	在胃液中未解离的分子型比例较高，易于吸收
弱碱性药物	奎宁和麻黄碱	因胃液的酸性环境下大部分为离子型，吸收较差，但在肠道中容易被吸收
强碱性药物	胍乙啶和季铵盐类药物	由于在胃肠道中大多以离子型存在，吸收差

三、药物的非胃肠道吸收

1. 注射给药

（1）注射途径与吸收的关系

注射途径	吸收特点
静脉注射	可使药物迅速完全入血，无吸收过程，血药浓度可立即达到较高水平
皮下注射	①注射部位的毛细血管具有较大孔道（直径60～120A），吸收速度远比胃肠道黏膜快 ②药物经皮下或肌内注射的吸收速率取决于药物的水溶性以及注射部位的血流量

续表

注射途径	吸收特点
动脉注射	可将药物输送至该动脉分布部位而发挥局部作用并减少全身反应
鞘内注射	药物可直接到达中枢神经系统内

（2）影响注射给药吸收的因素

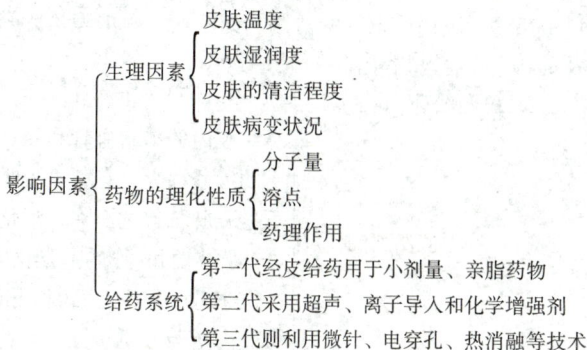

影响因素
- 生理因素
  - 皮肤温度
  - 皮肤湿润度
  - 皮肤的清洁程度
  - 皮肤病变状况
- 药物的理化性质
  - 分子量
  - 溶点
  - 药理作用
- 给药系统
  - 第一代经皮给药用于小剂量、亲脂药物
  - 第二代采用超声、离子导入和化学增强剂
  - 第三代则利用微针、电穿孔、热消融等技术

2. 眼部给药

（1）眼部生理结构
- 眼前区：角膜、结膜、虹膜、睫状体和晶状体
- 眼后区

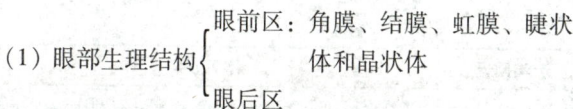

（2）眼部药物吸收途径：角膜途径和非角膜途径。

（3）影响眼部药物吸收的因素

影响因素	作用效果
角膜通透性	角膜上皮是亲水性药物的屏障，亲脂性药物难以透过角膜实质层。损伤的角膜可能导致药物过量吸收，引发不良反应
制剂角膜前流失	大部分药物会溢出眼外或通过鼻泪管流失。提高药物黏度、减少给药量或使用眼膏、膜剂等可以减少流失并延长药效
药物理化性质	脂溶性药物容易通过角膜吸收，亲水性药物主要通过结膜途径吸收

续表

影响因素	作用效果
制剂的 pH 和渗透压	适当调节药物的 pH 值和渗透压能改善吸收，过高渗透压会增加药物流失

（4）眼部给药的临床应用：眼科局部治疗主要包括抗感染药物、皮质类固醇、抗病毒药物、抗青光眼药物、抗过敏药物、眼用麻药、润滑剂、诊断剂、白内障治疗药物及抗新生血管药物等。

3. 鼻腔给药

（1）鼻黏膜给药的优点
- 鼻黏膜内的丰富血管和鼻黏膜的渗透性大，有利于吸收
- 可避开肝脏首过消除，消化道黏膜代谢和药物在胃肠液降解，快速起效吸收，生物利用度高
- 鼻腔内给药方便易行，患者顺应性高

（2）影响鼻黏膜吸收的因素

影响因素	作用效果
鼻腔黏膜结构与功能	①微绒毛增加药物与黏膜接触面积，有利于吸收，但纤毛的清除作用限制药物停留时间 ②感染、阻塞和纤毛运动等生理因素也会影响吸收和治疗效果 ③带正电荷的药物更易透过带负电荷的黏膜
酶降解作用	如氨基肽酶和蛋白酶等可降解许多药物，尤其是肽类和蛋白质药物，降低有效性
药物性质	药物的分子量、亲脂性和电离度等影响其吸收。小分子药物通过被动扩散吸收更容易，大分子药物如蛋白质和多肽的生物利用度较低
制剂性质	药物的制剂形式（如溶液、喷雾、凝胶等）、pH 值、黏度、表面张力和给药装置等都是重要因素

4. 口腔黏膜给药

（1）口腔黏膜吸收的特点
- 可发挥局部或全身治疗作用
- 能够避免胃肠道中的酶解和酸解作用
- 可避开肝脏的首过消除
- 剂型：口腔喷雾剂、舌下片、舌下膜、口腔黏膜贴片和口腔黏膜溶液

（2）影响口腔黏膜吸收的因素

影响因素	作用效果
口腔生理因素	①渗透屏障（口腔上皮外侧 $200\mu m$ 处） ②扩散屏障（黏液和唾液） ③酶屏障（消化酶和细胞内酯酶等）
药物理化性质	如分子质量、解离度、脂溶性和水溶性等
剂型	不同剂型（如舌下片、舌下膜、口腔黏膜贴片）影响药物吸收，选择合适剂型可提高生物利用度
处方因素	加入促渗剂、黏附剂或酶抑制剂可改善药物吸收
疾病因素	如发热、溃疡、组织纤维化等可改变黏液性质或分泌量，影响药物吸收
组织活动	说话、舌头运动等影响药物在黏膜的停留时间

5. 肺部药物吸收

影响因素	实例
肺部生理病理条件	①呼吸道感染或慢性气道疾病（如哮喘、COPD）会影响药物沉积 ②黏液过多或气道狭窄可能导致药物截留
患者因素	患者的呼吸量、频率和方式影响药物沉积部位
药物理化性质	①药物的亲脂性、分子大小、溶解度、粒径等影响肺部吸收 ②脂溶性药物更易通过脂质膜 ③粒径大小直接影响沉积部位。粒径过大或过小均不利于肺部吸收
吸入制剂的剂型因素	不同剂型的吸入效果不同，气雾剂操作不当可能影响吸入量，而喷雾剂能有效将药物送至肺深部

续表

影响因素	实例
给药装置	给药装置的性能、操作协调性等会影响药物的沉积效果。使用干粉吸入器或雾化器时，药物到达肺深部的量较多

6. 直肠与阴道给药

（1）阴道给药

组成	特点
外层疏松结缔组织 中层肌层 内层黏膜层	①正常情况下阴道呈酸性，绝经后变为碱性 ②阴道血管丰富，药物吸收通过会阴静脉流向腔静脉，避开肝脏首过消除 ③药物吸收过程包括溶解和透过阴道黏膜 ④受生理因素（如阴道液分泌量、pH等）、药物理化性质（如分子量、亲脂性）和剂型（如局部或全身疗效）影响。材料的黏附性也会影响吸收

（2）直肠给药

特点	直肠吸收的三条途径
①直肠长约 $10 \sim 14 cm$ ②吸收面积小（$0.02 \sim 0.04 m^2$） ③pH 值为 $7 \sim 8$ ④分泌液量小	①通过上静脉进入肝脏，再转运至全身 ②通过下静脉绕过肝脏进入血液循环 ③通过淋巴系统进入血液循环

第三节　药物的分布、代谢和排泄

一、药物分布

1. 药物分布及其影响因素

影响因素	作用效果	实例
器官血流量	①药物分布速率在不同器官差异明显 ②血流量大的器官（如肝、肾、脑、肺）分布较快 ③血流量小的器官（如肌肉、皮肤）较慢	硫喷妥钠在脑中快速分布后，再转移到脂肪组织

续表

影响因素	作用效果	实例
血浆蛋白结合率	①药物与血浆蛋白结合形成结合药物，游离药物能穿透细胞膜并发挥药理作用 ②结合药物的解离可维持游离药物浓度的平衡，影响药物的生物效应	磺胺异噁唑通过置换胆红素，可能引发新生儿的致死性脑病
体液 pH 值	体液的 pH 值影响药物的分布，弱酸性药物在碱性环境中转运至细胞外，而弱碱性药物在酸性环境中更容易进入细胞	临床上通过调整血液 pH 可影响药物的分布与排泄
组织细胞结合	药物在某些组织中的浓度可远高于血浆浓度	碘在甲状腺的浓度比其他组织高 10000 倍。脂溶性药物也常在脂肪和骨骼肌中作为贮存

2. 淋巴系统转运

药物的物理化学特性要求	吸收途径
疏水性：高疏水性的药物更易与食物中的脂质成分结合，形成乳糜微粒，从而优先进入淋巴管	①通过乳糜颗粒介导：大部分脂溶性药物在肠道中被乳糜颗粒捕获，随后通过淋巴系统转运
分子大小：大分子药物（如单克隆抗体）或脂质纳米载体通常通过被动扩散或内吞作用进入淋巴系统	②细胞吞噬和转运：对于特定药物或纳米载体，树突状细胞或巨噬细胞通过内吞作用将其转运至淋巴管
化学结构：长链脂肪酸结构、亲脂基团修饰或与脂质结合的药物更容易被肠道乳糜颗粒吸收，增强淋巴转运倾向	

3. 血－脑屏障及转运机制

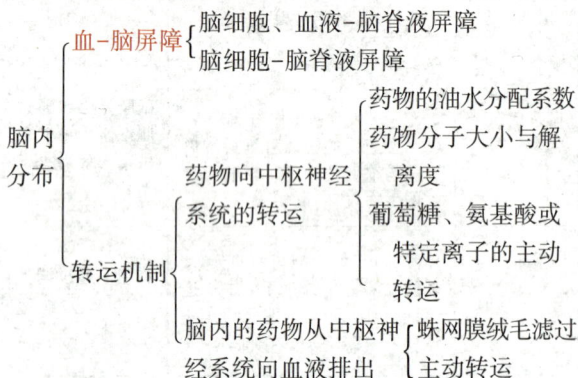

脑内分布 {
　血-脑屏障 { 脑细胞、血液-脑脊液屏障
脑细胞-脑脊液屏障 }
　转运机制 {
　　药物向中枢神经系统的转运 { 药物的油水分配系数
药物分子大小与解离度
葡萄糖、氨基酸或特定离子的主动转运 }
　　脑内的药物从中枢神经系统向血液排出 { 蛛网膜绒毛滤过
主动转运 }
}

4. 胎盘屏障及影响药物通过胎盘的因素

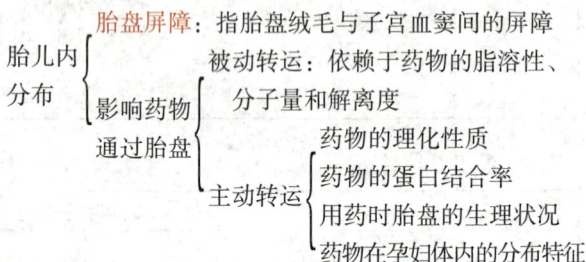

胎儿内分布 {
　胎盘屏障：指胎盘绒毛与子宫血窦间的屏障
　影响药物通过胎盘 {
　　被动转运：依赖于药物的脂溶性、分子量和解离度
　　主动转运 { 药物的理化性质
药物的蛋白结合率
用药时胎盘的生理状况
药物在孕妇体内的分布特征 }
}

二、药物代谢

1. 药物代谢与药理作用

（1）药物经代谢生成的代谢物通常极性较母药增大，水溶性增强，易随尿液及胆汁排出。

（2）多数药物经代谢后活性降低，即从活性药物变成无活性的代谢物，称为失活。

（3）某些无活性药物或前体药物经代谢后形成活性代谢物，称为活化；也有的活性药物转化成仍有活性的代谢物，但与母药相比，它们的作用或体内过程可能发生不同程度地改变。

（4）代谢产生毒性代谢物。

2. 药物代谢的部位与首过消除

（1）药物代谢部位 $\begin{cases} \text{肝脏：主要部位} \\ \text{胃肠道} \\ \text{肾、肺、脑、肾上腺及卵巢等} \end{cases}$

（2）首过消除：口服药物未吸收进入血液循环之前，在肠黏膜和肝脏被代谢而使进入血液循环的原形药量减少的现象，称为"首过消除"。

3. 药酶的代谢特点、代谢过程及其影响因素

（1）药酶分类 $\begin{cases} \text{专一性酶：胆碱酯酶、单胺氧化酶等} \\ \qquad\qquad \text{分别转化乙酰胆碱和单胺} \\ \qquad\qquad \text{类药物} \\ \text{非专一性酶：主要分布在肝细胞的微} \\ \qquad\qquad \text{粒体、线粒体和细胞质} \\ \qquad\qquad \text{中，故简称肝药酶} \end{cases}$

肝药酶 $\begin{cases} \text{细胞色素 P450 酶系（CYP）} \\ \text{含黄素单氧化酶系（FMO）} \\ \text{环氧化物} \\ \text{水解酶系} \begin{cases} \text{可溶性环氧化物水解酶（sEH）} \\ \text{微粒体环氧化物水解酶（mEH）} \end{cases} \\ \text{（EH）} \\ \text{结合酶系} \\ \text{脱氢酶系} \begin{cases} \text{醇脱氢酶} \\ \text{醛脱氢酶} \\ \text{乳酸脱氢酶等} \end{cases} \end{cases}$

（2）影响药物代谢的因素

影响因素	作用结果	实例
遗传因素	①药物代谢具有种族和个体差异，主要由氧化反应和轭合反应的多态性决定 ②根据代谢速度不同，可分为强代谢者或快代谢者与弱代谢者或慢代谢者	异烟肼的 N-乙酰化存在快慢表型，慢乙酰化者肝脏 N-乙酰转移酶含量低

续表

影响因素	作用结果	实例
药物代谢酶的诱导与抑制	①药物代谢酶的诱导剂可增加酶活性，促进药物代谢，降低药效 ②酶抑制剂可抑制酶活性，减缓药物代谢，增强药物效果，甚至引发毒性反应	①如苯巴比妥能诱导 CYP 酶加速华法林代谢，导致抗凝效果减弱 ②红霉素抑制 CYP3A4，增强华法林和卡马西平的效果
肝血流量的改变	肝血流量是影响药物清除率的重要因素	病理状态或药物（如苯巴比妥、普萘洛尔、吲哚美辛）可能改变肝血流量，进而影响药物代谢和药物相互作用
其他生理病理因素	年龄、营养状况、脏器功能及疾病等生理病理因素也会影响药物代谢	/

4. 药物体内的生物转化与代谢

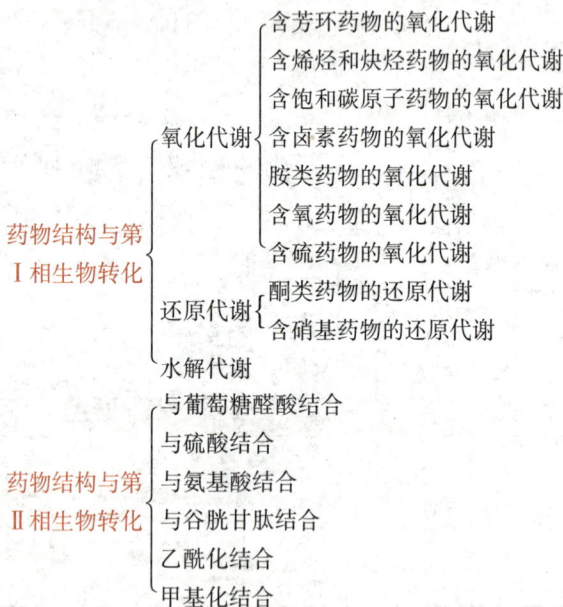

药物结构与第Ⅰ相生物转化
- 氧化代谢
  - 含芳环药物的氧化代谢
  - 含烯烃和炔烃药物的氧化代谢
  - 含饱和碳原子药物的氧化代谢
  - 含卤素药物的氧化代谢
  - 胺类药物的氧化代谢
  - 含氧药物的氧化代谢
  - 含硫药物的氧化代谢
- 还原代谢
  - 酮类药物的还原代谢
  - 含硝基药物的还原代谢
- 水解代谢

药物结构与第Ⅱ相生物转化
- 与葡萄糖醛酸结合
- 与硫酸结合
- 与氨基酸结合
- 与谷胱甘肽结合
- 乙酰化结合
- 甲基化结合

5. 药物代谢在临床中的应用

应用	内容	实例
药物基因组学指导治疗	药物代谢的个体差异由代谢酶基因多态性决定	①CYP2D6 影响多种药物（如抗抑郁药、β 受体拮抗药）的代谢，患者的代谢型不同（超快、普通、中度或低代谢型），需调整药物剂量 ②硫嘌呤甲基转移酶（TPMT）对硫嘌呤类药物（如硫唑嘌呤）的代谢至关重要，TPMT 活性低的患者需降低剂量以避免骨髓抑制
优化药物剂量设计	通过监测代谢能力调整药物剂量	肾功能不全患者代谢产物易累积，需调整剂量或更换药物
药物相互作用的预测和管理	药物相互作用通过代谢改变药物效果	①一些药物抑制代谢酶活性（如氟康唑抑制 CYP3A4，增加洛伐他汀的毒性） ②而一些药物诱导酶活性（如利福平降低依非韦伦浓度） ③基于代谢信息调整用药方案，避免不良反应，并监测血药浓度
特殊人群用药中的应用	儿童、老年人、肝肾功能不全患者的代谢能力不同，需调整剂量	①新生儿代谢氯霉素能力差 ②老年患者苯二氮䓬类药物清除慢，应调整剂量 ③肝肾功能不全患者需调整代谢药物剂量
毒性反应监测与干预	毒性代谢产物识别：代谢相关不良反应监测	①对乙酰氨基酚代谢产物 NAPQI 引起肝损伤，可通过 N-乙酰半胱氨酸解毒 ②如长期服用苯妥英钠的患者需定期监测肝功能

三、药物排泄

$$
\text{药物排泄}
\begin{cases}
\text{药物的} \\
\text{肾排泄}
\begin{cases}
\text{肾小球滤过}
\begin{cases}
\text{通透性高} \\
\text{以膜孔扩散方式滤过}
\end{cases} \\
\text{肾小管分泌：主动转运过程} \\
\text{肾小管重吸} \\
\text{收：单纯扩散}
\begin{cases}
\text{药物的理化性质：极性、解} \\
\qquad\qquad\qquad \text{离度、} \\
\qquad\qquad\qquad \text{分子量} \\
\text{机体生理状态：尿量、尿液} \\
\qquad\qquad\qquad \text{pH 值}
\end{cases} \\
\end{cases} \\
\text{药物的消} \\
\text{化道排泄}
\begin{cases}
\text{药物的胆汁排泄：分子量大于 0.5KDa 的} \\
\qquad\qquad\qquad\qquad \text{化合物可随胆汁排出} \\
\text{其他途径：乳汁、唾液、汗液和泪液}
\end{cases}
\end{cases}
$$

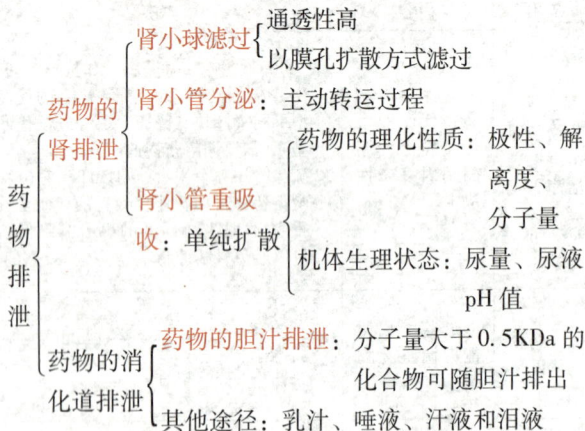

第四节　药物动力学与临床应用

一、药代动力学模型与应用

房室模型		项目	公式
单室模型	静脉注射	血药浓度与时间（$C-t$）的关系	$C = C_0 e^{-kt}$
			$\lg C = -\dfrac{k}{2.303}t + \lg C_0$
		半衰期（$t_{1/2}$）	$t_{1/2} = \dfrac{0.693}{k}$
		表观分布容积	$V = X/C$
		药–时曲线下面积（AUC）	$AUC = \dfrac{C_0}{V} = \dfrac{X_0}{k \cdot V}$
		清除率（Cl）	$Cl = \dfrac{dX_E}{\mathrm{d}t/C}$

续表

房室模型	项目		公式
单室模型	静脉输注	血药浓度与时间的关系	$C=\dfrac{k_0}{kV}(1-e^{-kt})$
		稳态血药浓度（C_{ss}）	$C_{ss}=\dfrac{k_0}{kV}$
		达稳分数（f_{ss}）	$f_{ss}=1-e^{-kt}\quad n=-3.32\lg(1-f_{ss})$
		负荷剂量	$X_0^*=C_{ss}V$
	非血管给药（以口服为例）	血药浓度与时间（$C-t$）关系	$C=\dfrac{k_aFX_0}{V(k_a-k)}(e^{-kt}-e^{-k_at})$
		吸收半衰期 $t_{1/2(a)}$	$t_{1/2(a)}=\dfrac{0.693}{k_a}$
		达峰时间（T_{max}）	$T_{max}=\dfrac{2.303}{k_a-k}\lg\dfrac{k_a}{k}$
		峰浓度（C_{max}）	$C_{max}=\dfrac{FX_0}{V}e^{-kT_{max}}$
		药-时曲线下面积（AUC）	$AUC=\dfrac{FX_0}{kV}$
双室模型	静脉注射	血药浓度与时间（$C-t$）的关系	$C=Ae^{-\alpha t}+Be^{-\beta t}$ α 称为分布速率常数，β 称为消除速率常数
	非血管给药		$C=Ne^{-k_at}+Le^{-\alpha t}+Me^{-\beta t}$
多剂量给药	单室模型静脉注射	血药浓度与时间（$C-t$）关系	$C_n=\dfrac{X_0}{V}\left(\dfrac{1-e^{-nk\tau}}{1-e^{-k\tau}}\right)e^{-kt}$
		广义的多剂量函数	$r=\dfrac{1-e^{-nk\tau}}{1-e^{-k\tau}}$
	单室模型血管外	血药浓度与时间（$C-t$）关系	$C_n=\dfrac{k_aFX_0}{V(k_a-k)}\left(\dfrac{1-e^{-nk\tau}}{1-e^{-k\tau}}e^{-kt}-\dfrac{1-e^{-nk_a\tau}}{1-e^{-k_a\tau}}e^{-k_at}\right)$

续表

房室模型	项目	公式
多剂量给药	稳态血药浓度	$C_{ss} = \dfrac{X_0}{V}\left(\dfrac{1}{1-e^{-k\tau}}\right)e^{-kt}$
	平均稳态血药浓度（单室模型药物静脉注射）（C_{av} 或 $\overline{C}_{ss}$）	$C_{av} = \dfrac{X_0}{kV\tau} = \dfrac{X_0}{Cl\cdot\tau}$
	平均稳态血药浓度（血管外给药）	$C_{av} = \dfrac{F\cdot X_0}{k\cdot V\cdot\tau} = \dfrac{F\cdot X_0}{Cl\cdot\tau}$
	达稳分数与时间关系	$f_{ss} = 1 - e^{-kt}$
	波动度（DF）	$DF = \dfrac{C_{max}^{ss} - C_{min}^{ss}}{C_{av}} \times 100\%$
	蓄积系数（R）	$R = \dfrac{C_{min}^{ss}}{(C_1)_{min}}$ $\qquad R = \dfrac{1}{1-e^{-k\tau}}$
	负荷剂量（X_{load}）	$X_{load} = X_0\left(\dfrac{1}{1-e^{-k\cdot\tau}}\right)$ $\\ X_{load} = 2\cdot X_0$

二、其他药动学模型及应用

（一）统计矩模型

药动学参数	定义	公式
零阶矩	药-时曲线下面积（AUC）	$AUC = \displaystyle\int_0^{\infty} C\,dt$
一阶矩	时间与血药浓度的乘积与时间曲线下的面积（AUMC）	$AUMC = \displaystyle\int_0^{\infty} tC\,dt$
平均滞留时间（MRT）	所有药物分子在体内滞留的平均时间，即单次给药后所有药物分子在体内滞留时间的平均值	$MRT = \dfrac{AUMC}{AUC}$
静脉注射单室模型药物的平均滞留时间 MRT_{iv} 与消除速率常数间的关系		$MRT_{iv} = \dfrac{1}{k}$
口服单室模型药物的平均滞留时间 MRT_{po} 与消除速率常数 k 和吸收速率常数 k_a 间的关系		$MRT_{po} = \dfrac{1}{k} + \dfrac{1}{k_a}$

（二）非线性药物动力学
1. 产生的原因及临床影响

类别	内容	
非线性动力学	当药物代谢酶或转运蛋白参与诸如代谢、吸收等体内过程时，在高浓度时酶或转运蛋白可能被饱和，这时药物在体内的动力学过程不能用一级速率过程或线性过程表示	
产生的原因	生物系统的有限性导致了药物体内 ADME 过程出现饱和现象	
临床影响	引起药物的体内消除过程被饱和，消除速度明显减慢，可能产生显著的临床效应和毒副作用，中毒后的解毒过程也较缓慢，必要时需要进行治疗药物监测	
米氏方程	$-\dfrac{dC}{dt}=\dfrac{V_m \cdot C}{K_m + C}$	
参数	V_m	为药物消除过程的理论最大速度
	K_m 为 Michaelis 常数，简称米氏常数	是指药物消除速度为 V_m 一半时的血药浓度

2. 非线性药动学的特点与识别

类别	线性动力学	非线性动力学
特点	药物的消除符合一级动力学特征	药物的消除不呈现一级动力学特征，遵从米氏方程
	剂量增加，消除速率常数、半衰期和清除率保持不变	剂量增加时，消除速率常数变小、半衰期延长、清除率减小
	AUC 和平均稳态血药浓度与剂量成正比	AUC 和平均稳态血药浓度与剂量不成正比
	剂量改变原药与代谢产物的组成比例不会发生变化	原药与代谢产物组成比例随剂量改变而变化
	/	其他可能竞争酶或载体系统的药物，影响其动力学过程

（三）生理药动学模型
生理药动学（PBPK）模型通过将药物随时间动态变化

规律与机体解剖特征、药物理化性质及 ADME 机制相关数据联系起来的一种数学模型。模型通过生理学隔室代表解剖实体，血液循环连接各隔室，药物通过血流进入并在相应器官代谢或排泄。药物浓度受亲和力和血流速率影响，模型通过微分方程描述药物在隔室中的浓度变化。

PBPK 模型具有如下特征：①模型中的隔室具有具体的生理学意义；②基于 PBPK 模型可以得到每个生理学隔室的药物浓度随时间的变化规律，有利于分析药物在作用部位的量–效关系；③通过替换不同种属或人群中的生理参数，PBPK 模型可以进行种间或不同人群的外推，比如从动物到人，从健康人到肝肾功能损伤的患者，从成人到儿童等；④通常 PBPK 模型的隔室数量较多，整个模型所包含的微分方程也较多，因此相对于房室模型，其计算所需时间更长。

（四）群体药物动力学（PopPK）模型

1. 群体药物动力学的研究目的

研究目的	内容
观测群体药物动力学和药效动力学特征	计算典型值或群体值
观察相关因素对于群体的药物学和药效学行为的影响	研究协变量（如年龄、体重、性别、族群、生理病理状态等）对群体药物动力学的影响，了解固定效应对个体间变异的影响，确保药物的安全有效
评估随机变异性的影响	研究随机效应（如难以预测、遵循分布规律的因素）对个体间变异、个体内变异和测量误差的影响

2. 群体药物动力学的特点

序号	特点
1	**常规药学只能对富集数据进行分析**：常规药物动力学分析需要多个时间点的富集数据，PopPK 能够处理富集数据和稀疏数据（少数时间点数据），尤其适用于特殊人群（如新生儿、危重患者等）。稀疏数据分布较宽或已有模型支持时，群体药物动力学可用于分析，且可估计个体药物动力学参数
2	**临床前数据分析与种属外推**：群体药物动力学可应用于临床前动物实验，识别可能影响药物体内行为的固定效应因素，并将其用于不同动物种属之间的外推
3	**不同期或不同批次的结果整合**：群体药物动力学可在新药研制的各阶段，整合不同时间、不同目的、不同规模的试验数据，并进行滚动式分析，以逐步完善药物体内行为的理解
4	**相关因素分析与试验设计优化**：通过分析肝、肾功能、族群差异及药物相互作用等因素，为试验设计和剂量选择提供支持，并通过模型模拟不同给药场景，以优化个体化给药方案
5	**临床试验计划模拟**：基于 PopPK 模型，设计不同场景模拟，优化临床试验条件，降低时间成本与试验风险，提高研究效率
6	**药动学 - 药效学研究**：在 PopPK 模型的基础上，进一步研究药物体内行为与药效之间的定量关系，构建药动学/药效学联合模型

三、生物利用度与生物等效性

（一）生物利用度

1. 生物利用度的计算及临床意义

（1）生物利用度（BA）

类别	定义	指标
生物利用速度	药物进入血液循环的快慢	达峰时间（T_{max}）
生物利用程度	药物进入血液循环的多少	血药浓度 - 时间曲线下的面积（AUC）

（2）生物利用度的临床意义　药物的疗效不但与吸收

程度有关，也与吸收速度有关。下图中 A、B、C 三种制剂具有相同的 AUC。

类别	现象	临床效果
制剂 A	吸收快，达峰时间短，峰浓度大，已超过最小中毒浓度	会出现中毒反应
制剂 B	达峰比制剂 A 稍慢，血药浓度有较长时间落在最小中毒浓度与最小有效浓度之间	较好的疗效
制剂 C	在最小有效浓度以下	可能无效

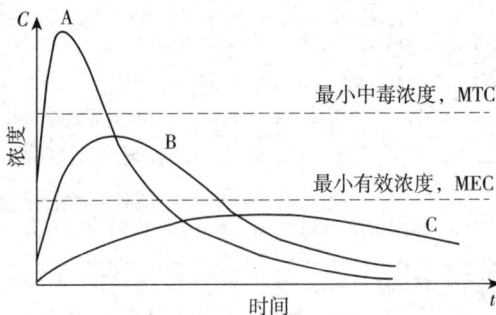

三种制剂的血药浓度–时间曲线的比较

（3）制剂的生物利用度评价参数 $\begin{cases} 峰浓度\ C_{max} \\ 达峰时间\ T_{max} \\ 血药浓度–时间曲线\\下面积\ AUC \end{cases}$

2. 绝对生物利用度和相对生物利用度的临床意义

分类	绝对生物利用度（F）	相对生物利用度（F_r）
参比制剂	静脉制剂	非静脉途径给药的制剂

续表

分类	绝对生物利用度（F）	相对生物利用度（F_r）
计算公式	$F = \dfrac{\text{AUC}_{(po)}/\text{Dose}_{(po)}}{\text{AUC}_{(iv)}/\text{Dose}_{(iv)}} \times 100\%$	$F_r = \dfrac{\text{AUC}_{(T)}/\text{Dose}_{(T)}}{\text{AUC}_{(R)}/\text{Dose}_{(R)}} \times 100\%$
应用	用于原料药和新剂型的研究	用于剂型之间或同种剂型不同制剂之间的比较

3. 生物利用度的研究方法及影响因素

（1）研究方法 $\begin{cases} \text{血药浓度法，最常用} \\ \text{尿药数据法} \\ \text{药理效应法等} \end{cases}$

（2）影响因素 $\begin{cases} \text{药物的理化性质：药物 p}K_a\text{、分子量、} \\ \qquad\qquad\qquad\text{解离度、脂溶性、晶} \\ \qquad\qquad\qquad\text{型、旋光度等} \\ \text{药物制剂因素} \begin{cases} \text{剂型} \\ \text{处方工艺} \end{cases} \\ \text{生理因素} \begin{cases} \text{食物、胃排空速率、胃肠道} \\ \quad\text{的血流量等} \\ \text{年龄、性别、种族、病生理} \\ \quad\text{状态等} \end{cases} \\ \text{药物在胃肠道内的代谢分解} \\ \text{肝脏首过消除} \end{cases}$

（二）生物等效性

1. 生物等效性及研究方法

（1）生物等效性：生物等效性（BE）是指在相似的试验条件下单次或多次给予相同剂量的试验药物后，受试制剂中药物的吸收速度和吸收程度与参比制剂的差异在可接受范围内，反映其吸收程度和速度的主要药动学参数无统计学差异。

（2）研究方法 $\begin{cases} \text{药动研究} \\ \text{药效学研究} \\ \text{临床研究} \\ \text{体外研究} \end{cases}$

通常采用药动学终点指标 C_{max} 和 AUC 进行评价。

2. 生物等效性研究的基本要求

（1）研究总体设计

类别	试验设计	优势
一般药物	两制剂、单次给药、交叉试验设计	有效减少个体间变异给试验评价带来的偏倚
半衰期较长的药物	两制剂、单次给药、平行试验设计	严格的受试者入选条件，使用合理的随机化方案确保组间的基线水平均衡，得到更好组间可比性
部分高变异药物（个体内变异≥30%）	重复试验设计可设计为部分重复（单制剂重复，即三周期）或完全重复（两制剂均重复，即四周期）	可以入选较少数量的受试者进行试验

（2）用于评价生物等效性的药动学参数

类别		评价指标
吸收速度		药物峰浓度 C_{max}，达峰时间 T_{max}
吸收程度/总暴露量	单次给药	AUC_{0-t} 和 $AUC_{0-\infty}$；$AUC_{0-\infty} = AUC_{0-t} + \dfrac{C_t}{k}$
	多次给药	达稳态后给药间隔期（τ）内的 $AUC_{0-\tau}$
部分暴露量		特定情况下可能需要增加部分暴露量指标来观测早期暴露值

（3）常见剂型的生物等效性研究

类别	研究内容
口服溶液剂	如果不含可能显著影响药物吸收或生物利用度的辅料，则可豁免

续表

类别	研究内容
常释制剂（常释片剂和胶囊）	采用申报的最高规格进行单次给药的空腹及餐后生物等效性研究
口服混悬剂	需进行生物等效性研究，其技术要求与口服固体制剂相同
调释制剂	采用申报的最高规格进行单次给药的空腹及餐后生物等效性研究，一般不推荐进行多次给药研究
咀嚼片	咀嚼片生物等效性研究的给药方法应参照说明书

3. 生物等效性研究一般试验设计和数据处理原则

项目	内容
受试者选择	①年龄在18周岁以上（含18周岁） ②应涵盖一般人群的特征，包括年龄、性别等
参比制剂的选择	应尽可能选择原研产品
生物样品分析	选择性、灵敏度、精密度、准确度、重现性等方面应符合要求
实验方案	单次给药研究，若出于安全性考虑可进行稳态研究
餐后生物等效性研究	①口服常释制剂 ②仅能与食物同服的口服常释制剂 ③口服调释制剂
试验的实施	①空腹试验：试验前夜至少空腹10小时，用240ml水送服 ②餐后试验：给药前30分钟时开始进食，30分钟内用餐完毕，进餐后30分钟时准时服药，用240ml水送服 ③服药前1小时至服药后1小时内禁止饮水，服药后4小时内禁食 ④通常最高规格的制剂可以一个单位（单片或单粒）服用 ⑤试验给药之间应有足够长的清洗期（为待测物7倍半衰期以上） ⑥应说明受试制剂和参比制剂的批号、参比制剂的有效期等信息

续表

项目	内容
样品采集	①样品数量：每个试验周期采集 12～18 个样品，其中包括给药前的样品 ②采样时间：不短于 3 个末端消除半衰期；应能准确估计药物峰浓度（C_{max}）和消除速率常数（k） ③末端消除相应至少采集 3～4 个样品以确保准确估算末端消除相斜率，AUC_{0-t} 至少应覆盖 $AUC_{0-\infty}$ 的 80%
试验报告中提交的药动学相关信息	①受试者编号、给药周期、给药顺序、制剂种类 ②血药浓度和采血时间点 ③单次给药：AUC_{0-t}、$AUC_{0-\infty}$、C_{max}，以及 T_{max}、k 和 $t_{1/2}$；C_{max}^{ss} 和 C_{min}^{ss} ④稳态研究：$AUC_{0-\tau}$、C_{max}^{ss}、C_{min}^{ss}、C_{av}、T_{max}^{ss}，以及波动系数和波动幅度 ⑤药动学参数的个体间、个体内和/或总的变异（如果有）
有关数据统计计算的要求	提供 AUC_{0-t}、$AUC_{0-\infty}$、C_{max}（稳态研究提供 $AUC_{0-\tau}$、C_{max}^{ss}）几何均值、算术均值、几何均值比值及其 90% 置信区间（CI）等

4. 生物等效性判断标准　在进行生物等效性评价时，一般情况下，首先应对药动学参数（AUC 和 C_{max}）使用自然对数进行数据转换，再分别计算对数转换后各个参数的均值。

生物等效的接受标准为：①受试制剂与参比制剂 PK 参数（AUC 和 C_{max}）的几何均值比值（GMR）的 90% 置信区间数值应不低于 80.00%，且不超过 125.00%，即均在 80%～125% 范围内。②对于窄治疗窗药物，应根据药物的特性适当缩小 90% 置信区间范围。③对于高变异药物，可根据参比制剂的个体内变异，将等效性评价标准作适当比例的调整，但调整应有充分的依据。

四、治疗药物监测

（一）治疗药物监测的目的和临床意义

目的	①通过灵敏可靠的方法，检测患者血液或其他体液中的药物浓度 ②获取有关药动学参数，应用药动学理论 ③指导临床合理用药方案的制定和调整，以及药物中毒的诊断和治疗 ④保证药物治疗的有效性和安全性
意义	①指导临床合理用药、提高治疗水平 ②确定合并用药的原则，临床上合并用药引起药源性疾病或导致药物中毒的报道不少。开展 TDM 研究药物的相互作用，对确定合并用药原则具有重要意义 ③药物过量中毒的诊断，开展 TDM 对防止药物过量中毒和药物急性过量中毒的诊断具有重要意义 ④作为医疗差错或事故的鉴定依据及评价患者用药顺应性的手段

（二）治疗药物监测的适用范围

分类	内容概括
个体差异较大药物	药物在患者间的药动学差异显著，如三环类抗抑郁药
非线性动力学药物	具有非线性特征，尤其是在治疗剂量范围内，如苯妥英钠
治疗指数小、毒性反应强的药物	如强心苷类药物、茶碱、锂盐、普鲁卡因胺等
毒性反应不易识别的药物	用量不当或用量不足的药物，难以识别临床反应如地高辛用于心律失常时，药物过量可能导致心律失常
特殊人群用药	患有心、肝、肾、胃肠道疾病者，婴幼儿及老年人的药动学差异较大，如肾功能不全患者使用氨基糖苷类抗生素
常规剂量无效或毒性反应的药物	通过测定血药浓度有助于分析原因
合并用药的异常反应	药物间的相互作用影响药物在体内的吸收或消除，需要通过血药浓度监测来调整剂量

续表

分类	内容概括
长期用药的血药浓度变化	①长期使用药物可能导致血药浓度变化，可能导致药物在体内蓄积引发毒性反应 ②或浓度降低导致疗效丧失，需要通过血药浓度监测调整剂量
诊断和处理药物过量或中毒	药物过量或中毒时，需要测定血药浓度等体液浓度，常用的测定方法包括 HPLC、GC、LC－MS、RIA、FPLA、ELISA 等

五、基于血药浓度的给药方案设计与个体化给药

（一）给药方案设计

1. 一般原则

（1）给药方案 $\begin{cases} 药物与剂型 \\ 给药间隔 \\ 给药剂量 \\ 疗程 \end{cases}$

（2）一般原则 $\begin{cases} 不需要严格的给药方案：安全范围广 \\ 需要制定个体化给药方案 \begin{cases} 治疗指数小的药物 \\ 表现出非线性动力学特征的药物 \end{cases} \\ 给药方案设计和调整：需要进行血药浓度监测 \end{cases}$

2. 给药方案的设计

类别	给药方案
根据半衰期制订给药方案	当给药间隔 $\tau = t_{1/2}$ 时，体内药物浓度大约经 5～7 个半衰期达到稳态水平 $X_0^* = 2X_0$ 该法不适合半衰期过短或过长的药物

续表

类别	给药方案
根据平均稳态血药浓度制订给药方案	$C_{av}=\dfrac{FX_0}{kV\tau}$　　$\tau=\dfrac{FX_0}{C_{av}kV}$　　$X_0=\dfrac{C_{av}kV\tau}{F}$
	①必须选择最佳给药间隔，一般为 1~2 个半衰期 ②对于治疗窗非常窄的药物，必须以小剂量多次给药，或采用静脉滴注方式给药
根据稳态血药浓度范围制订给药方案	$C_{min}^{ss}=C_{max}^{ss}\cdot e^{-k\tau}$　$\tau=\dfrac{1}{k}\cdot\ln\dfrac{C_{max}^{ss}}{C_{min}^{ss}}$　$C_{max}^{ss}=\dfrac{X_0}{V}\cdot\dfrac{1}{1-e^{-k\tau}}$
	最小有效浓度（MEC）设定为 C_{min}^{ss}，最低中毒浓度（MTC）设定为 C_{max}^{ss}
根据最小稳态血药浓度制订给药方案	$C_{min}^{ss}=\dfrac{X_0}{V}\left(\dfrac{1}{1-e^{-k\tau}}\right)e^{-k\tau}$
	适用于安全性比较好，治疗窗范围较大，设定最小有效浓度（MEC）为 C_{min}^{ss}

（二）个体化给药

1. 常用的给药方案个体化方法 ｛比例法　一点法　重复一点法

2. 肾功能减退患者的给药方案设计

（1）**肌酐清除率**（Cl_{cr}）｛肾功能正常者：100~120ml/min　轻度肾功能减退者：50~80ml/min　中度肾功能减退者：0~50ml/min　严重肾功能减退者：<10ml/min

（2）给药方案设计

类别	公式
药物的消除速率常数 k（肾功能正常时记作 k，肾功能减退时则 k 记作 $k_{(d)}$	$k=a\cdot Cl_{cr}+k_b$ 式中，k_b 表示药物的非肾消除（生物转化或代谢）速率常数，$a=\alpha/V$（也是比例系数）

115

续表

类别		公式
肾功能减退患者	$\tau = \tau_{(d)}$	$X_{0(d)} = \dfrac{k_{(d)}}{k} \cdot X_0$
	$X_0 = X_{0(d)}$	$\tau_{(d)} = \dfrac{k}{k_{(d)}} \cdot \tau$

🔖 高频考点速记

1. 药物吸收：决定药物进入体循环的速度与量。

2. 药物消除包括：代谢、排泄。

3. 影响药物溶解度的因素：药物分子结构与溶剂、温度、晶型、粒子大小。

4. 增加药物溶解度方法：增溶、助溶、潜溶、成盐、共晶。

5. 溶出速度：指单位时间药物溶解进入介质的量。

6. 溶出度：指普通固体制剂在规定条件下药物溶出的速度和程度。

7. 最经典的药动学模型是：房室模型。

8. 口服剂型药物的生物利用度的顺序为：溶液型液体制剂 > 混悬剂 > 胶囊剂 > 片剂 > 包衣片。

9. 速率常数：用来描述体内各过程的快慢，它是药动学的特征参数；速率常数的单位是时间的倒数，如 $\min^{-1}$ 或 h^{-1}；具有加和性。

10. 生物半衰期：指体内药量或血药浓度降低一半所需要的时间，常以 $t_{1/2}$ 表示；$t_{1/2} = 0.693/k$

11. 清除率：是单位时间从体内消除的含药血浆体积，又称为体内总清除率（TBCL），$Cl = kV$

12. 药物不良反应：剂量相关性不良反应、特异性不良反应、药物相互作用、长期使用的累积效应。

13. 药物大多数以被动转运方式通过生物膜，其途径包括：滤过、简单扩散。

14. 易化扩散：又称中介转运，是指一些物质在细胞膜载体的帮助下，由膜的高浓度一侧向低浓度一侧转运的过程。

15. 药物口服后吸收的主要部位：小肠。

16. 影响药物吸收的生理因素：①胃肠液的成分和性质；②胃肠道运动；③循环系统转运；④食物；⑤胃肠道代谢作用；⑥疾病因素。

17. P-糖蛋白（P-gp）：是一种 ATP 依赖性的跨膜转运蛋白，属于 ABC 转运蛋白超家族成员之一，存在于细胞膜上，通过主动转运将药物从细胞内泵出，从而降低药物的细胞内浓度。

18. 肝脏首过消除：口服药物在尚未吸收进入血液循环之前，在肠黏膜和肝脏被代谢而使进入血液循环的原形药量减少的现象。

19. 通过淋巴系统转运的药物：一些油脂或结构与脂肪类似的药物及大分子药物。

20. 影响药物吸收的理化因素：脂溶性和解离度；溶出速度；药物在胃肠道中的稳定性。

21. 极性表面积（PSA）：药物分子的极性表面积反映分子中极性原子的表面总和，较大的 PSA 表明药物难以透过细胞膜，吸收性较差。

22. 生物药剂学分类系统（BSC）：根据药物的水溶性和肠壁的渗透性，BSC 将药物分为四类，有助于评估药物的口服吸收特性。

23. 溶剂化物溶解度和溶出速度的顺序：水合物＜无水物＜有机溶媒化物。

24. 不存在吸收过程的注射给药途径：静脉注射。

25. 吸入给药的吸收特点：迅速吸收；无肝首过消除。

26. 鼻黏膜给药的优点有：①鼻黏膜内的丰富血管和鼻黏膜的渗透性大有利于吸收；②可避开肝脏首过消除；③某些药物吸收程度和速度有时可与静脉注射相当；④鼻腔内给药方便易行。

27. 药物经直肠吸收的途径：①通过直肠上静脉，经门静脉入肝，再转运至全身；②通过直肠中、下静脉和肛管静脉进入下腔静脉，绕过肝而直接进入血液循环。

28. 影响直肠吸收的因素：剂型；基质理化性质；药物的溶解度；药物在基质中的状态。

29. 眼部给药药物吸收途径：角膜；结膜。

30. 影响眼部吸收的因素：角膜的通透性；制剂角膜前流失；药物理化性质；制剂的 pH 值和渗透压。

31. 影响分布的因素：药物与组织的亲和力；血液循环系统；药物与血浆蛋白结合的能力；微粒给药系统。

32. 蓄积：药物从组织中返回血液循环血的速度比进入组织的速度慢，连续应用时该组织中的药物浓度逐渐升高的现象。

33. 失活：多数药物经代谢后活性降低，即从活性药物变成无活性的代谢物。

34. 活化：某些无活性药物或前体药物经代谢后形成活性代谢物。

35. Ⅰ相生物转化：药物的官能团转化反应，主要是药物结构中官能团在酶的催化下发生的氧化、还原、水解等生物转化反应。

36. 药物与血浆蛋白结合的特点：①蛋白结合的可逆性、饱和性和竞争性；②药物的疗效取决于其游离型浓度；③蛋白结合可作为药物贮库药物；④毒副作用较大的药物可起到减毒和保护机体的作用。

37. 影响蛋白结合的因素：①药物的理化性质；②给药剂量；③药物与蛋白质的亲和力；④药物相互作用；⑤生理因素。

38. 药物代谢：是药物在体内发生化学结构转变的过程，代谢产物的极性一般比原药大，更易从肾脏排泄。

39. 影响药物代谢的因素：①给药途径和剂型；②给药剂量；③代谢反应的立体选择性；④酶诱导作用和抑制作用；⑤基因多态性；⑥生理因素。

40. 药物的肾排泄包括：肾小球滤过、肾小管分泌、肾小管重吸收。

41. 影响肾排泄的因素：①药物的脂溶性；②尿液 pH 和尿量；③血浆蛋白结合率；④合并用药；⑤肾脏疾病。

42. 稳态血药浓度与达稳分数：$C_{ss} = \dfrac{k_0}{kV}$，$f_{ss} = 1 - e^{-kt}$

43. 静脉滴注的负荷剂量：$X_0^* = C_{ss}V$

44. 单室模型血管外给药血药浓度与时间的关系：$C = \dfrac{k_a F X_0}{V(k_a - k)}(e^{-kt} - e^{-k_a t})$

45. 广义多剂量函数：$r = \dfrac{1 - e^{-nk_i \tau}}{1 - e^{-k_i \tau}}$

46. 平均稳态血药浓度：重复给药达稳态后，在一个给药间隔时间内血药–时曲线下面积除以给药间隔时间 τ 的商值，它常用符号 "C_{av} 或 $\bar{C}_{ss}$" 表示。

47. 非线性药动学过程：$-\dfrac{dC}{dt} = \dfrac{V_m \cdot C}{K_m + C}$

48. 非线性动力学参数中两个重要的常数是：K_m，V_m

49. 非线性药动学的特点：药物的消除不呈现一级动力学特征；当剂量增加时，药物消除速率常数变小、半衰期延长、清除率减小；AUC和平均稳态血药浓度与剂量不成正比；原药与代谢产物的组成比例随剂量改变而变化。

50. 平均滞留时间（MRT）：指所有药物分子在体内滞留的平均时间，即单次给药后所有药物分子在体内滞留时间的均值。

51. 零阶矩：药-时曲线下面积（AUC）。

52. 根据半衰期确定给药方案：不适合半衰期过短或过长的药物。

53. 根据平均稳态血药浓度制定给药方案，要调整剂量主要调节：给药剂量 X_0，给药间隔 τ。

54. 常用的给药方案个体化方法：①比例法；②一点法；③重复一点法等。

55. 血药浓度测定常用的方法：高效液相色谱法（HPLC）、气相色谱法（GC）、液-质联用法（LC – MS）、放射免疫法（RIA）、荧光偏振免疫法（FPLA）、酶联免疫法（ELISA）等。

56. 生物利用度：是指药物被吸收进入血液循环的速度与程度。它是药物制剂质量的重要指标，包括生物利用速度与生物利用程度。

57. 制剂的生物利用度评价参数：①峰浓度 C_{max}；②达峰时间 t_{max}；③药-时曲线下面积 AUC。

58. 关于生物利用度和生物有效性试验设计的样品采集：一般建议每位受试者每个试验周期采集 12 ~ 18 个样品，其中包括给药前的样品。采样时间不短于 3 个末端消除半衰期。

59. 生物有效性试验设计试验给药之间应有足够长的清洗期：一般为待测物 7 倍半衰期以上。

第四章　药物对机体的作用

第一节　药物作用的两重性

一、药物的作用

药物的作用与效应

（1）概念

1）药物作用：是指药物对机体的初始作用。

药物作用具有两重性，即药物既可产生治疗作用，也可产生不良反应。

2）药物效应：或药理效应，是药物初始作用引起的机体原有生理、生化等功能或形态的变化，是药物作用的结果。

类别	表现	举例
兴奋	功能的增强	咖啡因兴奋中枢神经；肾上腺素引起的心肌收缩力加强、心率加快、血压升高等
抑制	功能的减弱	阿司匹林退热以及苯二氮䓬类药物镇静、催眠等

（2）影响药物作用的因素

药物方面 ⎰ 药物的理化性质
　　　　　 给药时间和方法
　　　　　 给药时间和方法
　　　　　 疗程
　　　　　 药物剂型和给药途径

机体方面
- 生理因素：年龄、性别、体重
- 精神因素：精神状态和心理活动
- 疾病因素
- 遗传因素
- 时辰因素
- 生活习惯与环境

（3）药物作用的特异性：指药物作用于特定的靶点。

（4）药理作用的选择性
- 选择性高的药物只影响机体的一种功能
- 特异性与选择性不一定平行
- 一般是相对的，有时与药物的剂量有关
- 药物分类和临床应用的基础

二、药物的治疗作用

分类	依据	实例
对因治疗	用药后能消除原发致病因子，治愈疾病	使用抗生素杀灭病原微生物从而控制感染性疾病
对症治疗	用药后能改善患者疾病的症状	①应用解热镇痛药降低高热患者的体温、缓解疼痛 ②硝酸甘油缓解心绞痛 ③抗高血压药降低患者过高的血压等
补充/替代疗法	补充体内营养或代谢物质不足	①补充铁制剂治疗缺铁性贫血 ②补充胰岛素治疗糖尿病

三、药物的不良反应

1. 定义

类别	内容
药物不良反应（ADR）	不符合用药目的并给患者带来不适反应

续表

类别	内容
世界卫生组织对药物不良反应的定义	为了预防、诊断、治疗疾病或改变人体的生理功能，在正常用法、用量下服用药物后机体所出现的非期望的有害反应
我国《药品不良反应报告和监测管理办法》对药品不良反应的定义	指合格药品在正常用法用量下出现的与用药目的无关或意外的有害反应
药物不良事件	①药品不良反应；②药品标准缺陷；③药品质量问题；④用药失误；⑤药物滥用等

2. 分类

分类	定义	实例
副作用	药物正常用法用量使用时，出现与治疗目的无关的不适反应	阿托品解除胃肠痉挛时，引起口干、心悸、便秘等
		用于麻醉前给药时，其抑制腺体分泌作用可减少呼吸道分泌产生的口干
毒性反应	剂量过大或药物在体内蓄积过多时发生的危害性反应	急性毒性反应和慢性毒性（致癌、致畸胎和致突变）反应
后遗效应	停药后血药浓度已降至最小有效浓度以下时残存的药理效应	巴比妥类：催眠药次晨出现的乏力、困倦等"宿醉"现象
		肾上腺皮质激素：长期应用可引起肾上腺皮质萎缩，一旦停药，可出现功能低下
停药反应	患者长期应用某种药物，突然停药后出现原有疾病加剧的现象，又称回跃反应或反跳	β受体拮抗药普萘洛尔：长期应用治疗高血压、心绞痛等，如突然停药会出现血压升高或心绞痛发作
		中枢性降压药可乐定：长期应用治疗高血压，突然停药，次日血压明显升高
继发反应	继发于药物治疗作用之后，是治疗剂量下治疗作用本身带来的间接结果	广谱抗生素：长期应用使敏感细菌被杀灭，而非敏感菌（如厌氧菌、真菌）大量繁殖，造成二重感染

续表

分类	定义	实例
变态反应	机体受药物刺激所发生的异常免疫反应，引起机体生理功能障碍或组织损伤，也称过敏反应	常见于过敏体质患者，反应性质与药物原有效应和剂量无关，用药理性拮抗药解救无效；反应的严重程度差异很大；可能只有一种症状也可能多种症状同时出现；停药后反应逐渐消失，再用时可能再发
特异质反应	少数特异体质患者对某些药物反应异常敏感，多是先天遗传异常所致的反应	先天性葡萄糖-6-磷酸脱氢酶（G-6-PD）缺乏的疟疾患者服用伯氨喹后，容易发生急性溶血性贫血和高铁血红蛋白血症
		假性胆碱酯酶缺乏者，应用骨骼肌松弛药琥珀胆碱后，由于延长了肌肉松弛作用而常出现呼吸暂停反应
依赖性	在长期应用某些药物后所造成的一种强迫要求连续或定期使用该药的行为或其他反应	可分为生理依赖性和精神依赖性。一旦停药，将发生一系列生理功能紊乱，称为戒断综合征；精神依赖性是指多次用药后使人产生欣快感（成瘾性）

第二节　药物的作用机制与靶标

一、药物的靶标作用机制

1. 药物的靶标作用类型

作用类型	举例
作用于受体	①胰岛素激活胰岛素受体 ②阿托品阻断M胆碱受体 ③肾上腺素激活α、β受体
作用于酶	①抗高血压药物依那普利抑制血管紧张素转化酶 ②解热镇痛抗炎药抑制环氧酶（COX） ③地高辛抑制Na^+，K^+-ATP酶等 ④尿激酶激活血浆纤溶酶原 ⑤碘解磷定使有机磷酸酯抑制的胆碱酯酶复活 ⑥苯巴比妥诱导肝药酶，氯霉素抑制肝药酶

续表

作用类型	举例
离子通道作为药物靶标	①利多卡因抑制 Na^+ 通道 ②硝苯地平阻滞 Ca^{2+} 通道 ③抗心律失常药可分别影响 Na^+、K^+ 或 Ca^{2+} 通道 ④阿米洛利阻滞肾小管 Na^+ 通道 ⑤米诺地尔激活血管平滑肌 ATP 敏感的 K^+ 通道
核酸作为药物靶标	①氟尿嘧啶干扰癌细胞 DNA 和 RNA 的代谢过程 ②磺胺类抗菌药抑制敏感细菌体内叶酸代谢而干扰核酸的合成 ③抗人类免疫缺陷病毒（HIV）药齐多夫定通过抑制核苷逆转录酶，抑制 DNA 链的增长，治疗艾滋病
补充体内物质	铁剂补血、胰岛素治疗糖尿病，补充维生素、多种微量元素等
改变细胞周围环境的理化性质	①口服氢氧化铝、三硅酸镁等抗酸药中和胃酸，用于治疗胃溃疡 ②静脉注射甘露醇产生高渗透压而利尿 ③二巯基丁二酸钠等螯合剂可将汞、砷等重金属离子络合，促使其随尿排出以解毒 ④渗透性泻药聚乙二醇散通过在肠道内形成高渗环境，软化粪便，促进排便
影响生理活性物质及其转运体	①噻嗪类利尿药抑制肾小管 Na^+–Cl^- 转运体 ②丙磺舒竞争性抑制肾小管对弱酸性代谢物的转运体，用于痛风治疗
影响免疫功能	免疫抑制药（环孢素）及免疫增强药（左旋咪唑）
非特异作用	①消毒防腐药对蛋白质有变性作用，用于体外杀菌或防腐 ②酚类、醇类、醛类和重金属盐类等蛋白沉淀剂 ③碳酸氢钠、氯化铵等利用自身酸碱性

2. 药物与靶标结合的主要方式

主要方式	键和形式	药物类型
共价键	不可逆结合形式，和发生的有机合成反应相类似	烷化剂类抗肿瘤药物、β-内酰胺类抗菌药、拉唑类抗溃疡药物以及近年来新发展的部分激酶类抗肿瘤药等
非共价键	离子键	去甲肾上腺素结构中的氨基在体内质子化成铵盐后，与β₂-肾上腺素受体形成离子键作用
	氢键	磺酰胺类利尿药通过氢键和碳酸酐酶结合
	离子-偶极和偶极-偶极相互作用	镇痛药美沙酮分子中碳原子与氨基氮原子的孤电子对形成离子-偶极作用，偶极-偶极相互作用的例子通常见于羰基类化合物，如酰胺、酯、酰卤、酮等
	电荷转移复合物	抗疟药氯喹可以插入到疟原虫的 DNA 碱基对之间形成电荷转移复合物
	疏水性相互作用	多数药物分子中的烷基、苯基等非极性基团均易与作用靶点形成疏水键
	范德瓦尔斯力相互作用	/
	金属离子螯合物	可用作金属中毒时的解毒剂，如二巯基丙醇可作为锑、砷、汞的螯合解毒剂

3. 受体的特点

类别	特点
饱和性	受体数量有限，能与其结合的配体量也有限，在药物的作用上反映为最大效应，作用于同一受体的配体之间存在竞争现象
特异性	受体对其配体有高度识别能力，对配体的化学结构与立体结构具有很高的专一性，特定的受体只能与其特定的配体结合，产生特定的生物学效应

续表

类别	特点
可逆性	大多数配体与受体结合是通过分子间吸引力如范德瓦尔斯力、离子键、氢键，是可逆的；受体与配体所形成的复合物可以解离，也可被另一种特异性配体所置换
灵敏性	受体能识别周围环境中微量的配体，只需很低浓度的配体就能与受体结合而产生显著的效应
多样性	同一受体可广泛分布于不同组织或同一组织不同区域，受体密度不同；多样性是受体亚型分类的基础，受体受生理、病理和药理因素调节，处于动态变化中

4. 药物与受体相互作用学说 ①占领学说；②速率学说；③二态模型学说。

药物与受体的亲和力及内在活性对量-效曲线的影响：

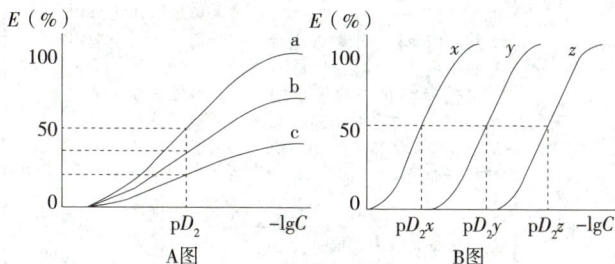

A图

B图

A图：a、b、c三药与受体的亲和力（pD_2）相等，但内在活性（E_{max}）不等；

B图：x、y、z三药与受体的亲和力（pD_2）不等，但内在活性（E_{max}）相等。

5. 受体的类型

类型	种类
G-蛋白偶联受体	神经递质或激素的受体，如许多激素的受体、M胆碱受体、肾上腺素受体、多巴胺受体、5-HT受体、前列腺素受体以及一些多肽类受体等
配体门控离子通道受体	N型乙酰胆碱受体、γ-氨基丁酸（GABA）受体等

续表

类型	种类
酶联膜受体	酪氨酸蛋白激酶受体、丝氨酸-苏氨酸蛋白激酶受体、自身无酶结构但可招募细胞内酶发挥作用的膜受体
细胞内受体	甾体激素、甲状腺激素、维生素 D 及视黄酸受体
其他酶类受体	鸟苷酸环化酶受体（GC）

6. 受体作用的信号转导

种类	作用	物质
第一信使	不能进入细胞内，而是与靶细胞膜表面的特异受体结合，激活受体而引起细胞某些生物学特性的改变	①多肽类激素 ②神经递质 ③细胞因子
第二信使	为第一信使作用于靶细胞后在胞浆内产生的信号分子，第二信使将获得的信息增强、分化、整合并传递给效应器才能发挥特定的生理功能或药理效应	①环磷酸腺苷（cAMP） ②环磷酸鸟苷（cGMP） ③二酰基甘油（DAG）和三磷酸肌醇（IP_3） ④钙离子 ⑤甘碳烯酸类 ⑥一氧化氮（NO），也是第一信使
第三信使	指负责细胞核内外信息传递的物质，转导蛋白以及某些癌基因产物，参与基因调控、细胞增殖和分化以及肿瘤的形成等过程	转录因子

7. 受体的激动药和拮抗药

（1）激动药：是指既有亲和力又有内在活性的药物。激动药能与受体结合并激活受体而产生效应。

分类	特点
完全激动药	对受体有很高的亲和力和内在活性（$\alpha = 1$）
部分激动药	对受体有很高的亲和力，但内在活性不强（$\alpha < 1$）

（2）拮抗药：是指能与受体结合，具有较强亲和力而无内在活性（α=0）的药物。

分类	作用	对量–效曲线的影响
竞争性拮抗药	可与激动药互相竞争与相同受体结合，产生竞争性抑制作用，可通过增加激动药的浓度使其效应恢复到原先单用激动药时的水平	使激动药的量–效曲线平行右移，但其最大效应不变，如阿托品
非竞争性拮抗药	与受体形成比较牢固地结合，因而解离速度慢，或者与受体形成不可逆的结合而引起受体构型的改变，阻止激动药与受体正常结合	增加激动药的剂量也不能使其量–效曲线的最大强度达到原来水平，使 E_{max} 下降

8. 受体的调节

类别		定义	说明
受体脱敏	同源脱敏	只对一种类型的受体激动药的反应下降，而对其他类型受体激动药的反应性不变，因此又称特异性脱敏	胰岛素受体、生长激素受体、黄体生成素受体、血管紧张素Ⅱ受体等肽类配体
	异源脱敏	受体对一种类型的激动药脱敏，而对其他类型受体的激动药也不敏感，因此又称非特异性脱敏	所有受影响的受体有一个共同的反馈调节机制或受调节的是信号转导通路上的某共同环节
受体增敏		指长期应用拮抗药，造成受体数量或敏感性提高	普萘洛尔使 β 受体增敏，引起"反跳"现象，导致血压升高；磺酰脲类可使胰岛素受体增敏

二、药物的非靶标作用机制

作用类型	举例
补充体内物质	铁剂补血、胰岛素治疗糖尿病，补充维生素、多种微量元素等

续表

作用类型	举例
改变细胞周围环境的理化性质	口服氢氧化铝、三硅酸镁等抗酸药中和胃酸，可用于治疗胃溃疡；静脉注射甘露醇产生高渗透压而利尿；二巯基丁二酸钠等螯合剂可将汞、砷等重金属离子螯合成环状物，促使其随尿排出以解毒。此外，渗透性泻药聚乙二醇散通过在肠道内形成高渗环境，软化粪便并促进排便
影响生理活性物质及其转运体	噻嗪类利尿药抑制肾小管 Na^+-Cl^- 转运载体，从而抑制 Na^+-K^+、Na^+-H^+ 交换。丙磺舒竞争性抑制肾小管对弱酸性代谢物的转运体，抑制原尿中尿酸再吸收，可用于痛风的治疗
影响机体免疫功能	免疫抑制药（环孢素）及免疫增强药（左旋咪唑）通过影响免疫机制发挥疗效
非特异作用	有些药物并无特异性作用机制，而主要与理化性质有关。如消毒防腐药对蛋白质有变性作用，因此只能用于体外杀菌或防腐，不能内服。另外，还有酚类、醇类、醛类和重金属盐类等蛋白沉淀剂。有些药物利用自身酸碱性，产生中和反应或调节血液酸碱平衡，如碳酸氢钠、氯化铵等

第三节　药物作用的量-效和时-效规律与评价

一、药物的量-效关系

1. 药物的量-效关系与量-效关系曲线

量-效关系	药物剂量与效应关系简称量-效关系，是指在一定剂量范围内，药物的剂量（或浓度）增加或减少时，其药效随之增强或减弱，两者间有相关性
量-效关系曲线	量-效关系用量-效曲线或浓度-效应曲线表示，定量地反映药物作用特点

2. 量反应与质反应

类别	定义	表示方式	研究对象	举例
量反应	药理效应的强弱呈连续性量的变化	数量或最大反应的百分率	单一生物个体	血压、心率、尿量、血糖浓度等
质反应	药理效应为反应的性质变化	阳性或阴性、全或无	一个群体	存活与死亡、惊厥与不惊厥、睡眠与否等

3. 基本概念

项目	定义
斜率	在效应为16%~84%区域，量效曲线几乎呈直线，其与横坐标夹角的正切值
最小有效量	引起药理效应的最小药物剂量，也称阈剂量
最低有效浓度	引起药理效应的最低药物浓度，亦称阈浓度
最大效应（E_{max}）（效能）	在一定范围内，增加药物剂量或浓度，其效应随之增加，但效应增至一定程度时，若继续增加剂量或浓度而效应不再继续增强，此药理效应的极限称为效能；效能反映了药物的内在活性
效价强度	能引起等效反应（一般50%效应量）的相对剂量或浓度
半数有效量（ED_{50}）	引起50%阳性反应（质反应）的浓度或剂量
半数有效浓度（EC_{50}）	引起50%最大效应（量反应）的浓度或剂量
半数致死量（LD_{50}）	引起50%死亡的浓度或剂量
治疗指数（TI）	以药物 LD_{50} 与 ED_{50} 的比值表示药物的安全性
药物安全范围	ED_{95} 和 LD_5 之间的距离

①药物的安全性一般与其 LD_{50} 的大小成正比，与 ED_{50} 成反比。

②治疗指数（TI）数值越大越安全。

二、药物的时-效关系

项目	临床意义
起效时间	代表药物发生疗效以前的潜伏期
最大效应时间	给药后作用达到最大值的时间
疗效维持时间	连续多次用药时选择用药的间隔时间
作用残留时间	制订连续用药方案时必须同时考虑连续用药时的药代动力学资料和量-效、时-效关系，以防止蓄积中毒，如口服抗凝药和强心苷类药物

第四节 药物相互作用

1. 药物理化性质方面的相互作用

理化性质变化	作用表现	具体示例
pH 值的改变	药物在不适宜的 pH 值下加速分解、失效或沉淀	①pH 值升高：氯丙嗪、去甲肾上腺素、毒毛旋花苷 K、胰岛素等作用减弱或消失 ②pH 值降低：茶碱类、巴比妥类药物作用减弱或消失 ③氯化铁溶液需维持酸度，否则产生碱式氯化铁沉淀 ④硫喷妥钠与葡萄糖注射液混合易沉淀
溶解度的改变	药物因溶媒性质改变析出沉淀	①氯霉素注射液（含乙醇、甘油）加入葡萄糖或氯化钠注射液中析出氯霉素 ②酊剂、醑剂、流浸膏等加入水溶液中析出沉淀
解离度的改变	药物解离度增加，脂溶性差，影响吸收或分布	①酸性药物在碱性环境或碱性药物在酸性环境中解离度增加 ②酸碱性相差较大的药物不宜同时或短时间序贯用药，可能发生酸碱中和反应

续表

理化性质变化	作用表现	具体示例
盐析作用	亲水胶体或蛋白质类药物因脱水或电解质影响凝集析出	两性霉素B注射剂用氯化钠注射液稀释,如果使用生理盐水等含电解质的溶液稀释,其中的电解质离子会破坏两性霉素B的胶体稳定性,发生盐析样作用
氧化还原作用	具有氧化还原性质的药物与其他药物发生氧化还原反应,导致药物破坏	①亚硝酸盐或重金属离子使维生素C、氯丙嗪等发生氧化反应 ②维生素C使维生素K_3还原失效

2. 药代动力学方面的相互作用

作用类型	影响类型	机制	示例
影响药物吸收	胃肠道pH值	改变药物解离度,影响脂溶性及吸收	/
	胃肠蠕动	影响药物到达吸收部位的时间及停留时间	止泻药、抗胆碱药延缓胃肠蠕动,增加药物吸收
	肠吸收功能	损害肠黏膜,减少药物吸收	①新霉素、对氨基水杨酸钠、环磷酰胺损害肠黏膜,减少合用药物的吸收 ②对氨基水杨酸钠使利福平血药浓度下降
	首过消除	改变胃肠壁和/或肝脏代谢,影响药物进入体循环	卡比多巴或苄丝肼抑制左旋多巴在胃肠壁和肝脏的代谢,增加其进入中枢的量
	螯合作用	形成难溶性螯合物,减少药物吸收	四环素类与Ca^{2+}、Fe^{2+}、Mg^{2+}等形成螯合物,吸收减少。铁剂、氢氧化铝使四环素吸收下降40%~90%

续表

作用类型	影响类型	机制	示例
影响药物吸收	氧化还原作用	改变药物氧化还原状态，影响吸收	维生素 C 促进铁剂的还原，增加其吸收
	吸附作用	吸附药物，减少吸收	①药用炭、矽碳银吸附抗生素、维生素等，减少吸收 ②白陶土吸附林可霉素，使其血药浓度降至 10%
	肠道菌群的改变	改变肠道菌群代谢，影响药物吸收或肠肝循环	①红霉素、四环素抑制肠道菌群，增加地高辛血药浓度 ②抗菌药抑制炔雌醇的肠肝循环，降低雌激素水平
	转运体的抑制或诱导	抑制或诱导肠道转运体，影响药物吸收	①OATP1A2、OATP2B1 促进药物吸收 ②P-gp、MRP2、BCRP 外排药物，减少吸收 ③氯喹抑制 OATP1A2，减少底物药物吸收
影响药物分布	药物与组织结合	药物浓集于组织中，影响其他药物分布	奎尼丁与地高辛竞争组织结合位点，增加地高辛血药浓度
	竞争血浆蛋白同一结合位点	竞争血浆蛋白结合位点，增加游离药物浓度	华法林与血浆蛋白高度结合，被其他药物置换后，游离浓度增加，抗凝作用增强
	影响血-脑屏障外排型转运体	影响外排型转运体，改变药物在脑组织中的分布	维拉帕米抑制 P-gp，增加丹参酮ⅡA、丹参酮ⅡB 在脑组织中的分布
影响药物代谢	肝脏微粒体细胞色素 P450 酶系统的影响	诱导或抑制 CYP 酶，改变药物代谢	①苯巴比妥诱导 CYP 酶，加速华法林代谢，抗凝作用减弱 ②酮康唑抑制 CYP3A4，增加特非那定血药浓度，导致心律失常

续表

作用类型	影响类型	机制	示例
影响药物代谢	肝血流量	改变肝血流量，影响药物代谢	①异丙肾上腺素增加肝血流量，加速利多卡因代谢 ②普萘洛尔减少肝血流量，减慢利多卡因代谢
	肠道 CYP 酶和 P-gp 的影响	肠道 CYP 酶参与药物首过消除，影响生物利用度	地尔硫草抑制肠道 CYP3A4，增加环孢素生物利用度
	Ⅱ相结合酶的影响	诱导或抑制Ⅱ相结合酶，影响药物代谢	葡萄糖醛酸转移酶、硫酸转移酶等介导药物结合代谢
影响药物排泄	肾脏排泄	竞争肾小管主动分泌通道或改变尿液 pH 值，影响药物排泄	①丙磺舒抑制氨苄西林的主动分泌，延长其作用时间 ②氢氯噻嗪碱化尿液，增加奎尼丁重吸收，可能引起心脏不良反应
	转运体	抑制或诱导肾脏或胆管转运体，影响药物排泄	①槲皮素抑制 P-gp，减少伊立替康胆汁排泄，增加血药浓度 ②小檗碱抑制 OCT2，减少二甲双胍肾脏排泄，增强降糖作用

3. 药效动力学方面的相互作用

相互作用类型	作用方式	机制	示例
作用于同一部位或受体的协同作用和拮抗作用	竞争受体	受体激动药与拮抗药竞争同一受体，产生拮抗作用	去甲肾上腺素（α受体激动药）与酚妥拉明（α受体拮抗药）合用，减轻血管收缩作用，保留心肌收缩力

续表

相互作用类型	作用方式	机制	示例
作用于同一部位或受体的协同作用和拮抗作用	作用于同一系统	药物作用于同一生理或生化系统的同一环节或不同环节，产生相加、协同或拮抗作用	①氯丙嗪增强麻醉药、镇静催眠药、镇痛药及乙醇的作用，合用时需减量 ②氨基糖苷类抗生素与高效利尿药合用，增加耳毒性 ③磺胺药与甲氧苄啶合用，双重阻断细菌叶酸代谢，增强抗菌作用
	影响递质或酶活性	药物改变神经末梢递质量或酶活性，影响药物作用	单胺氧化酶抑制药与三环类抗抑郁药合用，导致去甲肾上腺素蓄积，引起高血压、高热、惊厥
作用于不同部位的协同作用和拮抗作用	改变体液和电解质平衡	药物通过影响体液或电解质平衡，产生协同或拮抗作用	①保泰松、吲哚美辛、糖皮质激素引起水钠潴留，拮抗利尿药和抗高血压药的作用 ②利尿药与米诺地尔或肼屈嗪合用，减轻水钠潴留，协同降压 ③噻嗪类或高效利尿药与强心苷合用，需补钾以防强心苷中毒
对作用部位的增敏作用	改变受体敏感性	药物通过改变受体敏感性，增强或减弱药物作用	①氟烷增强β受体敏感性，易引起心律失常，合用β受体拮抗药可预防 ②甲状腺素增强抗凝药与受体的亲和力，增强抗凝作用，需防止自发性出血

第五节　遗传药理学与临床合理用药

一、遗传变异对药物作用的影响

1. 药物反应差异与遗传因素的关系

（1）遗传因素对药动学的影响：表现为通过引起药物代谢酶、药物转运体以及药物结合蛋白等的表达或功能发生改变。

（2）遗传因素对药效学的影响：主要改变药物作用靶点（包括受体）。

2. 基因多态性与药物反应差异

基因多态性 {
- 定义：又称遗传多态性，是指在一随机婚配的群体中，染色体同一基因位点上有两种或两种以上的基因型
- 形式 {
  - 限制性片段长度多态性（RFLP）
  - DNA 重复序列的多态性
  - 单核苷酸多态性（SNP）：最广泛、最丰富、最稳定
}
}

（1）**药动学差异**

作用	举例	
	药物	药动学差异
乙酰化作用	异烟肼	快代谢者（EM）较慢代谢者（PM）疗效差，慢代谢者有 80% 发生多发性神经炎的不良反应，快代谢者易发生肝损害
水解作用	琥珀胆碱	血浆假性胆碱酯酶缺乏的人常规剂量应用时可以引起呼吸肌麻痹时间延长
氧化作用	异喹胍	异喹胍 PM 者服用其治疗高血压时，会增加中毒危险（如直立性低血压）
	S－美芬妥英	在美芬妥英 PM 者中经过 CYP2C19 氧化代谢的药物，例如地西泮、萘普生、普萘洛尔等要特别警惕不良反应的发生
葡萄糖-6-磷酸脱氢酶缺乏	伯氨喹啉类药物	主要表现为溶血性贫血的遗传病，可出现血红蛋白尿、黄疸、贫血等急性溶血反应
乙醛脱氢酶与乙醇脱氢酶异常	饮酒	血中乙醛水平明显升高，导致儿茶酚胺介导的血管扩张以及营养障碍症状，出现面部潮红、心率增快、出汗、肌无力等不良反应

（2）药效学差异

类别	药效学差异
华法林活性降低	表现出非常低的抗凝血活性
胰岛素耐受性	①胰岛素受体缺陷病（A 型受体病） ②胰岛素自身抗体引起的胰岛素耐受（B 型胰岛素耐受）
血管紧张素 I 转化酶抑制药疗效降低	血管紧张素 I 转化酶（ACE）基因第 16 号内含子存在 287 碱基的插入/缺失（I/D）多态性，可以用来预测个体患心血管疾病的风险以及 ACE 抑制药的临床疗效

二、遗传药理学与个体化用药

合理选择药物

合理调整药物治疗剂量：奥美拉唑亚洲患者中的弱代谢型及肝功受损应调低剂量进行治疗

肿瘤分子靶向治疗中基因检测，实现个体化治疗

第六节　时辰药理学与临床合理用药

一、时辰药理学的研究内容

研究内容
- 时间生物学与时辰药理学：研究生物节律、选择合理药物用药时间
- 时辰药效学和时辰毒理学：有效性、毒性
- 时辰药动学：体内过程的节律变化
- 药物作用昼夜节律机制
  - 组织敏感性机制：哮喘患者易在凌晨发作
  - 受体机制：吗啡 15:00 时镇痛作用最弱
  - 药动学机制：肾脏排泄对电解质、尿酸等

二、时辰药理学与药物应用

类别		临床实例
心血管药物	硝苯地平	几乎可完全取消通常于上午 6 ~ 12 时发生的心肌缺血高峰，对下午 21 ~ 24 时作用强度明显不如前者
	阿司匹林	小剂量可以明显抑制上午 6 ~ 9 时的心肌梗死发作高峰，使发作率降低 59.3%，但对其他时段仅降低 34.1%
	抗高血压药	拉贝洛尔、硝苯地平、维拉帕米对血压的影响控制血压的节律性波动
平喘药物	$β_2$ 受体激动药	可采取剂量晨低夜高的给药方法，如，特布他林、茶碱类药物；晚间临睡前口服沙丁胺醇缓释片等
糖皮质激素类药物	糖皮质激素	08：00 时 1 次予以全天剂量比 1 天多次给药效果好，不良反应也少
	皮质激素	治疗肾上腺性征异常症，早晨不给药中午给予小剂量，下午给予大剂量，夜间给予最大剂量，既可避免不良反应，又可将对脑垂体抑制作用提到最高
胰岛素	胰岛素	上午（峰值时间为 10：00 时）的作用较下午强，患者早晨需要的量要更多一些
抗肿瘤药物	阿霉素、阿糖胞苷	

🈺 高频考点速记

1. **药效学**：研究药物对机体的作用及作用机制。

2. **影响药物作用的药物方面的因素**包括：药物的理化性质、药物剂量、给药时间和方法、疗程、药物剂型和给药途径。

3. **药物的治疗作用**，根据药物所达到的治疗效果可分为：对因治疗；对症治疗；补充/替代治疗。

4. **药物不良反应（ADR）**：是指不符合用药目的并给

患者带来不适或痛苦的反应。

5. 药物不良事件包括：①药物不良反应；②药品标准缺陷；③药品质量问题；④用药失误；⑤药物滥用等。

6. 后遗效应：在停药后，血药浓度已降至最小有效浓度以下时残存的药理效应。

7. 副作用：在药物按正常用法用量使用时，出现的与治疗目的无关的不适反应。

8. 长期应用广谱抗生素，使敏感细菌被杀灭，而非敏感菌（如厌氧菌、真菌）大量繁殖，造成二重感染的为：继发反应。

9. 服用巴比妥类催眠药后，次晨出现的乏力、困倦等等"宿醉"现象为：后遗效应。

10. 先天性葡萄糖-6-磷酸脱氢酶（G-6-PD）缺乏的疟疾患者服用伯氨喹后，容易发生急性溶血性贫血和高铁血红蛋白血症为：特异质反应。

11. 量反应：药理效应的强弱呈连续性量的变化，可用数或量或最大反应的百分率表示，称为量反应。例如血压、心率、尿量、血糖浓度等。

12. 药理效应的质反应指标：阳性或阴性、全或无的方式表示，如存活与死亡、惊厥与不惊厥、睡眠与否等。

13. 阈剂量：指引起药理效应的最小药物剂量。

14. 效能：在一定范围内，增加药物剂量或浓度，其效应随之增加，但效应增至一定程度时，若继续增加剂量或浓度而效应不再继续增强，此药理效应的极限称为最大效应。效能反映了药物的内在活性。

15. 效价强度：是指能引起等效反应（一般采用50%效应量）的相对剂量或浓度。

16. 半数有效量（ED_{50}）：是指引起50%阳性反应（质

反应）的浓度或剂量。

17. 半数致死量（LD_{50}）：指引起 50% 死亡的浓度或剂量。

18. 治疗指数（TI）：以药物 LD_{50} 与 ED_{50} 的比值表示药物的安全性。

19. 疗效维持时间：从起效时间开始到时–效曲线下降到与有效效应线再次相交点之间的时间。

20. 作用残留时间：曲线从降到有效效应线以下到作用完全消失之间的时间。

21. 抗酸药中和胃酸，用于治疗胃溃疡的作用机制是：改变细胞周围环境的理化性质。

22. 药物主要与理化性质有关，如消毒防腐药对蛋白质有变性作用的作用机制是：非特异功能。

23. 一些抗肿瘤药通过干扰癌细胞 DNA 和 RNA 的代谢过程而发挥作用的的作用机制是：干扰核酸代谢。

24. 受体的特性包括：饱和性、特异性、可逆性、灵敏性、多样性。

25. 受体的类型包括：G-蛋白偶联受体、配体门控离子通道受体、酪氨酸激酶受体、细胞内受体、其他酶类受体。

26. 第一信使包括：多肽类激素、神经递质、细胞因子。

27. 第二信使包括：环磷酸腺苷（cAMP）、环磷酸鸟苷（cGMP）、二酰基甘油（DG）和三磷酸肌醇（IP3）、钙离子、廿碳烯酸类。

28. 第三信使包括：转录因子。

29. 受体激动药：是指既有亲和力又有内在活性的药物。激动药能与受体结合并激活受体而产生效应。

30. 完全激动药：对受体有很高的亲和力和内在活性（$\alpha=1$）。

31. 部分激动药：对受体有很高的亲和力，但内在活性不强（$\alpha<1$）。

32. 拮抗药：是指能与受体结合，具有较强亲和力而无内在活性（$\alpha=0$）的药物。

33. 竞争性拮抗药：使激动药的量-效曲线平行右移，但其最大效应不变。

34. 受体脱敏：是指在长期使用一种激动药后，组织或细胞的受体对激动药的敏感性和反应性下降的现象。

35. 同源脱敏：指只对一种类型的受体激动药的反应下降，而对其他类型受体激动药的反应性不变。

36. 异源脱敏：指受体对一种类型的激动药脱敏，而对其他类型受体的激动药也不敏感。

37. 药物效应的协同作用包括：相加作用、增强作用和增敏作用。

38. 药物效应的拮抗作用包括：生理性拮抗、生化性拮抗、化学性拮抗和药理性拮抗。

39. 肝素过量可引起出血，用静注鱼精蛋白注射液解救属于：化学性拮抗。

40. 苯巴比妥和避孕药合用，使避孕药代谢加速，效应降低，使避孕失败属于：生化性拮抗。

41. 人类基因组多态性的形式：限制性片段长度多态性（RFLP）；DNA重复序列的多态性；单核苷酸多态性（SNP）。

42. 降血脂药辛伐他汀通过抑制羟甲基戊二酰辅酶A还原酶发挥作用，机体胆固醇的合成有昼夜节律，推荐给药时段为：临睡前给药。

43. 铁剂的吸收有明显的昼夜节律，铁剂的服用选择：19：00。

44. 呼吸道对组胺反应的敏感性：在 0：00～02：00 最高，哮喘患者易在凌晨发作。

45. 吗啡的镇痛作用有昼夜节律性变化：15：00 时给药的镇痛作用最弱，21：00 时给药最强。

第五章　药物毒性与用药安全

第一节　药物毒性与毒副作用

一、药物的毒性作用

1. 药物毒性作用机制

机制		临床实例
直接与靶点分子作用	抑制或者激活受体	①阿托品：抑制 M 胆碱受体 ②吗啡：激活阿片受体
	对酶系统具有直接作用	/
	蛋白功能受到损伤	长春碱（或紫杉醇）
	影响 DNA 的模板功能	多柔比星
引起细胞功能紊乱	与转录因子结合并活化导致基因表达失调	①激素类药物：地塞米松 ②贝特类降脂药：氯贝丁酯 ③烷化剂：诱导的胸腺细胞凋亡
	影响细胞的电兴奋活动	①利血平：耗竭去甲肾上腺素（NA）、5-羟色胺和多巴胺等递质 ②可卡因：抑制 NA 的摄取 ③强心苷药物：抑制 Na^+, K^+-ATP 酶
对组织细胞结构损害		普卡霉素（光辉霉素）、非那西丁和呋塞米等对肝脏的毒性
干扰代谢功能		四环素通过干扰肝细胞的代谢过程，而导致肝内脂肪堆积形成脂肪肝
影响免疫功能		①诱导兴奋，出现超常免疫反应，如变态反应、自身反应 ②引起消退抑制，使免疫监视功能低下，导致抵抗能力下降

续表

机制	临床实例
抑制氧的吸收、运输和利用	①磺胺类、伯氨喹等药物：引起高铁血红蛋白血症 ②一些刺激性的气体（氮芥子气等）：在吸入后可造成肺水肿 ③表面活性剂和肼类加剧红细胞破坏而溶血失去运输氧的能力

2. 影响药物毒性作用的因素

（1）药物方面的因素

因素		实例
药物的结构和理化性质	药物结构中增加卤素	碘甲烷、溴甲烷均有致癌作用
	脂水分配系数、电离度、溶解度等	红霉素制成酯化物，如依托红霉素可引起肝毒性
药物的剂量、剂型与给药途径	当达到或超过最小中毒量时引起毒效应	呼吸中枢兴奋药剂量过大时，可引起惊厥
	一些安全范围小的药物	去乙酰毛花苷 C、洋地黄毒苷、三氧化二砷等严重时可致死
	药物采用不同给药途径，所需剂量可能不同	硝酸甘油：静注 5～10μg，舌下含服 0.2～0.4mg，口服 2.5～5mg，贴皮 10mg

（2）机体方面的因素

因素	影响	临床实例
营养条件	血浆白蛋白水平减少，肝药酶活性降低，游离药物浓度明显升高，药物的治疗作用与毒性作用均会增强	①营养不良巴比妥类药物睡眠时间延长，对乙酰氨基酚的肝毒性增加 ②脂肪酸缺乏会使乙基吗啡、环己巴比妥和苯胺等代谢减少，毒性作用增加

续表

因素	影响	临床实例
年龄	婴幼儿，尤其是新生儿与早产儿，对药物反应敏感性较高	新生儿应用氯霉素致灰婴综合征
性别	某些药物的药效和药物代谢酶活性则有性别差异	①氯霉素引起的再生障碍性贫血，女性发生率约为男性的2倍 ②药物性皮炎，男性发生率高于女性
	女性在不同的生理状态如月经期、妊娠期、哺乳期需注意药物毒性作用	（1）月经期：不宜服用泻药和抗凝药 （2）妊娠期：抗肿瘤药物环磷酰胺对胎儿不利 （3）胎儿期：①氨基糖苷类抗生素使婴儿听力丧失；②抗甲状腺药致新生儿功能低下；③妊娠晚期应用氯霉素致灰婴综合征；④临产前禁用吗啡镇痛药 （4）哺乳期：氯霉素、吩噻嗪类及苯巴比妥等通过乳汁对婴儿造成损害
遗传因素	药物代谢酶的遗传多态性导致药物代谢异常	异烟肼等在体内的乙酰化代谢呈多态性，快代谢型人群易出现肝毒性，慢代谢型人群易出现外周神经炎
	一些遗传缺陷或遗传病与药物毒性作用易感性有密切关系	G-6-PD缺乏者应用伯氨喹、磺胺药、氨苯砜等药物易发生溶血反应
种族差异	异烟肼乙酰化代谢快代谢型（EM）和慢代谢型（PM）的发生率有种族差异	
病理状态	①HIV感染患者服用复方磺胺甲噁唑会导致皮疹和严重的不良反应 ②巨细胞病毒感染的患者服用氨苄西林也会增加皮疹的发生	

二、药物与非靶标结合引发的毒副作用

1. 含有毒性基团的药物作用　主要是一些抗肿瘤的化

学治疗药物，特别是抗肿瘤的烷化剂，如氮芥类药物、磺酸酯类药物、含有氮丙啶结构的药物、含有醌类结构的药物等，这些药物结构中都还有亲电性的毒性基团，在体内会直接与核酸、蛋白质或其他重要成分中的亲核基团发生反应（烷基化反应、或氧化反应），产生不可逆的损伤，表现为毒性、致癌性或致突变性。

2. 药物与非治疗部位靶标结合产生的副作用

药物类别	种类	副作用	症状
抗精神病药物	氯丙嗪、氯普噻吨、氟哌啶醇、奋乃静、洛沙平等	锥体外系副作用	运动障碍，如坐立不安，不停的动作、震颤、僵硬等
抗肿瘤药物	长春碱、长春新碱、紫杉醇、多西他赛等	神经炎副作用	/

3. 药物与非治疗靶标结合产生的副作用

药物类别	种类	机理	副作用
抗精神病药物	氯氮平、利培酮、喹硫平、阿立哌唑、奥氮平、齐拉西酮等	既拮抗 D_2 受体，又拮抗5-HT_2受体	锥体外系副作用降低
大环内酯类抗生素红霉素类药物	红霉素、罗红霉素、克拉霉素等	刺激胃动素的活性，增加胃肠道蠕动	引起恶心、呕吐等胃肠道副作用

4. 药物"一靶多能"引起的毒副作用

药物类别	种类	机理	副作用
血管紧张素转化酶抑制剂药物	卡托普利、依那普利、赖诺普利、培哚普利、喹那普利、雷米普利、福辛普利等	拮抗缓激肽的分解，增加呼吸道平滑肌分泌前列腺素、慢反应物质以及神经激肽A等	血压过低、血钾过多、咳嗽、皮疹、味觉障碍等，特别是引起干咳其发生率较高

5. 药物选择性差异引起的毒副作用

药物类别	种类	副作用	症状
选择性 COX-2 抑制剂的非甾体抗炎药物	罗非昔布、伐地昔布	心血管不良反应	增强血小板聚集、血管收缩，引发血管栓塞

6. 对心脏快速延迟整流钾离子通道（hERG）的影响

近年来发现一些化学结构不同的药物因阻断 hERG 钾离子通道引起 Q-T 间期延长甚至诱发尖端扭转型室性心动过速（TdP）而撤出市场。

药物类别	种类
心脏用药物	抗心律失常药、抗心绞痛药和强心药
非心脏用药物	抗高血压药、抗精神失常药、抗抑郁药、抗过敏药、抗菌药、局部麻醉药、麻醉性镇痛药、抗震颤麻痹药、抗肿瘤药、止吐药和胃肠动力药等
抗过敏药物	特非那定、阿司咪唑

7. 光照引起的药物毒副作用

在阳光中的紫外线的作用下，渗入人体皮肤蛋白质中的部分药物便会发生化学反应，产生药物的不良反应，统称为药物的光敏反应。

药物类别	种类	作用机制	副作用
四环素类药物	金霉素、四环素、多西环素、米诺环素等	四环素结构中的酮基和烯醇基共轭双键导致大多数四环素类药物在光谱的长波紫外线（UVA）区域具有吸收峰	光敏性皮炎
吩噻嗪类药物	氯丙嗪	氯丙嗪在日光作用下发生氧化反应，2 位氯原子遇光分解生成自由基，并进一步发生各种氧化反应，自由基与体内一些蛋白质发生作用，发生光敏化反应	红疹

续表

药物类别	种类	作用机制	副作用
喹诺酮类药物	司帕沙星、洛美沙星、氟罗沙星、托氟沙星、环丙沙星、依诺沙星、诺氟沙星、氧氟沙星、左氧氟沙星、加替沙星、莫西沙星等	主要和自由基以及单线态氧的生成有关，产生光变态反应与持续敏化 T 细胞的产生有关	引起皮肤过敏反应和皮肤癌

三、药物与体内代谢过程引发的毒副作用

1. 药物对细胞色素 450（CYP）的作用引发的毒副作用

（1）对 CYP 的抑制作用：CYP 抑制剂大致可分为：可逆性抑制剂、不可逆性抑制剂和类不可逆性抑制剂。

药物类别	作用机理	举例
含氮杂环，如咪唑，吡啶等	可以和血红素中的铁离子螯合，形成可逆性的作用	抗真菌药物酮康唑
胺类化合物（叔胺、仲胺、伯胺）	可转化为亚硝基代谢中间体，与血红素的铁离子螯合产生抑制作用	地尔硫草、丙咪嗪、尼卡地平等

药物对 CYP 的抑制作用会导致体内 CYP 的活性降低，对其他同时使用的药物的代谢降低和减少，放大同服药物的生物活性，产生严重的药物相互作用，增加药物的毒副作用。

（2）对 CYP 的诱导作用：当 CYP 活性诱导增加后，产生的亲电性的活性代谢会增加较多，引起的毒性就会增加。例如，对乙酰氨基酚，在体内经 CYP2E1 代谢产生氢醌（NAPQI），正常情况下与谷胱甘肽作用解毒后排泄。乙醇是 CYP2E1 的诱导剂，可诱导该酶的活性增加。服用乙酰氨基酚或含有乙酰氨基酚成分药品的患者，如同时大量饮酒就会诱导 CYP2E1 酶的活性，增加 NAPQI 的量，一

方面大量消耗体内的谷胱甘肽，造成谷胱甘肽耗竭，另一方面与体内的蛋白等生物大分子作用产生毒性。

2. 药物代谢产物产生毒副作用 药物在体内发生代谢作用，生成有反应活性的物质，引发毒性作用，这类毒性被称作特质性药物毒性（IDT）。IDT不同于药物的副作用，特点在于：①并非与药理作用同时发生，一般呈滞后效应；②剂量-效应关系不明显；③产生的后果通常比副作用严重。

（1）含有苯胺、苯酚等结构药物的代谢：药物结构中常含有苯胺、苯酚、p-胺基酚和p-胺苯甲基等片段，若苯环的 π 电子云有足够的电荷密度，若分子中无其他易发生代谢的位点，就可能被 CYP 氧化成具有较强亲电性的 p-或 o-醌、亚胺-醌或次甲基-醌等结构，这些基团可与蛋白的亲核基团发生取代或加成反应，生成不可逆的共价结合产物，因此，可代谢生成醌、亚胺-醌和次甲基-醌的结构具有产生毒性或引发特质性反应的潜在风险。

类别	药物	结构特点	副作用
非甾体抗炎药	双氯芬酸	含有二苯胺片段	肝脏毒性
非三环类抗抑郁药	奈法唑酮	含有苯基哌嗪片段	肝脏毒性
β 受体拮抗剂	普拉洛尔	苯环上氨基	特质性硬化性腹膜炎
	比索洛尔、美托洛尔和阿替洛尔	苯环上氨基替换为电子等排体亚甲基	难以产生次甲基-醌式结构而成功地避免了毒性作用
过氧化酶体增殖激活 γ 受体激动剂	曲格列酮	色满酮母核和噻唑烷二酮相连接	严重的肝脏毒性

（2）含有杂环结构的药物代谢：舒多昔康和美洛昔康

均为昔康类非甾体抗炎药。

药物	结构特点	代谢反应	副作用
舒多昔康	噻唑环 5 位的氢	噻唑环被 CYP450 开环，生成乙二醛和强亲电性酰基硫脲，后者可与蛋白质的亲核基团发生共价结合	严重的肝脏毒性
美洛昔康	噻唑环 5 位的甲基	代谢产物中仅有少量酰基硫脲，主要代谢产物为噻唑环上甲基的氧化	未见特质性毒性

（3）**含有芳烷酸药物的代谢**：羧基在体内多呈离解形式，可提供负电荷或氢键接受体，有助于药物与受体结合，因而是药物中的重要药效团。羧基有利于发生 II 相代谢的结合反应，但在与葡萄糖醛酸结合时生成酰基葡萄酸酯，反而使羧基得到活化。这些酰基葡醛酸酯的代谢产物在生理 pH 或碱性的水溶液中可与蛋白质中亲核基团生成稳定的加合物，引起特质性不良反应。

药物	代谢产物	作用机理	副作用
佐美酸	芳乙酸酰化的葡糖醛酸	具有亲电性，可与肝脏的蛋白分子共价结合	肝脏毒性
苯噁洛芬	酰基葡醛酸化合物	与血浆蛋白的 159 位赖氨酸以共价键结合	产生特质性毒性反应
芬氯酸异丁芬酸	/	与葡萄糖醛酸发生反应	急性肝中毒和过敏反应

（4）**其他可代谢成活泼基团的药物**：钠通道阻滞剂非尔氨酯具有镇静催眠和抗癫痫作用，曾因可引起肝脏毒性和再生障碍性贫血而被限制使用。该药物首先在体内被酯酶水解并被醛脱氢酶催化下生成醛基氨甲酸酯，在发生分子内环合生成环唑啉酮，环唑啉酮脱氢生成强亲电性的 2-苯基丙烯醛，易与蛋白的亲核基团发生迈克尔加成，产生特质性毒性。

第二节　药物应用的毒副作用与用药安全

一、药物对机体各系统的毒副作用

1. 药物对消化系统的毒副作用及典型药物　常见引起消化系统毒副作用的药物如下。

药物类别	典型药物	毒性表现	毒性机制
非甾体抗炎药	阿司匹林、布洛芬、吲哚美辛、双氯芬酸	胃溃疡、胃出血	抑制 COX-1，减少胃黏膜保护性前列腺素 PGI2 和 PGE2 合成
抗菌药	林可霉素、克林霉素、四环素、头孢菌素、红霉素	抗菌药相关性腹泻、伪膜性结肠炎	破坏肠道微生物平衡
抗肿瘤药物	氟尿嘧啶（5-FU）	口腔炎、腹泻	抑制快速分裂的胃肠上皮细胞
双膦酸盐类	利塞膦酸钠片、阿仑膦酸钠片	食管炎	直接刺激作用

药物对消化系统的毒副作用包括上消化道毒副作用、胃毒副作用和肠毒副作用。药物消化系统毒副作用表现主要有消化性溃疡、消化道出血、恶心、呕吐、腹痛、腹泻、便秘、黄疸、肠梗阻及假膜性肠炎等。

2. 药物对肾脏的毒副作用及典型药物

常见药物类别
- 非甾体抗炎药
- 抗菌药物：氨基糖苷类、头孢菌素类、两性霉素 B、万古霉素、磺胺类等
- 抗肿瘤药：甲氨蝶呤、环磷酰胺、氟尿嘧啶等
- 免疫抑制药：环孢素
- 含马兜铃酸的中药

作用类别	毒性作用表现	常用药物
急性肾小管损伤或坏死	肾小管上皮细胞肿胀、空泡、变性、脱落和细胞凋亡	以氨基糖苷类最为常见。其他如两性霉素 B、万古霉素、造影剂、异环磷酰胺、顺铂、阿昔洛韦、磺胺类抗生素等
急性间质性肾炎	常伴有药疹、药热、关节痛及淋巴结肿大等全身症状，患者可有肾脏肿大，肾间质水肿，弥漫性淋巴及单核细胞浸润、嗜酸性粒细胞浸润，个别可伴有肾小管损伤	以抗生素及非甾体抗炎药较为常见，其中半合成青霉素最常见。其他如头孢菌素、卡托普利、青霉胺、利福平、西咪替丁、别嘌呤醇、喹诺酮类等
慢性间质性肾炎	主要为肾间质纤维化，肾小管萎缩和局灶性淋巴及单核细胞浸润。严重者可伴有局灶或完全性肾小球硬化	非甾体类抗炎药最常见，某些金属制剂、环孢素、甲氨蝶呤等，含马兜铃酸中药如关木通、马兜铃
肾小球肾炎	慢性或急性肾小球肾炎、微小病变性肾病和局灶性节段性肾小球硬化等	非甾体类抗炎药、海洛因、青霉胺、血管紧张素转化酶抑制药、干扰素等
慢性肾功能衰竭	肾单位严重受损，继而缓慢出现进行性肾功能减退，出现以代谢产物储留、水电解质紊乱和酸碱平衡失调	长期使用非甾体抗炎药、锂盐、环孢素、抗生素等
肾血管损害	肾小动脉和毛细血管损害，致血压升高和肾功能损伤	环孢素等，而氟尿嘧啶、丝裂霉素、环孢素等引起的微血管病变和溶血性贫血，类似溶血-尿毒综合征
肾结石	一些药物可能造成肾小管、肾盏、肾盂内结晶形成、沉淀，引起尿路刺激和阻塞，并产生结晶体肾病	柳氮磺吡啶、头孢曲松、呋喃妥因、茚地那韦、替诺福韦、钙剂、碳酸酐酶抑制药、托吡酯、苯溴马隆等
其他	狼疮样综合征	肼屈嗪、普鲁卡因胺、苯妥英钠、甲巯咪唑等
	抗利尿激素过多综合征，远端小管水重吸收过多引起水肿、低钠血症	巴比妥类、苯妥英钠、长春新碱、环磷酰胺和某些麻醉药等

3. 药物对肝脏的毒副作用及典型药物

（1）药物性肝损伤按发病机制分型

肝损害类型	特点	实例
固有型药物性肝损伤	药物的直接肝毒性，往往呈剂量依赖性，通常可预测	对乙酰氨基酚在过量摄入时，其代谢产物 N−乙酰−对−苯醌亚胺（NAPQI）与谷胱甘肽（GSH）耗竭有关，导致肝细胞坏死
特异质型药物性肝损伤	特异质型与个体的遗传背景、免疫状态等因素有关，不可预测，与剂量无明显相关性	异烟肼和利福平在某些个体中可引起严重的肝毒性，其机制涉及 HLA 遗传变异和药物代谢酶多态性

（2）药物性肝损伤的主要病理表现

肝损伤类型		典型药物
急性肝细胞损伤		异烟肼、对乙酰氨基酚、洛伐他汀、呋喃妥因、氟烷、磺胺、苯妥英钠、酮康唑、特比萘芬、双氯芬酸、阿司匹林
慢性肝细胞损伤；肝纤维化		呋喃妥因、甲基多巴、双氯芬酸、米诺环素、对乙酰氨基酚、异烟肼、甲氨蝶呤、高剂量维生素 A
急性胆汁淤积	单纯淤积	口服避孕药、同化激素、卡马西平、氯丙嗪、雌激素、红霉素
	胆汁淤积性肝炎	氯丙嗪、三环类抗抑郁药、大环内酯类（如红霉素）、阿莫西林克拉维酸钾、酮康唑、非甾体抗炎药（如吡罗昔康）、甲咪唑、环孢素、硫唑嘌呤
	胆汁淤积伴胆管损害	氯丙嗪、卡莫西汀、百草枯
慢性胆汁淤积	胆管缺失综合征	氯磺丙脲、甲氧苄啶、磺胺甲基异噁唑、红霉素、苯妥英钠、四环素、布洛芬、甲基睾酮
	硬化性胆管炎	5−氟脱氧尿苷

续表

肝损伤类型	典型药物
肝血管病变	口服避孕药、同化激素、雌激素、抗肿瘤药（白消安）、吡咯烷碱、硫唑嘌呤、维生素 A、甲氨蝶呤、放线菌素 D、卡莫西汀、阿糖胞苷、环磷酰胺、达卡巴嗪、美法仑、丝裂霉素、奥沙利铂、特比萘芬、砷
急性肝脂肪变性	丙戊酸、齐多夫定、非甾体抗炎药（如布洛芬、吡罗昔康）四环素、胺碘酮
慢性肝脂肪变性	胺碘酮、他莫昔芬、甲氨蝶呤、地尔硫䓬
肝肿瘤	雄激素和蛋白同化激素、口服避孕药、砷、马兜铃酸

4. 药物对神经系统的毒副作用及典型药物

类别	发生机制	常见药物
神经元损害	周围神经系统（PNS）神经元损伤	多柔比星
	交感神经损伤	多巴胺
	前庭神经和耳蜗神经损害	氨基糖苷类抗生素
轴突损害	轴突变性	有机磷酸酯类
	微管相关性神经毒性	长春新碱
髓鞘损害	脱髓鞘和髓鞘水肿	哌克昔林、胺碘酮、呋喃妥因
神经递质毒性	影响神经递质	可卡因和安非他明
	影响 DA 受体	氯丙嗪
	耗竭去甲肾上腺素	氨基糖苷类抗生素、多黏菌素、新霉素等
		利血平

5. 药物对心血管系统的毒副作用及典型药物

（1）药物引起心脏损伤的类型

心脏损伤的类型	发生机制	常见药物
心力衰竭	①直接降低心肌的泵血能力，引起心力衰竭	①负性肌力药（包括钙通道阻滞药如维拉帕米、地尔硫䓬等）

续表

心脏损伤的类型		发生机制	常见药物
心力衰竭		②抑制心肌收缩能力减慢心率，提高外周血管阻力，增加心脏后负荷，降低心排血量 ③显著降低血压，这与充血性心力衰竭的发病显著相关 ④引起或加重心力衰竭	②β受体拮抗药（如普萘洛尔） ③α受体拮抗药（哌唑嗪） ④Ⅰ类抗心律失常药、皮质醇、非甾体抗炎药、抗肿瘤药等（舒尼替尼）
心律失常		通过改变自主神经系统兴奋性，或者直接作用于细胞膜受体或离子通道而导致异常冲动/传导行成	灰黄霉素、丙米嗪、阿米替林、哌替啶、洛贝林、阿托品、肾上腺素、氯丙嗪、奋乃静、沙丁胺醇等
心肌炎	超敏性心肌炎	无剂量依赖性	青霉素、异烟肼、磺胺类药物、两性霉素B、氨苄西林、麻黄碱、吲哚美辛、四环素、氯霉素、链霉素、头孢克洛、甲基多巴、氯氮平等
	中毒性心肌炎	有剂量依赖性	环磷酰胺、某些抗精神病类药、某些抗寄生虫药等
心肌病		对心肌细胞的直接毒副作用	抗肿瘤药多柔比星、柔红霉素等
		抑制心肌收缩性	抗精神病药物（如氯丙嗪、奋乃静、三氟拉嗪）、三环类抗抑郁药（如氯米帕明、阿米替林、多塞平）等
		引起心肌细胞的代谢异常，抑制心肌细胞氧化磷酸化	某些抗寄生虫药（如依米丁等）

续表

心脏损伤的类型	发生机制	常见药物
心包炎	/	普鲁卡因胺、异烟肼、肼屈嗪、色甘酸钠、麦角新碱、抗凝血药物、溶血栓药、苯妥英、青霉素、多柔比星等
心脏瓣膜病	可能是影响或干扰5-羟色胺的功能与代谢	麦角新碱、麦角胺和甲麦角胺、食欲抑制药、多巴胺受体激动药

（2）药物引起的血管损伤类型

血管损伤类型	发生机制	常见药物
高血压	交感神经系统和肾素-血管紧张素-醛固酮系统异常激活	免疫抑制药（如环孢素）、非甾体抗炎药、皮质醇、高钠含量的药物如抗酸药
低血压	可能与中枢神经细胞张力障碍有关	α受体拮抗药、血管紧张素转化酶抑制剂（ACEI）、甲基多巴、硝酸甘油、抗精神病药（如氯氮平）等
血管炎	/	磺胺类、环丙沙星、丙硫氧嘧啶、吲哚洛尔、卡比马唑、甲巯咪唑、环磷酰胺等

6. 药物对血液系统的毒副作用及典型药物

药物对血液系统的毒副作用	药物类别	作用机制
骨髓抑制	化疗药（氯霉素、多柔比星、卡铂、环磷酰胺、长春碱类等）	①诱导造血干细胞不规则凋亡 ②诱导造血干细胞衰老进而损伤其复制和自我更新能力 ③破坏骨髓基质 ④基因多态性

续表

药物对血液系统的毒副作用		药物类别	作用机制
红细胞毒性		/	骨髓红细胞生成抑制、外周血中红细胞破坏、血红蛋白改变以及血红蛋白合成障碍等
白细胞毒性		氯丙嗪	通过抑制幼粒细胞 DNA 的合成或抑制幼粒细胞的分裂和增殖，致使粒细胞生成障碍
血小板毒性	药源性血小板减少症	青霉素类和头孢菌素类药物、奎宁、非甾体抗炎药等	B 淋巴细胞介导的体液免疫
	药物干扰或损害血小板功能	非甾体抗炎药	抑制血栓素 A_2 合成从而抑制血小板聚集
		腺苷二磷酸（ADP）受体拮抗药	抑制内源性 ADP 与血小板膜上 ADP 受体结合，阻止血小板聚集
		钙通道阻滞药或其他可减少细胞内钙的药物	因减少血小板聚集所需要的细胞质钙，也具有抑制血小板聚集作用
其他与凝血相关的毒性		广谱抗菌药	抑制肠道细菌造造维生素 K，造成维生素 K 来源不足
		化学结构中含噻甲四唑基团的头孢菌素	在肝微粒体中与维生素 K 竞争结合 g-羧化酶，影响凝血因子 Ⅱ、Ⅶ、Ⅸ、Ⅹ 前体的 γ-羧化而致活性凝血因子生成不足，引起出血
		降脂药考来烯胺	干扰维生素 K 的吸收，影响凝血因子生成

7. 药物对免疫系统的毒副作用及典型药物

药物对免疫系统的毒副作用	药物类别	作用机制
药物引起的免疫抑制	抗肿瘤药物，如烷化剂（如环磷酰胺、苯丁酸氮芥）、抗代谢药（如甲氨蝶呤、硫唑嘌呤）	抑制免疫细胞的增殖
	糖皮质激素、环孢素及雷帕霉素等药物	抑制免疫细胞分化
	器官移植抗免疫排斥反应的药物，例如环孢素、西罗莫司、莫罗单抗 – CD3（OKT3）	抑制 T 细胞活化
药物引起的变态反应	β– 内酰胺类、普鲁卡因、苯佐卡因、链霉素、新霉素、蛋白制剂	①药物形成半抗原 – 载体复合物②药物作为直接抗原物质③药物毒性损伤诱发变态反应共刺激信号④药物干扰 T 细胞的分化与功能
	保泰松、吲哚美辛、安乃近、非那西丁、异烟肼	
	抗血清、抗毒素、大剂量青霉素和磺胺类	
	磺胺类、青霉素	
药物引起的自身免疫反应	甲基多巴	抗原靶分子为红细胞膜上的 Rh 蛋白
	氟烷	抗原靶分子为肝细胞的 CYP 酶类
	肼屈嗪、普鲁卡因胺和异烟肼等	组蛋白和核酸分子等成分从死亡的细胞中释放出来，若未被及时清除，则可作为抗原诱发广泛性组织损伤

8. 药物对内分泌系统的毒副作用及典型药物

药物对内分泌系统的毒副作用	损伤机制	常见药物
甲状腺的毒副作用	引起甲状腺增生肿大和肿瘤形成	抑制过氧化物酶的药物如丙硫氧嘧啶、甲巯咪唑、磺胺类药物、安替比林等
		大剂量碘、碳酸锂等
		中枢神经系统作用药物（如苯巴比妥、苯二氮䓬类药物）、钙通道阻滞药（如尼卡地平）等
		胺碘酮等
	引起甲状腺功能紊乱	胺碘酮
		聚维酮碘
		锂剂
		干扰素α
		抗甲状腺药如丙硫氧嘧啶和甲巯咪唑，其他如硝普钠、磺脲类药物
肾上腺的毒副作用	引起促激素源性萎缩	糖皮质激素
	引起损伤性萎缩	皮质激素抑制剂米托坦
	引起肾上腺髓质增生	氯丙嗪、利血平
性腺的毒副作用	对睾丸的损害作用	秋水仙碱
		睾酮或其他雄激素类药物大剂量
		大剂量顺铂、烷化剂、甲氨蝶呤
	对卵巢的损害作用	大剂量雌激素和孕激素
		抗雌激素类药氯米芬
		呋喃妥因、他莫昔芬、雷洛昔芬等
	引起药源性腺疾病	己烯雌酚、氯米芬、强心苷、雌激素、螺内酯等
		酮康唑、长春花碱、西咪替丁、环丙孕酮、氟他胺和苯妥英等
		白消安、卡莫司汀、金霉素、可乐定、肼屈嗪、长春新碱、苯乙肼等
		合成类固醇激素，包括糖皮质激素
		达那唑

续表

药物对内分泌系统的毒副作用	损伤机制	常见药物
下丘脑及垂体的毒副作用	拮抗结节 – 漏斗通路多巴胺能神经受体, 使垂体激素分泌紊乱	氯丙嗪
胰腺的毒副作用	引起胰岛损伤	链佐菌素
		喷他脒
	引起药源性高血糖症	抗肿瘤药门冬酰胺酶、二氮嗪、噻嗪类利尿药、β 受体拮抗药
		抗精神病药（如氯氮平和奥氮平）、糖皮质激素类药物（如氢化可的松和泼尼松）、噻嗪类利尿药和 β 受体拮抗药
		β 受体拟交感神经药
	引起药源性低血糖症	胰岛素、磺酰脲类、双胍类降糖药、水杨酸类药物、磺胺类抗菌药、丙吡胺、喷他脒、β 受体拟交感神经药
		血管紧张素转化酶抑制药
		β 受体拮抗药
		奎宁、奎尼丁、色氨酸、单胺氧化酶抑制剂、环丙沙星、对乙酰氨基酚

9. 药物对呼吸系统的毒副作用及典型药物

药物对呼吸系统的毒副作用		损伤机制	常见药物
呼吸道反应	鼻塞	通过舒张鼻部血管引起鼻组织充血、水肿，从而影响鼻腔通气出现鼻塞	抗高血压药（如哌唑嗪、普萘洛尔）、非甾体抗炎药和激素类药物等

续表

药物对呼吸系统的毒副作用		损伤机制	常见药物
呼吸道反应	咳嗽	药物在肺组织的高浓度摄取或者活性代谢物质在肺部聚积导致的肺局部毒性反应	胺碘酮、博来霉素
		药物在肺部的急慢性变态反应	青霉素类、红霉素类、呋喃妥因等抗菌药物及甲氨蝶呤、氯丙嗪等
		药物引起炎症介质在肺部蓄积导致	ACEI
	喉头水肿	大多为Ⅰ型变态反应	抗菌药物
	哮喘	/	青霉素、阿司匹林、普萘洛尔等
呼吸抑制	呼吸中枢抑制	刺激脑桥和延髓内的 μ 受体，降低呼吸中枢对 CO_2 反应性，影响颈动脉体化学感受器的传入神经以阻断低氧通气反应，还可抑制呼吸道黏液纤毛运输系统，气流阻力增加引起阻塞性通气不足	阿片类药物
		抑制多突触反应，激活 GABA 受体，能模拟 GABA 的作用，增加氯离子的通透性	巴比妥类药物
	呼吸肌麻痹	拮抗运动终板膜的 N_2 受体结合钙离子，抑制运动神经末梢释放乙酰胆碱，产生肌肉松弛作用从而导致呼吸麻痹	氨基糖苷类药物和多黏菌素
		竞争性地与运动终板膜上的 N_2 受体结合，阻断乙酰胆碱与 N_2 受体的结合并产生去极化作用	琥珀胆碱类药物

续表

药物对呼吸系统的毒副作用	损伤机制	常见药物
肺炎及肺纤维化	包括氧化损伤、博来霉素水解酶的相对缺乏、遗传易感性和炎症细胞因子的形成等原因	抗肿瘤药物博来霉素
	放射疗法、败血症、既往肺损伤等对肺损伤的影响	EGFR 酪氨酸激酶抑制药吉非替尼
	在拮抗免疫检查点时可引起免疫系统失调和 T 细胞活化	程序性死亡受体-1（PD-1）抑制药
非心源性肺水肿	变态反应	青霉素、链霉素、磺胺类、丝裂霉素等
	中毒反应	镇痛药、镇静催眠药、麻醉药、平喘药、美沙酮等
肺泡出血	各种原因导致肺微血管的血液进入肺泡	抗凝血药物、抗血小板药、纤维蛋白溶解药、抗肿瘤药物以及硝基呋喃妥因、两性霉素 B、D-青霉胺、丙基硫氧嘧啶等
肺动脉高压与肺静脉闭塞病	升高 5-羟色胺水平或者增强 5-羟色胺作用，刺激肺动脉平滑肌细胞增殖，并促进肺血管收缩，继而引起肺动脉高压	阿米雷司、氟苯丙胺、右芬氟拉明、选择性 5-羟色胺再摄取抑制药
肺栓塞	可减少抗凝血酶Ⅲ	环磷酰胺、甲氨蝶呤、丝裂霉素等
	能使血浆纤维蛋白原和血小板数量增加	口服避孕药炔雌醇环丙孕酮片、肾上腺皮质激素
	通过增加血小板的聚集或增加狼疮抗凝血因子及抗心磷脂抗体水平增加血凝状态	吩噻嗪类、氯氮平等抗精神病药
类风湿性肺结节	/	甲氨蝶呤、来氟米特、硫唑嘌呤等

10. 药物对皮肤的毒副作用及典型药物

药物对皮肤的毒副作用	损伤机制	常见药物
药疹	可分为免疫与非免疫两大类。绝大多数药疹由各型变态反应介导其中以Ⅰ型和Ⅳ型变态反应为多。非免疫机制包括效应途径的非免疫活化、药物过量反应、蓄积作用、原有皮肤病恶化、遗传性酶和蛋白缺陷等	①剥脱性皮炎型药疹：抗癫痫药、磺胺类、巴比妥类、解热镇痛类、抗生素等药物 ②荨麻疹型药疹：青霉素、呋喃唑酮、血清制品、β-内酰胺类抗生素、阿司匹林和其他非甾体抗炎药 ③固定性药疹：解热镇痛类、磺胺类药物、巴比妥类药物和四环素类药物 ④湿疹型药疹：汞剂、奎宁及磺胺类药物 ⑤麻疹型或猩红热型药疹：青霉素、磺胺类、解热镇痛类、巴比妥类药物 ⑥多形红斑型药疹：磺胺类、解热镇痛类及巴比妥类药物 ⑦大疱型表皮松解型药疹：磺胺类、解热镇痛类、抗生素、巴比妥类药物 ⑧痤疮型药疹：碘剂、溴剂、糖皮质激素避孕药、表皮生长因子受体（EGFR）抑制药、抗EGFR单抗等药物 ⑨紫癜型药疹：阿司匹林、吲哚美辛、别嘌呤醇、重金属盐、吩噻嗪类、磺胺类、青霉素、奎宁及香豆素类等药物
Stevens–Johnson综合征和中毒性表皮坏死松解症	/	抗惊厥药、磺胺类抗菌、抗癫痫药、非甾体抗炎药和别嘌呤醇、部分中草药和生物制剂如PD-1单抗、西妥昔单抗

续表

药物对皮肤的毒副作用	损伤机制	常见药物
光敏反应	光毒性反应	胺碘酮、喹诺酮类、四环素类及磺胺类药物等
	光变态反应	噻嗪类和苯佐卡因
荨麻疹	由于皮肤黏膜小血管扩张及渗透性增加而致的一种局限性、水肿性反应	青霉素、链霉素、头孢菌素、生物制品、利福平、水杨酸类药物等
痤疮	/	雄激素、促肾上腺皮质激素、碘剂、溴剂、类固醇激素、异烟肼以及避孕药
色素异常	导致黑色素合成、脂褐质增加、炎症后色素沉着和药物沉积引起皮肤、毛发、指（趾）甲和黏膜色素沉着	米诺环素、氟尿嘧啶、环磷酰胺、氯丙嗪、四环素、氯喹等、含有银、金、汞和铋的药物
红人综合征	/	万古霉素、替考拉宁、利福平
手足综合征	由细胞毒性化疗药物引起的皮肤不良反应	卡培他滨、氟尿嘧啶、多西他赛、阿糖胞苷和长春瑞滨等
手足皮肤反应	由靶向疗法引起的皮肤不良反应	新型多靶点抗肿瘤药物（如索拉非尼、卡博替尼等）

11. 药物对耳的毒副作用及典型药物

疾病简介	药物类别	药物种类
药物的耳毒性是指药物对内耳的毒副作用，通常影响听力和平衡感。药物耳毒性主要包括前庭毒性和耳蜗毒性	氨基糖苷类抗生素	
	大环内酯类抗生素	
	多肽类抗生素	万古霉素、多黏菌素
	氯霉素	

续表

疾病简介	药物类别	药物种类
药物的耳毒性是指药物对内耳的毒副作用，通常影响听力和平衡感。药物耳毒性主要包括前庭毒性和耳蜗毒性	抗肿瘤药	博来霉素、铂类配合物、氮芥、长春新碱等
	非甾体抗炎药	阿司匹林、吲哚美辛、布洛芬、双氯芬酸等
	抗疟药	奎宁、磷酸氯喹
	高效利尿药	呋塞米、依他尼酸
	局麻药	普鲁卡因、利多卡因、丁卡因
	四环素类抗生素	
	β-内酰胺类抗生素	
	氟喹诺酮类抗菌药	

12. 药物对眼的毒副作用及典型药物

药物类别	作用机制	毒副作用
氯喹	药物通过泪腺分泌，并由角膜吸收所致	导致角膜内出现弥漫性白色颗粒，引起视网膜轻度水肿和色素聚集，出现暗点，影响视力
氯丙嗪		致角膜影斑和混浊、晶状体混浊，亦可发生色素沉着性视网膜病、夜盲、视力减弱甚至失明
胺碘酮	/	引起角膜、结膜色素沉着、晶状体混浊，还可引起视神经病变，引起视敏度下降或视野缩小
皮质激素类药物	①抑制 Na^+，K^+ – ATP 酶，使晶状体上皮细胞膜通透性增加，引起电解质紊乱所致 ②与晶状体结晶蛋白反应，形成高分子量挡光性复合物	局部、全身使用可导致白内障

续表

药物类别	作用机制	毒副作用
抗有丝分裂药（如白消安、环磷酰胺、氮芥等）	干扰晶状体上皮细胞的有丝分裂	白内障
强心苷类药物	抑制视网膜 Na^+、K^+-ATP 酶，引起视觉异常	表现为雾视、雪视及色常障碍（如绿视和黄视）
吲哚美辛	/	视网膜病变、黄斑旁脱色素、视敏度降低、视野改变、暗适应阈值增加、蓝－黄色缺陷，还可引起角膜混浊
乙胺丁醇	螯合 Zn^{2+}，导致线粒体 ATP 合成受阻和线粒体膜电位升高，引起视网膜神经节细胞和视神经变性	出现视神经炎和视神经萎缩
异烟肼	影响维生素 B_6 代谢	视神经炎和视神经萎缩
氯霉素、糖皮质激素类、奎宁、单胺氧化酶抑制药、两性霉素 B、锂盐、卡莫西汀、甲氨蝶呤、青霉胺、雌激素等	/	引起视神经损伤

二、药物制剂与用药安全

在临床用药时存在潜在的安全性问题，主要体现在两方面，即：药物制剂的安全性和药物制剂临床使用过程的安全性问题。

```
                        ┌ 有关物质
                        │          ┌ 第 2 类溶剂限度的表示方法
                        │ 残留溶剂 ┤ 分析方法
              药物杂质的 ┤          └ 残留溶剂的限度
              安全性风险 │          ┌ 元素的分类
                        │          │ 元素杂质的风险控制和评估
                        │          │ 元素杂质的控制
                        └ 元素杂质 ┤ 元素的形态和其他考虑
                                   │ 元素杂质的限度
  药物                             └ 元素杂质的安全性评估
  制剂与┤                            ┌ 表面活性剂
  用药                              │ 抑菌剂
  安全   药用辅料的安全性风险 ┤ 软膏基质
                                    └ 质量要求方面
                                              ┌ 药物剂量
              药物剂型与给药途径的安全性风险 ┤
                                              └ 给药剂量
                                        ┌ 联合用药的安全性风险
              药物联用的安全性风险 ┤
                                        └ 饮食的影响
```

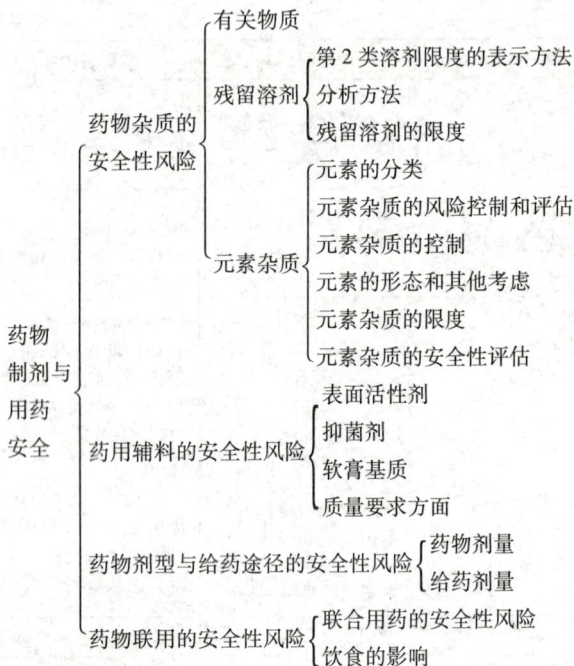

🔖 高频考点速记

1. 碘甲烷、溴甲烷的药物毒性作用：致癌。

2. 呼吸中枢兴奋药剂量过大时：可引起惊厥。

3. 营养不良时使用巴比妥类药物会导致：催眠作用时间明显延长。

4. 临产前使用吗啡等药物会导致：抑制胎儿呼吸。

5. 异烟肼等在体内的乙酰化代谢呈多态性，人群可分为快代谢型（EM）及慢代谢型（PM），前者使药物快速灭活，较易出现：肝毒性。

6. 氯丙嗪产生锥体外系副作用的原因：药物与非治疗部位靶标结合。

7. 大环内酯类抗生素红霉素类药物由于药物与非治疗部位靶标结合产生副作用：引起恶心、呕吐等胃肠道副作用。

8. 氯氮平、利培酮既拮抗 DA_2 受体，又拮抗 $5-HT_2$ 受体出现锥体外系副作用降低的原因：药物与非治疗靶标结合产生的副作用。

9. 抗心律失常药、抗心绞痛药对心脏快速延迟整流钾离子通道（hERG）的影响，进一步引起：Q-T 间期延长，诱发尖端扭转型室性心动过速（TdP），产生心脏不良反应。

10. 抗过敏药物阿司咪唑产生心脏的副作用是因为：对心脏快速延迟整流钾离子通道（hERG）的影响。

11. 抗真菌药物酮康唑可以和血红素中的铁离子螯合，形成可逆性的作用增加药物的毒副作用的原因：对 CYP 的抑制作用。

12. 服用乙酰氨基酚或含有乙酰氨基酚成分药品的患者，如同时大量饮酒引起毒副作用增加的原因：乙醇是 CYP2E1 的诱导剂。

13. 非甾体抗炎药双氯芬酸在体内发生代谢作用引起肝脏毒性是因为其结构特点：含有二苯胺片段。

14. 非三环类抗抑郁药奈法唑酮在体内发生代谢作用引起肝脏毒性是因为其结构特点：含有苯基哌嗪片段。

15. β 受体拮抗剂普拉洛尔在体内发生代谢作用引起特质性硬化性腹膜炎是因为其结构特点：苯环上氨基。

16. 曲格列酮在体内发生代谢作用引起严重的肝脏毒性是因为其结构特点：色满酮母核和噻唑烷二酮相连接。

17. 舒多昔康噻唑环被 CYP 开环，生成乙二醛和强亲电性酰基硫脲，后者可与蛋白质的亲核基团发生共价结合引起：严重的肝脏毒性。

18. 佐美酸出现肝脏毒性的原因：具有亲电性，可与肝脏的蛋白分子共价结合得到代谢产物芳乙酸酰化的葡糖醛酸。

19. 芬氯酸出现急性肝中毒和过敏反应的原因：与葡萄糖醛酸发生反应。

20. 钠通道阻滞剂非尔氨酯因可引起肝脏毒性和再生障碍性贫血而被限制使用的原因：在体内被酯酶水解与蛋白的亲核基团发生迈克尔加成，产生特质性毒性。

21. 非甾体抗炎药如阿司匹林、吲哚美辛、双氯芬酸等对消化系统毒副作用表现为：胃溃疡、出血等。

22. 以氨基糖苷类抗生素引起肾脏毒副作用为：急性肾小管坏死。

23. 药物性肝损伤的主要病理表现包括：肝细胞损伤、胆汁淤积、肝血管损伤、脂肪肝、肝纤维化。

24. 异烟肼引起肝脏毒副作用为：急性肝细胞损伤。

25. 甲基多巴引起肝脏毒副作用为：慢性肝细胞损伤；肝纤维化。

26. 口服避孕药引起肝脏毒副作用为：肝血管病变。

27. 多柔比星对神经系统的毒副作用为：周围神经系统（PNS）神经元损伤。

28. 氨基糖苷类抗生素对神经系统的毒副作用为：前庭神经和耳蜗神经损害。

29. 多巴胺对神经系统的毒副作用为：交感神经损伤。

30. 有机磷酸酯类对神经系统的毒副作用为：轴突毒性。

31. 艾司唑仑对神经系统的毒副作用为：药源性行为异常。

32. 通过影响神经递质引起对神经系统的毒副作用的药物为：可卡因、安非他明、中枢 DA 受体拮抗药氯丙嗪、利血平。

33. 药物引起心脏损伤的类型：心力衰竭、心律失常、心肌炎、心肌病、心包炎、心脏瓣膜病。

34. 磺胺类药物引起的血管损伤类型：药源性血管炎。

35. 卡铂对血液系统的毒副作用：骨髓抑制。

36. 抑制免疫细胞的增殖的药物有：抗肿瘤药物，如烷化剂（如环磷酰胺、苯丁酸氨芥）、抗代谢药（如甲氨蝶呤、硫唑嘌呤）。

37. 抗艾滋病药齐夫多定引起：对免疫系统的毒副作用。

38. 引起自身免疫反应的典型疾病系统性红斑狼疮的药物有：肼屈嗪、普鲁卡因胺和异烟肼等。

39. 引起甲状腺增生肿大和肿瘤形成的药物有：苯巴比妥、苯二氮䓬类药物、钙通道阻滞药（如尼卡地平）等。

40. 药物对肾上腺的毒副作用主要表现：促激素源性萎缩、损伤性萎缩和肾上腺髓质增生。

41. 秋水仙碱对性腺的毒副作用：引起睾丸损伤。

42. 糖皮质激素对下丘脑及垂体的毒副作用：长期使用致儿童生长发育停滞。

43. 引起胰岛损伤的典型药物是：链佐菌素、喷他脒。

44. 药物对呼吸系统的毒副作用表现为呼吸抑制的药物有：阿片类药物、巴比妥类药物等。

45. β 受体拮抗药普萘洛尔对呼吸系统的毒副作用表现为：哮喘。

46. 抗心律失常药胺碘酮对呼吸系统的毒副作用表现为：药物性间质性肺炎和肺纤维化。

47. 镇静催眠药地西泮对呼吸系统的毒副作用表现为：肺水肿。

48. 药物对皮肤的毒副作用主要表现为：药疹、Stevens-Johnson 综合征和中毒性表皮坏死松解症、光敏反应、荨麻疹、痤疮、皮肤色素异常等。

49. 引起耳的毒副作用的典型药物：原氨基糖苷类抗生素、大环内酯类抗生素、多肽类抗生素等。

50. 安全性风险较高的杂质主要包括：有关物质、残留溶剂和元素杂质。

51. 残留溶剂分为：第 1 类溶剂（应避免的溶剂）、第 2 类溶剂（应限制的溶剂）、第 3 类溶剂（低潜在毒性的溶剂）、没有足够毒理学数据的溶剂。

52. 元素杂质可能存在于：原料药、辅料或制剂中。

53. 第 3 类元素包括：钡（Ba）、铬（Cr）、铜（Cu）、锂（Li）、钼（Mo）、锑（Sb）和锡（Sn）。

54. 若表面活性剂的种类选择不当或用量较大时，可能会引发：机体胃肠道的不适或其他毒副作用。

55. 对于一些安全范围窄的药物，因治疗剂量与中毒剂量非常接近，剂量过大时引起严重中毒反应，甚至可导致死亡，如：去乙酰毛花苷丙、洋地黄毒苷、三氧化二砷等。

56. 酒或含酒精饮料与药物制剂同服时可能会引发药物制剂的剂量突释，尤其是针对：固体制剂。

第六章 药物的结构与作用

🖐 **必备考点精编**

第一节 药物结构与药物活性

一、结构特异性药物与结构非特异性药物

1. **结构特异性药物** 活性除与药物分子的理化性质相关外，主要依赖于药物分子特异的化学结构。

2. **结构非特异性药物** 活性主要取决于药物分子的理化性质，与化学结构关系不大。如全身麻醉药，其麻醉作用与药物的脂水分配系数有关。

这种药物的化学结构与生物活性（药理活性）之间关系，称为构效关系（SAR）。

二、药物结构对活性的影响

（一）药物取代基对药物活性的影响

取代基种类	生物活性影响	举例
烃基	提高脂溶性、增加脂水分配系数（$\log P$）；降低分子的解离度；体积较大的烷基还会增加立体位阻，从而增加稳定性	环己巴比妥引入甲基后成为海索比妥
卤素	增加分子的脂溶性，改变分子的电子分布，从而增强与受体的电性结合，使生物活性发生变化	吩噻嗪类药物 2-位引入三氟甲基得到氟奋乃静；醋酸氟代氢化可的松
羟基和巯基	脂肪链上引入羟基取代，常使活性和毒性下降；取代在芳环上的羟基，会使分子解离度增加，使活性和毒性均增强；引入巯基时，脂溶性比相应的醇高，更易于吸收	二巯丙醇的巯基可与重金属形成稳定的络合物，用于治疗金、汞及含砷化合物的中毒

续表

取代基种类	生物活性影响	举例
醚和硫醚	醚类化合物含有烷氧基键、烷烃基，使在脂－水交界处定向排布，易于通过生物膜；硫的极性大于碳而小于氧，易被氧化成亚砜或砜，砜分子极性减小而脂溶性增大，亚砜中硫氧键使其极性增大，水溶性亦增大。其极性强于硫醚，同受体结合的能力以及作用强度有大的不同	广谱驱虫药阿苯达唑在体内迅速代谢成亚砜和砜类化合物
磺酸、羧酸和酯	磺酸基的引入，使化合物的水溶性和解离度增加，不易通过生物膜，导致生物活性减弱，毒性降低；羧酸水溶性及解离度均比磺酸小，羧酸成盐可增加水溶性，羧酸成酯后可增大脂溶性，易被吸收；酯基易与受体的正电部分结合，其生物活性也较强，利用这一性质，将羧酸制成酯的前药，降低药物的酸性，减少对胃肠道的刺激性	抗肿瘤药物巯嘌呤引入磺酸基后可制成钠盐得到磺巯嘌呤钠；抗组胺药羟嗪结构上羟基换成羧酸基得到西替利嗪，脂溶性下降，成为第二代没有中枢副作用的抗组胺药物；头孢呋辛羧基酯化得到的前药头孢呋辛酯，脂溶性增强，口服吸收良好
含氮原子类	胺类、脒类、胍类和几乎所有含氮原子的杂环类。生物活性顺序：伯胺＞仲胺＞叔胺，季铵水溶性大，不易通过生物膜和血－脑屏障，口服吸收不好，也无中枢作用；芳香胺体内代谢时，易产生强亲电性亚胺－醌，表现出潜在的毒副作用；胺类药物酰化后得到酰胺类药物，易与生物大分子形成氢键，增强与受体的结合能力，但酰胺键在体内易发生互变异构，极性加大对活性不利	双氯芬酸、对乙酰氨基酚等，长时间和大剂量服用易导致肝脏损伤

（二）药物的电荷分布对药物活性的影响

药物分子中的电子云密度分布正好和受体或酶的特定受体相适应时，由于电荷产生的静电引力，有利于药物分子与受体或酶结合，形成比较稳定的药物－受体或药物－酶的复合物而增加活性。

药物类别	举例	化学结构	电荷分布	作用结果
喹诺酮类抗菌药	环丙沙星		/	
	司帕沙星		电荷密度增加	抑制活性比环丙沙星强
苯甲酸酯类局部麻醉药	苯甲酸乙酯			
	普鲁卡因		电子云通过共轭诱导效应，增加了酯羰基的极性	作用时间延长
	对硝基苯甲酸乙酯		硝基的吸电子效应，导致羰基的电子云密度降低	麻醉作用降低

（三） 药物的立体结构对药物活性的影响

1. 药物的手性结构对药物活性的影响

（1） 手性药物的对映异构体之间药物活性的差异

类别	举例	药物活性
对映体异构体之间具有等同的药理活性和强度	普罗帕酮、氟卡尼	单一对映体与外消旋体的临床效果是一致

续表

类别	举例	药物活性
对映体异构体之间产生相同的药理活性，但强弱不同	氧氟沙星	$S-$（$-$）对映异构体对细菌旋转酶抑制活性是 $R-$（$+$）对映异构体的 9.3 倍，是消旋体的 1.3 倍
	氯苯那敏	右旋体的活性高于左旋体
	萘普生	$S-$（$+$）的抗炎和解热镇痛活性约为 $R-$（$-$）对映异构体的 10～20 倍
对映体异构体中一个有活性，一个没有活性	L-甲基多巴	仅 L-构型的化合物有效
	氨己烯酸	只有 S-对映异构体是 GABA 转氨酶抑制剂
	索他洛尔	R-型异构体的活性远胜于 S-型
	阿替洛尔	R-型异构体的活性大于 S-构型
对映异构体之间产生相反的活性	哌西那朵	（$+$）-具有阿片样作用，而（$-$）-对映异构体则呈拮抗作用
	扎考必利	R-对映异构体为 5-HT_3 受体拮抗剂，S-对映异构体为 5-HT_3 受体激动剂
	依托唑林	（$-$）/利尿，（$+$）/抗利尿
对映异构体之间产生不同类型的药理活性	丙氧酚	右丙氧酚是镇痛药，而左丙氧酚则为镇咳药
	奎尼丁	抗心律失常，光学对映体奎宁为抗疟药
一种对映体具有药理活性，另一对映体具有毒性作用	氯胺酮	$R-$（$+$）对映异构体具有麻醉作用，而 $S-$（$-$）-对映异构体则产生中枢兴奋作用
	乙胺丁醇	D-对映异构体活性比 L-对映异构体强 200 多倍，而毒性也较 L-型小得多
	丙胺卡因	两种对映异构体的作用相近，但 $R-$（$-$）对映体具有血液毒性

（2）两个对映异构体分别起不同的治疗作用和毒副作用的手性药物

药物	起治疗作用的对映异构体	产生毒副作用的对映异构体
氯胺酮	S-体，安眠镇痛	R-体，术后幻觉
青霉胺	（－）-体，免疫抑制，抗风湿	（＋）-体，致癌
四咪唑	S-体，广谱驱虫药	R-体，呕吐
米安色林	S-体，抗忧郁	R-体，细胞毒作用
左旋多巴	S-体，抗震颤麻痹	R-体，竞争性拮抗

　　2. 药物的几何异构对药物活性的影响　由于几何异构体的产生，不仅影响药物的理化性质，而且也改变药物的生理活性。如氯普噻吨，其顺式异构体的抗精神病作用比反式异构体强 5～10 倍。

　　己烯雌酚，其反式异构体与雌二醇骨架不同，但两个酚羟基排列的空间距离和雌二醇的二个羟基的距离近似，表现出与雌二醇相同的生理活性。

　　3. 药物的构象异构体对药物活性的影响

类别	举例	药物活性
相同的一种结构，因具有不同构象，可作用于不同受体，产生不同性质的活性	组胺	以反式构象与 H_1 受体作用，而以扭曲式构象与 H_2 受体作用，故产生两种不同的药理作用
只有特异性的优势构象才产生最大活性	多巴胺	反式构象是优势构象，药效构象与优势构象为同一构象，而扭曲式构象由于药效基团间的距离与受体不匹配，故没有活性

第二节　中枢神经系统药物

一、镇静催眠药物

类别	分类	作用
根据剂量分类	小剂量	镇静作用
	中等剂量	催眠作用
	大剂量	抗惊厥或麻醉的作用
按照化学结构分类	苯二氮䓬类	GABA$_A$受体调节剂
	非苯二氮䓬类	

（一）苯二氮䓬类药物

1. 基本结构　苯二氮䓬类药物的化学结构含有 A、B 和 C 环，根据 B 环上是否并合杂环，分为西泮类药物和唑仑类药物。

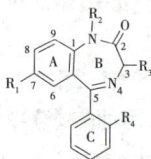

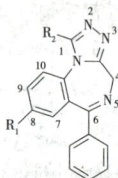

西泮类药物结构　　唑仑类药物结构

2. 体内代谢特点　①口服吸收较快；②代谢主要在肝脏进行。

3. 常用的苯二氮䓬类药物

药物名称	药物结构	性质和代谢
西泮类	地西泮	①亲脂性强，易透过血-脑屏障，可通过胎盘和分泌入乳汁②长期用药有蓄积作用

续表

药物名称		药物结构	性质和代谢
西泮类	奥沙西泮		①地西泮的代谢产物，毒性低、副作用小，对焦虑、紧张及失眠均有效 ②在临床使用的是外消旋体
	劳拉西泮		①A 环和 C 环上均有吸电子基团 Cl，对中枢神经的抑制作用比较强 ②属于短效和清除较快药物 ③适用于焦虑障碍的治疗或用于缓解焦虑症状的短期治疗
	氯硝西泮		①A 环上强吸电子基团 NO_2 和 C 环上吸电子基团 Cl，对中枢神经的抑制作用比较强 ②脂溶性高，易通过血-脑屏障 ③适用于各种癫痫的治疗
	氟西泮		①含有二乙氨基侧链，碱性较强，临床用其盐酸盐 ②属于速效、长效药物
唑仑类	三唑仑		①三氮唑分子中的甲基提高了脂溶性，使其起效快 ②多次服用很少发生体内蓄积 ③短效镇静催眠药
	阿普唑仑		①与三唑仑的区别仅是 6 位为苯基，代替2′-氯苯基 ②体内蓄积量极少，停药后清除快 ③可用于焦虑，也用于催眠或焦虑的辅助用药及抗惊厥药

179

续表

药物名称	药物结构	性质和代谢
唑仑类	艾司唑仑	①1,2位骈合三氮唑环，使苯二氮草环的1，2位不易水解，因而增加稳定性，也增强了药物与受体的亲和力 ②主要用于抗焦虑、失眠；也用于紧张、恐惧及抗癫痫和抗惊厥
	咪达唑仑	①三氮唑用咪唑替代；临床常用马来酸盐，作用迅速 ②高脂溶性，首关效应明显，易透过血-脑屏障，消除快 ③用于治疗失眠症，亦可用于外科手术或诊断检查时作诱导睡眠用
	依替唑仑	①将阿普唑仑分子中的苯核用5-乙基噻吩取代，作用时间低于阿普唑仑 ②适用于治疗各种原因引起的焦虑、紧张、抑郁、失眠等疾病

（二）非苯二氮草类药物

1. 非苯二氮草类药物的优势

类别	特点
苯二氮草类	长期使用，会使 γ-氨基丁酸（GABA）的 $GABA_A$ 受体活性下降，产生耐受性和较强的依赖性，且伴有较严重的停药反应和反跳现象
非苯二氮草类	高选择性、副作用小

2. 常见的非苯二氮䓬类药物

药物名称	药物结构	性质和代谢
酒石酸唑吡坦		①咪唑吡啶类催眠药 ②口服吸收迅速，可通过血-脑屏障 ③在体内无蓄积，故残余效应较小
艾司佐匹克隆		①作用在 $GABA_A$ 受体-氯离子通道复合物的特殊位点上 ②佐匹克隆的 $S-(+)$-异构体，短效催眠作用；而左旋佐匹克隆对映体无活性，而且是引起毒副作用的主要原因；连续多次给药无蓄积作用 ③用于入睡困难、夜间维持睡眠困难、早醒等睡眠障碍
扎来普隆		①属于吡唑并嘧啶的衍生物 ②与 $GABA_A$ 受体复合体的亲和力高；副作用低，没有精神依赖性；使用常规剂量时，次日清晨不产生后遗效应；停药后失眠的复发率很低 ③适用于入睡困难的失眠症的短期治疗

二、抗精神病药物

种类	类别	作用机理	不良反应
经典	多巴胺受体拮抗药	能阻断中脑-皮质系统和中脑-边缘系统的多巴胺受体，同时还能阻断黑质-纹状体通路的多巴胺受体	引起锥体外系反应
非经典		拮抗多个中枢神经递质与受体的作用	几乎不引起锥体外系反应

（一）三环类药物

1. 吩噻嗪类

（1）基本结构

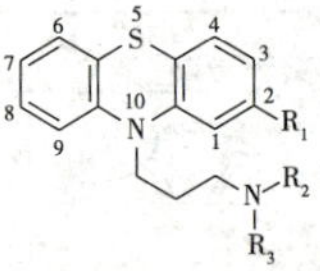

（2）常用的药物

药物名称	药物结构	性质和代谢
盐酸氯丙嗪	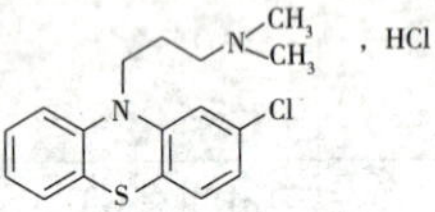	①口服吸收好；有首关消除；易透过血-脑屏障 ②主要代谢物从尿和粪便中排出
三氟丙嗪	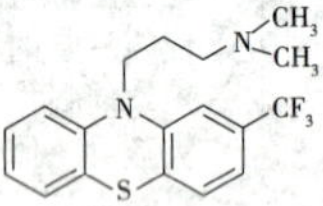	①以三氟甲基替代氯丙嗪中的氯原子，作用强；亦可用于镇吐；有锥体外系反应 ②治疗精神分裂症、镇吐
三氟拉嗪	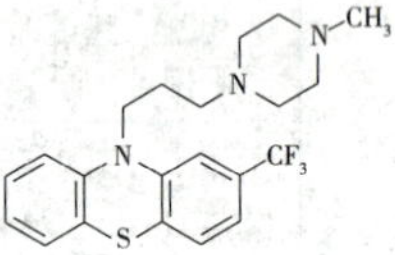	①将三氟丙嗪分子的二甲氨基用 N–甲基哌嗪替代 ②抗精神病和镇吐作用比氯丙嗪强，脂溶性高 ③主要用于精神分裂症和镇吐，作用快而持久
奋乃静	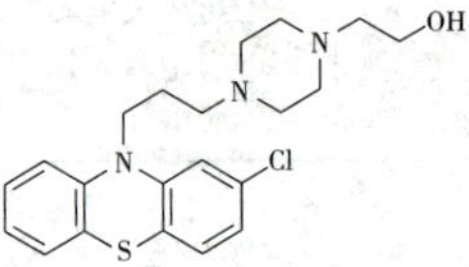	①氯丙嗪分子中的二甲氨基被羟乙基哌嗪取代，活性强于氯丙嗪，但可产生较重的锥体外系症状 ②首关效应，并存在肠肝循环 ③用于治疗偏执性、反应性、症状性精神疾病，单纯型及慢性精神分裂症
氟奋乃静	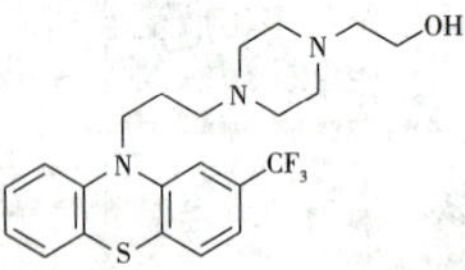	①奋乃静分子中 2 位氯原子被三氟甲基取代，作用强，持久，镇静、镇吐作用微弱，但锥体外系反应更多见 ②用于各型精神分裂症；亦可用于恶心、呕吐

2. 硫杂蒽类药物

（1）基本结构：用碳原子替换吩噻嗪母核上的10位氮原子，并通过双键与碱性侧链相连，得到硫杂蒽类抗精神病药物，又称为噻吨类抗精神病药物。

（2）特点：分子结构中存在双键，有顺式（Z）和反式（E）两种异构体。顺式的作用比反式强7倍。

（3）常用的药物

药物名称	药物结构	性质和代谢
氯普噻吨		①顺式异构体为有效异构体 ②用于治疗以抑郁、焦虑症状为主要表现的精神分裂症、躁狂症、反应性精神病等。也可用与焦虑性神经官能症和带状疱疹神经痛
珠氯噻醇		①氯普噻吨的二甲氨基被羟乙基哌嗪取代的顺式产物 ②适用于治疗有焦虑和幻觉症状的精神神症、类妄想狂－幻觉型精神分裂症、青春期痴呆、躁狂及焦虑周期性精神病。本品较适用于老年患者
氟哌噻吨		①珠氯噻醇氯原子被三氟甲基替代的顺式体；作用比其强；镇静作用较弱 ②抗焦虑、抗抑郁的长效药 ③适用于急、慢性精神分裂症、忧郁症及忧郁性神经官能症，禁用于躁狂症患者

3. 二苯并二氮䓬类药物

药物名称	药物结构	性质和代谢
氯氮平		①对吩噻嗪类的噻嗪环进行结构改造，将6元环扩大为七元环二氮䓬环 ②为选择性多巴胺神经抑制药，锥体外系副作用小 ③具广谱的抗精神病作用，现已列入国家基本药物
奥氮平		①氯氮平苯核被甲基噻吩取代，属于噻吩并苯二氮䓬类似物，对中枢神经系统的多种受体有作用 ②对精神病有广泛的疗效，几乎没有锥体外系副作用
喹硫平		①氯氮平分子中5位—NH—替换为—S—形成二苯并硫氮䓬药物，几乎不产生锥体外系副作用 ②用于治疗精神分裂症
洛沙平		①氯氮平分子中5位的—NH—以生物电子等排体—O—取代时，可导致锥体外系反应 ②主要用于精神分裂症和焦虑症的治疗
阿莫沙平		①洛沙平的脱甲基活性代谢物，又称氯氧平 ②故临床上亦可作为抗抑郁药

（二）非三环类药物

1. 丁酰苯类药物　丁酰苯类药物是在研究镇痛药的基础上发现的，较吩噻嗪类药物抗精神病作用强。氟哌啶醇是最早应用于临床的代表药物。

（1）构效关系

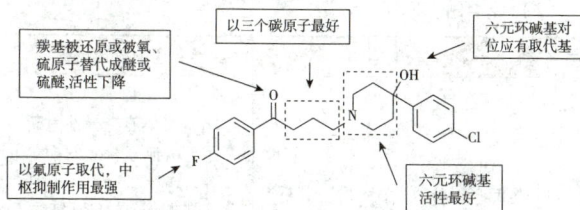

羰基被还原或被氧、硫原子替代成醚或硫醚，活性下降

以三个碳原子最好

六元环碱基对位应有取代基

以氟原子取代，中枢抑制作用最强

OH

六元环碱基活性最好

（2）常用的药物

药物名称	药物结构	药理性质和代谢
氟哌啶醇		①室温避光下稳定，受光照射颜色加深；105℃干燥时会发生部分降解 ②片剂处方中避免使用乳糖 ③口服吸收快
三氟哌多		①4-氯苯基更换为3-三氟甲基，作用较迅速；对改善孤独、淡漠、迟钝、呆滞等慢性退缩症状疗效较好 ②主要用于精神分裂症；尚可用作镇静治疗的辅助剂和止吐
氟哌利多		①哌啶4位为苯并咪唑酮衍生物 ②肌内注射与静脉注射有相等的效果 ③用于精神分裂症和躁狂症兴奋状态；也可以与芬太尼合用静脉注射时，可使病人产生特殊麻醉状态

2. 苯甲酰胺类药物

（1）特点：①在对局麻药普鲁卡因胺的结构改造中发现了苯甲酰胺类抗精神病药物；②可选择性地拮抗多巴胺受体，具有作用强而副作用小的优点；③可用于精神分裂

症和顽固性呕吐的对症治疗。

（2）常用的药物

药物名称	药物结构	药理性质和代谢
舒必利		①对中枢多巴胺（D_2、D_3、D_4）受体有选择性阻断 ②用于精神分裂症的抑郁状态、症状性精神病、抑郁性神经官能症和疑病状态、酒精中毒性精神病、智力发育不全伴有人格障碍；老年性精神病
硫必利		①结构与舒必利相似，可以看成四氢吡咯开环产物 ②口服吸收迅速 ③用于舞蹈症、抽动－秽语综合征及老年性精神病
瑞莫必利		①侧链选用 S-构型的药物；对多巴胺受体 DA_2 有高度的选择性 ②用于治疗急性和慢性精神分裂症和以妄想、幻觉和思维紊乱为症状的精神病

3. 其他类药物

药物名称	药物结构	性质和代谢
齐拉西酮		①非经典抗精神病药物，可视为替螺酮与氧代吲哚并合的产物 ②可治疗精神分裂症的阳性症状，并使认知损害、肥胖和高催乳素血症等不良反应相对较少
利培酮		①高选择性的 $5HT_2/DA_2$ 受体平衡拮抗药，疗效高而锥体外系不良反应很少 ②适用于各种精神分裂症，对焦虑和抑郁症都有效，对阴性症状也有效

三、抗抑郁药物

根据药物的作用机制可分为：①去甲肾上腺素再摄取抑制药；②选择性 5-羟色胺再摄取抑制药；③单胺氧化酶抑制药；④5-羟色胺与去甲肾上腺素再摄取抑制药等。

（一）去甲肾上腺素再摄取抑制药

1. 基本结构　为三环类化合物，或称三环类抗抑郁药（TCAs）。具有一个二苯并氮䓬母环和一个具有叔胺或仲胺的碱性侧链。

2. 常用的三环类抗抑郁药物

药物名称	药物结构	性质和代谢
丙米嗪		①吩噻嗪类分子中的硫原子以亚乙烯基—CH＝CH—或亚乙基—CH$_2$—CH$_2$—取代 ②可完全由胃肠道吸收 ③用于治疗各种抑郁症
氯米帕明		①在丙米嗪 2 位引入氯原子，起效快，同时还能抗焦虑 ②用于治疗各种抑郁状态；也常用于治疗强迫性神经症、恐怖性神经症
地昔帕明		①丙米嗪的活性代谢物，作用与丙米嗪相似 ②口服易吸收 ③用于内因性、更年期、反应性及神经性抑郁症
阿米替林		①丙米嗪的氮原子以碳原子取代，并通过双键与侧链相连，形成二苯并环庚二烯类 ②用于治疗各种抑郁症，其镇静作用较强，主要用于治疗焦虑性或激动性抑郁症

续表

药物名称	药物结构	性质和代谢
多塞平		①二苯并环庚二烯环中的碳原子用氧原子取代得到二苯并噁嗪结构，有 *E* 型（trans−）和 *Z* 型（cis−）两个几何异构体 ②用于焦虑性抑郁症或抑郁性神经症

（二）选择性5−羟色胺再摄取抑制药（SSRIs）

1. 特点

（1）可选择性抑制突触前膜5−羟色胺的再摄取，提高突触间隙中5−羟色胺的浓度从而起到抗抑郁的作用。

（2）对5−羟色胺再摄取的抑制作用选择性强，对去甲肾上腺素、多巴胺、组胺及胆碱能神经影响较小。

（3）具有口服吸收良好、生物利用度高、耐受性好、疗效与三环类抗抑郁药相当、不良反应较其少等优点。

2. 常用的药物

药物名称	药物结构	性质和代谢
西酞普兰		①分子含有异苯并呋喃结构，药用有外消旋体和光学异构体两种；艾司西酞普兰是西酞普兰的 *S*−对映体，其活性比 *R*−对映体至少强 100 倍 ②适用于抑郁性精神障碍
氟伏沙明		①非三环类抗抑郁药，对中枢多巴胺的摄取无影响，没有兴奋和镇静作用 ②分子中含 C＝N 双键，只有 *E*−异构体有活性，但紫外线光照可致异构化产生药理学无效的 *Z*−异构体，避光保存 ③常用于抑郁症及相关症状和强迫症的治疗

续表

药物名称	药物结构	性质和代谢
氟西汀		①非三环类抗抑郁药，疗效好、不良反应轻、安全性高、耐受性好 ②分子中含手性碳原子，S-异构体作用时间长，R-对映体起效快；S型还可用于预防偏头疼 ③氟西汀是长效口服抗抑郁药 ④用于抗抑郁症、强迫症和暴食症等
去甲氟西汀		
舍曲林		①含两个手性中心；目前使用的是 S,S-(+)-异构体 ②用于治疗抑郁症的相关症状；也用于治疗强迫症
盐酸帕罗西汀		①含二个手性中心，市售帕罗西汀的构型是(3S,4R)-(-)-异构体 ②能有效改善各种强迫症、广泛性焦虑症、惊恐障碍、社交障碍、创伤后应激障碍等各类型抑郁症

（三）单胺氧化酶抑制药

1. 特点

（1）单胺氧化酶（MAO）是一种催化体内单胺类递质代谢失活的酶。

（2）单胺氧化酶抑制药可以通过抑制 NE、肾上腺素、5-HT 等的代谢失活，减少脑内 5-HT 和 NE 的氧化脱胺代谢，使脑内受体部位神经递质 5-HT 或 NE 的浓度增加，利于突触的神经传递而达到抗抑郁的效果。

（3）脑内 MAO 有 MAO-A 和 MAO-B 两种亚型。MAO-A 与 NE 和 5-HT 的代谢脱胺有关，为抗抑郁药的主要靶酶。

2. 常用药物

药物名称	药物结构	药理性质和代谢
吗氯贝胺		①与苯甲酰胺舒必利和甲氧氯普胺结构相似，对 MAO-A 有可逆性抑制作用 ②用于治疗内源性抑郁症、神经功能性抑郁症和精神性和反应性抑郁症
托洛沙酮		①为分子内的氨基甲酸酯结构，选择性抑制 MAO-A 活性 ②适用于治疗神经官能性抑郁症、神经质和非神经质性抑郁、退化性抑郁症、躁狂郁性精神病人的抑郁症发作

（四）5-羟色胺与去甲肾上腺素再摄取抑制药（SNRI）

1. 特点

（1）主要通过同时拮抗 NA 和 5-HT 的再摄取，升高 NA 和 5-HT 的浓度而发挥双重抗抑郁作用，对胆碱能、组胺或肾上腺素能受体几乎无亲和力。

（2）不良反应较少，安全性和耐受性好，可用于治疗抑郁症、广泛性焦虑症、强迫症和惊恐发作等。

2. 常用的药物

药物名称	药物结构	性质和代谢
度洛西汀		①含有手性碳原子，药用右旋体 ②用于治疗重度抑郁症，糖尿病周围神经痛，女性应激性尿失禁

续表

药物名称	药物结构	性质和代谢
文拉法辛		①小剂量时主要抑制 5-HT 的再摄取，大剂量时对 5-HT 和 NE 的再摄取均有抑制作用；和它的活性代谢物 O-去甲文拉法辛，都有双重的作用机制
去甲文拉法辛		②适用于各种类型抑郁症，包括伴有焦虑的抑郁症及广泛性焦虑症
米氮平		①本品有两种光学异构体，均有抗抑郁活性，S-(-)-异构体比 R-(-)-异构体结合力强；而 R-米氮平比 S-米氮平对 5-HT$_3$ 受体的抑制强，并有 H$_1$ 受体作用，具镇静作用 ②用于治疗各种抑郁症

四、镇痛药

（一）天然生物碱及类似物

1. 基本结构 吗啡从植物罂粟的浆果浓缩物即阿片中可提取得到，临床常用其盐酸盐。

吗啡是具有菲环结构的生物碱，是由 5 个环稠合而成的复杂立体结构有效的吗啡构型是左旋吗啡，其水溶液的 [α] -98°。而右旋吗啡则完全没有镇痛及其他生理活性。

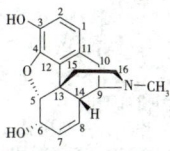

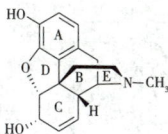

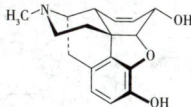

吗啡　　　　　吗啡环的编号　　　　吗啡的"T"-型立体构象

2. 性质

（1）化学性质不稳定，光照下即能被空气氧化变质。氧化可生成伪吗啡和 N-氧化吗啡。伪吗啡亦称双吗啡，是吗啡的二聚物，毒性增大。故本品应避光，密封。

（2）吗啡在酸性溶液中加热，可脱水并进行分子重排，生成阿扑吗啡。阿扑吗啡为多巴胺激动剂，可兴奋中枢的呕吐中心，临床上用作催吐剂。

3. 体内代谢

（1）特点：吗啡口服虽可吸收，但由于肝首过效应大，生物利用度低，故一般制成注射剂或缓释片。

（2）代谢途径：在肝脏代谢，吗啡结构中含有两个羟基，在体内羟基发生第Ⅱ相生物结合反应为其主要代谢途径。

4. 常用的其他药物

药物名称	药物结构	性质和代谢
可待因		①吗啡3位羟基甲基化得到 ②镇痛活性仅是吗啡的 1/10，具有较强的镇咳作用
二乙酰吗啡（海洛因）		①吗啡3位、6位羟基同时酯化得到 ②脂溶性强，更易进入血－脑屏障，镇痛作用和成瘾性都增强
烯丙吗啡		①将吗啡的 N-甲基被烯丙基、环丙基甲基或环丁基甲基等取代后取代吗啡结构中的氮原子时，导致吗啡样物质对受体的作用发生逆转，由激动剂变为拮抗剂 ②均无镇痛作用，都是阿片受体的拮抗剂，其中纳曲酮的活性比纳洛酮强 8 倍 ③在临床上可用于服用吗啡或海洛因中毒的成瘾者的解救
纳洛酮		
纳曲酮		

续表

药物名称	药物结构	性质和代谢
盐酸羟考酮		①可待因的 6 位羟基氧化成酮，同时 7、8 位的双键氢化 ②为阿片受体纯激动剂，作用类似吗啡；主要作用是镇痛，其他包括抗焦虑、止咳和镇静
埃托啡		①引入多余的稠合环有助于限制阿片类镇痛药的 T 型骨架构象，通过蒂巴因合成得到疏水性更大的埃托啡 ②镇痛活性是吗啡的 10000 倍，透过血-脑屏障的速度是其 300 倍，与受体结合力是其 200 倍，但治疗指数低

（二）合成镇痛药物

1. 结构特征　盐酸哌替啶属于 4-苯基哌啶类结构的镇痛药，其结构可以看作仅保留吗啡 A 环和 D 环的类似物。

结构中酯羰基的邻位有苯基存在，空间位阻大，水溶液短时间煮沸不至于被水解。

2. 体内代谢　盐酸哌替啶给药后被血浆中的酯酶水解生成无镇痛活性的哌替啶酸。也可以脱甲基，生成几无镇痛作用的去甲基哌替啶，进一步水解生成去甲基哌替啶酸。去甲基哌替啶体内消除很慢，易蓄积产生中枢毒性，引发癫痫。

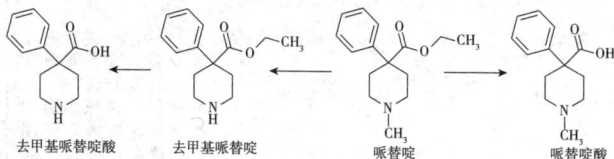

3. 常用的其他药物

药物名称	药物结构	性质和代谢
枸橼酸芬太尼	(结构式)	①4-苯基哌啶类结构中，哌啶环的 4 位引入苯氨基，并在苯基氨基的氮原子上丙酰化得到4-苯氨基哌啶类结构的强效镇痛药 ②**亲脂性高，易通过血-脑屏障，起效快，作用强；作用时间短**
阿芬太尼	(结构式)	①将哌啶环中的苯基以极性乙基四氮唑取代 ②pK_a(6.5)较低，在生理条件下，更易透过血-脑屏障
舒芬太尼	(结构式)	①**将哌啶环中的苯基以噻吩替代** ②作用强，安全性好，治疗指数高，作用发生快，持续时间短 ③临床用于辅助麻醉
瑞芬太尼	(结构式)	①将哌啶环中的苯基以羧酸酯替代 ②起效快，维持短，无累积性阿片样效应 ③临床用于诱导和维持全身麻醉期间止痛、插管和手术切口止痛
盐酸美沙酮	(结构式)	①**结构中含有一个手性碳原子，其 R-对映异构体的镇痛活性是 S-对映异构体的两倍，临床常用外消旋体** ②**作用比吗啡、哌替啶稍强，成瘾性等副作用也相应较小；与吗啡比较，作用时间较长、不易产生耐受性的特点** ③安全窗较小，有效剂量与中毒量较接近 ④适用于各种原因引起的剧痛，临床上被用于治疗海洛因依赖脱毒和替代维持治疗

（三）其它合成镇痛药

药物名称	药物结构	药理性质和代谢
盐酸布桂嗪（强痛定）	, HCl	①阿片受体的激动－拮抗剂 ②镇痛作用约为吗啡的1/3，显效速度快 ③用于各种疼痛，偶有恶心或头晕、困倦等，停药后即消失，连续使用可耐受和成瘾，故不可滥用
盐酸曲马多	, HCl	①微弱的μ阿片受体激动剂 ②临床用外消旋体 ③镇痛作用为曲马多的2～4倍，为吗啡的1/35 ④多经口服、直肠、静脉或肌注给药，短时间较少出现呼吸抑制或便秘，几无成瘾性，可代替吗啡用于中度至重度术后或慢性疼痛的镇痛

第三节　解热镇痛及非甾体抗炎药物

一、解热镇痛药物

分类	作用机理
水杨酸类药物	作用于下丘脑的体温调节中枢，选择性地抑制中枢环氧化酶，使前列腺素的合成和释放减少，发挥解热作用
苯胺类药物	
吡唑酮类药物	

（一）水杨酸类药物

1. 代表药物—阿司匹林

（1）结构与性质：阿司匹林水解生成的水杨酸与三氯化铁试液反应，呈紫堇色。此反应可用于本品的鉴别。

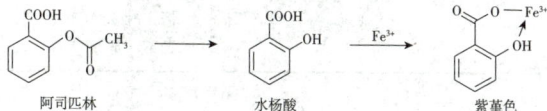

阿司匹林　　　　水杨酸　　　　紫堇色

（2）体内代谢

1）特点：口服吸收迅速，生物利用度约为70%，T_{max}为2小时。本品大部分在肝内脱乙酰化生成水杨酸，并以水杨酸盐的形式迅速分布于全身各组织。$t_{1/2}$为20分钟，水杨酸的$t_{1/2}$为3~5小时。

2）水杨酸的主要代谢途径：是在甘氨酸-N-酰基转移酶（GLYAT）的作用下与甘氨酸结合，形成水杨酰甘氨酸，以及在UDP-葡萄糖醛酸转移酶（UGTs）的催化下与葡萄糖醛酸结合，最后从肾脏排泄。另有小部分水杨酸（<1%）被氧化为龙胆酸。

（3）临床应用：优良的解热镇痛抗炎药物，同时还用于预防和治疗心血管系统疾病等。

2. 其他常用药物

药物名称	化学结构	性质和代谢
贝诺酯		①阿司匹林的分子中的羧基与对乙酰氨基酚的酚羟基成酯后的孪药 ②口服后在胃肠道不被水解，以原型吸收；吸收后代谢为水杨酸和对乙酰氨基酚 ③主要适用于急慢性风湿性关节炎、类风湿关节炎、痛风
二氟尼柳		①乙酰水杨酸的5位上引入2,4-二氟苯基衍生物 ②主要用于轻、中度疼痛的镇痛，如关节炎、腕、踝关节的扭伤、小手术、肿瘤等疼痛

（二）苯胺类药物

1. 代表药物—对乙酰氨基酚的性质

（1）在空气中稳定，在 25℃ 和 pH 6 时，半衰期可达 21.8 年。

（2）分子中具有酰胺键，故贮藏不当时可发生水解，产生对氨基酚，酸性及碱性均能促进水解反应。

2. 体内代谢

（1）特点：口服后在胃肠道吸收迅速，T_{max} 为 0.5 ~ 1 小时，体内分布均匀，$t_{1/2}$ 为 1 ~ 3 小时，血浆蛋白结合率为 25% ~ 50%。

（2）代谢途径：主要代谢物是与葡萄糖醛酸或硫酸结合产物；极少部分可由 CYP450 氧化酶系统转化成毒性代谢产物 N-羟基衍生物和 N-乙酰亚胺醌。

正常情况下代谢产物 N-乙酰亚胺醌可与内源性的谷胱甘肽结合而解毒，过量服用对乙酰氨基酚导致肝坏死、低血糖和昏迷。因此，对乙酰氨基酚的服用时间不宜过长，剂量也不宜太大。各种含巯基的药物可用作对乙酰氨基酚过量的解毒剂。

3. 临床应用　本品不具有抗炎作用。临床用于感冒引起的发热、头痛及缓解轻中度疼痛，如关节痛、神经痛及痛经等，同时也适用于对阿司匹林不能耐受或过敏患者。

二、非甾体抗炎药物

类别	根据药效团分类	作用机制
羧酸类	芳基乙酸类	是通过抑制合成前列腺素所需的环氧酶（COX），拮抗前列腺素的生物合成，而发挥抗炎、解热、镇痛作用
	芳基丙酸类	
非羧酸类	含有潜在酸性药效团和作用于环氧酶-2 的药物	

（一）羧酸类
1. 芳基乙酸类药物

药物名称	药物结构	性质和代谢
吲哚美辛		①室温空气中稳定，但对光敏感；水溶液 pH 2～8 时较稳定；可被强酸或强碱水解 ②口服吸收迅速，大约 50% 被代谢为 5 位 *O*-去甲基化的代谢物，有 10% 代谢物与葡萄糖醛酸结合，排出体外
双氯芬酸钠		①口服吸收迅速且完全，主要代谢产物为苯环羟基化衍生物，均有抗炎、镇痛活性 ②用于治疗风湿性关节炎、骨性关节炎、强直性脊柱炎等
舒林酸		① 吲哚环上的—*N*—换成—CH＝得到茚类衍生物 ②属前体药物，体外无效，体内经肝代谢；起效慢，作用持久 ③具有副作用较轻、耐受性好、长期服用不易引起肾坏死等特点

2. 芳基丙酸类药物

药物名称	化学结构	性质和代谢
布洛芬		①芳基乙酸的 α-碳原子上引入甲基，以外消旋形式应用 ②口服吸收快，与血浆蛋白的结合率较高；体内消除快速，所有的代谢物均无活性
萘普生		*S*-对映异构体的活性是 *R*-对映异构体的 35 倍，以 *S*-对映异构体上市

续表

药物名称	化学结构	性质和代谢
萘丁美酮（萘普酮）		①为非酸性的前体药物，其本身无环氧酶抑制活性 ②对环氧酶-2有选择性的抑制作用，不影响血小板聚集，且肾功能不受损害 ③用于治疗类风湿关节炎，胃肠道的不良反应较低
依托度酸		①吡喃羧酸类非甾体类抗炎药；抑制环氧化酶-2，对COX-1影响小 ②用于类风湿关节炎、骨性关节炎及轻、中度疼痛
氟比洛芬		①丙酸类非甾体类抗炎药，抗炎作用和镇痛作用分别为阿司匹林的250倍和50倍 ②用于类风湿关节炎、骨性关节炎、强直性脊柱炎
酮洛芬		①为3位苯甲酰基布洛芬，消炎作用较布洛芬强，且副作用小 ②用于类风湿关节炎、风湿性关节炎、骨性关节炎、关节强硬性脊椎炎及痛风等

（二）非羧酸类

1. 昔康类

（1）结构特征：含有1,2-苯并噻嗪结构，其分子含有烯醇结构药效团。

（2）常用药物

药物名称	化学结构	性质和代谢
吡罗昔康		①含有烯醇型羟基药效团，是第一个上市的昔康类药物 ②口服吸收好 ③用于治疗风湿性关节炎及类风湿关节炎，有明显的镇痛、抗炎及一定的消肿作用
美洛昔康		①吡罗昔康分子中的芳杂环 N-（吡啶-2 基）被 5-甲基-N-（噻唑-2 基）替代产物，选择性抑制环氧化酶-2 ②用于类风湿关节炎和骨性关节炎等
依索昔康		①将美洛昔康的噻唑环用异噁唑替代产物 ②用于类风湿关节炎、关节强直性脊柱炎、痛风发作、术后或外伤疼痛等
替诺昔康		①吡罗昔康苯环以噻吩替代 ②口服吸收迅速而完全 ③用于慢性和变形性关节炎、腰痛、颈肩腕综合征、术后及外伤后的炎症、急性痛风等

2. 昔布类

（1）作用特点：是一类选择性的 COX-2 抑制药。

环氧化酶类型	特点	生理性质
COX-1	结构酶	存在于肠、胃道、肾等大多数组织中，通过促进 PG 及血栓烷 A_2 的合成，保护胃肠道黏膜、调节肾脏血流和促进血小板聚集等内环境稳定，因此，对 COX-1 的抑制会导致对胃肠道的副作用
COX-2	诱导酶	炎症部位 COX-2 由炎症介质诱导产生，促进 PG 合成，介导疼痛、发热和炎症等反应。因此，选择性 COX-2 抑制药能避免药物对胃肠道副作用

（2）常用药物

药物名称	药物结构	性质和代谢
塞来昔布	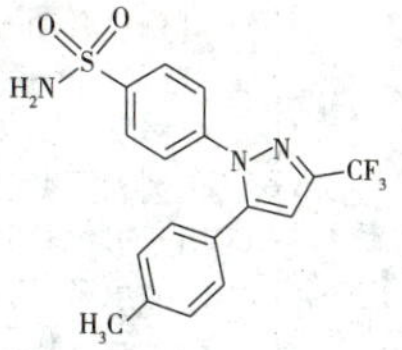	①含有的氨磺酰基取代苯的分子 ②有增大心血管事件的风险
罗非昔布	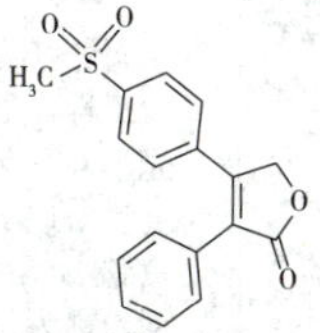	含有甲磺酰基取代苯的分子，同塞来昔布
艾瑞昔布	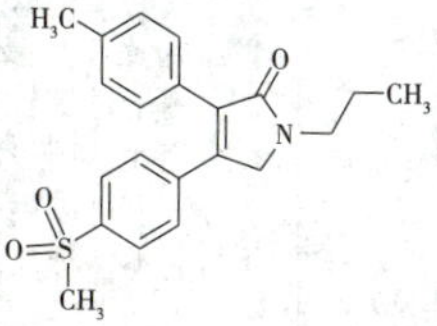	①以不饱和吡咯烷酮作为支架，连接有甲磺酰基取代苯和甲基苯形成 ②治疗关节疼痛、骨性关节炎的一线治疗药物

第四节　呼吸系统疾病药物

一、平喘药物

（一）拟肾上腺素药物

1. α、β肾上腺受体混合激动剂药物

（1）作用特点：对肾上腺能受体无选择性激动作用，可间接或直接作用于 α 受体和 β 受体产生激动效应。

（2）常用的药物

药物名称	化学结构	性质和代谢
肾上腺素		①可直接激动 α、β 受体 ②分子中含有邻二酚羟基；口服无效，对酸、碱、氧化剂和温度敏感 ③用于过敏性休克、心搏骤停的急救，控制支气管哮喘急性发作
麻黄碱		①来自于天然植物，含有 2 个手性碳原子，共有四个光学异构体，一对为赤藓糖型对映异构体，称为麻黄碱，另一对为苏阿糖型，称为伪麻黄碱；没有直接作用，是很多复方感冒药的主要成分 ②临床上用于支气管哮喘，也用于过敏性反应及鼻黏膜充血肿胀引起的鼻塞等，也可以用于心动过缓 ③为二类精神药品

2. β 肾上腺受体激动药

（1）分类：① 非选择性 β 肾上腺受体激动药；②选择性 β_1 受体激动剂药；③选择性 β_2 受体激动药。

（2）选择性 β_2 受体激动药的基本结构

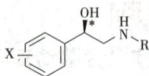

（3）常用的药物

类别	药物名称	药物结构	药理性质和代谢
非选择性 β 肾上腺受体激动药	异丙肾上腺素		①能兴奋 β_1 和 β_2 受体，有松弛支气管平滑肌的作用，同时可兴奋心脏而加快心率，产生心悸、心动过速等较强的心脏副作用 ②用于治疗支气管哮喘发作
选择性 β_2 受体激动药	沙丁胺醇		①异丙肾上腺素苯核 3 位酚羟基用羟甲基取代，N 原子上的异丙基用叔丁基取代 ②临床用外消旋体 ③口服有效，作用持续时间较长
	沙美特罗		①沙丁胺醇的侧链氮原子上的叔丁基用一长链的亲脂性取代基取代 ②长效 β_2 受体激动药，在肺中发挥作用
	硫酸特布他林		①异丙肾上腺素的分子中的邻二羟基改为间二羟基得到 ②对气管 β_2 受体选择性较高，对心脏 β_1 受体的作用仅为异丙肾上腺素的 1/100，可口服，作用持久

续表

类别	药物名称	药物结构	药理性质和代谢
选择性 β₂ 受体激动药	盐酸班布特罗	, HCl	将特布他林苯环上两个酚羟基酯化制成的双二甲氨基甲酸酯前药，吸收后在体内经肝脏代谢成为有活性的特布他林而发挥作用

（二）影响白三烯系统药物

药物名称	药物结构	作用机制	药代动力学特点
孟鲁司特		选择性白三烯受体拮抗剂	①口服吸收迅速，血药浓度达峰时间为3小时，生物利用度64% 主要通过胆汁排泄，代谢与 CYP3A4 和 CYP2C9 有关
扎鲁司特		LTD₄ 拮抗剂，用于轻中度哮喘治疗	①与食物同服生物利用度降低40% ②主要由 CYP3A4 和 CYP2C9 代谢
曲尼司特		过敏介质阻滞剂，抑制过敏反应	①口服后 2～3 小时达峰，半衰期8.6小时 主要从尿中排出，代谢产物为脱甲基与硫酸及葡萄糖醛酸结合物

续表

药物名称	药物结构	作用机制	药代动力学特点
普鲁司特		白三烯受体拮抗剂，选择性结合LTC$_4$、LTD$_4$、LTE$_4$受体	改善轻中度哮喘患者肺功能，减少哮喘症状评分和夜间憋醒次数
齐留通		5-脂氧酶抑制剂，抑制白三烯生成	①口服吸收迅速 ②肝脏代谢为主

（三）肾上腺皮质激素类平喘药物

药物名称	药物结构	吸收与分布	代谢与排泄
丙酸倍氯米松		①吸入后迅速自肺吸收 ②部分残留在口腔，75%咽下后经胃肠道吸收	①主要在肝脏代谢 ②少量经肾脏排泄
丙酸氟替卡松		①分子结构中17位β羧酸酯衍生物具有活性 ②局部抗炎活性高，全身副作用少	①水解后失活，减少全身作用 ②主要通过肝脏代谢，代谢物无活性
布地奈德		吸入后迅速吸收，主要在肺部发挥作用	经肝脏P450（CYP3A4）代谢，代谢产物活性为原药的1%

（四）磷酸二酯酶抑制药物

药物名称	药物结构	药理性质和代谢
茶碱	（结构式） H_2O	①$pK_a(HA)8.6, pK_a(HB^+)3.5$ ②抑制磷酸二酯酶（PDE）的活性，用于控制哮喘 ③口服易吸收，在肝中被 P450 酶系统代谢 ④用药期间应监测血药浓度
氨茶碱	（结构式）, H_2N 乙二胺 NH_2, $2H_2O$	①茶碱与乙二胺的复盐 ②药理作用主要来自茶碱。但乙二胺增加其水溶性 ③用于支气管哮喘、哮喘性支气管炎、阻塞性肺气肿、心源性哮喘等疾病
二羟丙茶碱	（结构式）	①茶碱 7 位二羟丙基取代 ②在体内不能被代谢成茶碱，其药理作用与茶碱类似，但平喘作用稍弱 ③适于伴心动过速哮喘患者
多索茶碱	（结构式）	①甲基黄嘌呤衍生物 ②抑制平滑肌细胞内的磷酸二酯酶等作用，松弛平滑肌 ③用于支气管哮喘、喘息性慢性支气管炎及其他支气管痉挛引起的呼吸困难

（五）抗胆碱类药物

药物名称	药物结构	药理性质和代谢
异丙托溴铵	（结构式）Br^-	①阿托品的 N-异丙基类似物 ②支气管扩张效应可以被认为是局部的、位点特异性的效应 ③主要用于缓解与 COPD 相关的支气管痉挛；通过鼻腔喷雾给药，用于缓解与普通感冒和常年性鼻炎相关的鼻漏 ④吸入剂的起效时间为 15 分钟，作用持续时间相当短（＜4 小时），每天给药四次

续表

药物名称	药物结构	药理性质和代谢
噻托溴铵		①N–甲基东莨菪碱的 α,α–二噻吩衍生物，是颠茄中天然存在的东莨菪碱的季铵类似物 ②以干粉形式吸入给药，起效时间为 30 分钟 ③由 CYP3A4 和 CYP2D6 代谢。不良反应包括口干、视物模糊、心动过速、排尿困难、头痛和窄角青光眼恶化 ④用于缓解与 COPD 相关的支气管痉挛
阿地溴铵		①结构上与噻托溴铵含有相同的侧链 ②长效支气管扩张剂，起效迅速 ③用于慢性阻塞性肺疾病的吸入治疗，对轻度至重度 COPD 患者使用可在 24 小时内产生持续的支气管扩张，且无与治疗方案相关的副作用
乌美溴铵		①结构上与阿地溴铵类似，具有相同的氮杂双环体系，是对 M3 毒蕈碱受体具有选择性的竞争性可逆拮抗剂 ②可能会加重急性窄角青光眼和尿潴留，尤其是在前列腺增生或膀胱颈梗 ③用于 COPD 患者气流阻塞的长期维持治疗，是一种长效支气管扩张剂
格隆溴铵		①是一种氨基醇酯抗胆碱能药 ②谨慎用于青光眼、BPH（良性前列腺增生）、糖尿病和重症肌无力患者 ③用于 COPD 的吸入治疗

二、镇咳药物

药物名称	药物结构	药理性质和代谢
磷酸可待因	, H_3PO_4, $1\frac{1}{2}H_2O$	①吗啡的 3 位甲醚衍生物 ②口服后迅速吸收，体内代谢在肝脏进行，约有 8% 的可待因代谢后生成吗啡，可产生成瘾性 ③镇咳作用强而迅速，类似吗啡。镇痛弱于吗啡
右美沙芬		①具有吗啡喃的基本结构 ②在胃肠道迅速吸收，在肝脏代谢，由肾脏排泄 ③大剂量服用产生大脑损伤、失去意识及心律不齐等副作用 ④主要用于治疗干咳

三、祛痰药物

药物名称	化学结构	性质和代谢
盐酸溴己新	, HCl	①口服易吸收，在体内代谢得到活性代谢物氨溴素 ②可降低痰液的黏稠性，用于支气管炎和呼吸道疾病
盐酸氨溴素	, HCl	①口服吸收迅速 ②可增加呼吸道黏膜浆液腺的分泌、减少黏液腺分泌，减少和断裂痰液中的黏多糖纤维，易于咳出 ③有一定的镇咳作用
乙酰半胱氨酸		①为巯基化合物，易被氧化，应密闭、避光保存，应临用前配制 ②与抗生素如两性霉素、氨苄西林等，有配伍禁忌 ③具有较强的黏液溶解作用 ④可用于对乙酰氨基酚中毒的解毒

续表

药物名称	化学结构	性质和代谢
羧甲司坦		①为半胱氨酸的类似物 ②影响支气管腺体的分泌，使低黏度的唾液黏蛋白分泌增加，而高黏度的岩藻黏蛋白减少，使痰液的黏滞性降低，易于咳出

四、组胺 H_1 受体拮抗药物

（一）基本结构和构效关系

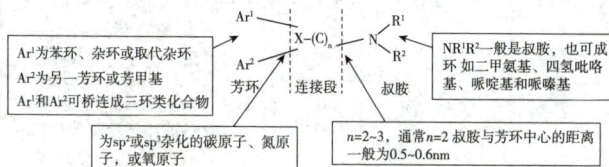

Ar^1 为苯环、杂环或取代杂环
Ar^2 为另一芳环或芳甲基
Ar^1 和 Ar^2 可桥连成三环类化合物

NR^1R^2 一般是叔胺，也可成环 如二甲氨基、四氢吡咯基、哌啶基和哌嗪基

为 sp^2 或 sp^3 杂化的碳原子、氮原子，或氧原子

$n=2\sim3$，通常 $n=2$ 叔胺与芳环中心的距离一般为 $0.5\sim0.6nm$

（二）常用药物

按化学结构可分为乙二胺类、氨基醚类、丙胺类、三环类、哌嗪类和哌啶类。

1. 氨基醚类

（1）结构特征：用 Ar_2CHO- 代替乙二胺类的 $ArCH_2N(Ar)-$ 部分，得到氨烷基醚类 H_1 受体拮抗药。

（2）常用的药物

药物名称	化学结构	性质和代谢
盐酸苯海拉明	$CHOCH_2CH_2N(CH_3)_2$, HCl	①能竞争性拮抗组胺 H_1 受体而产生抗组胺作用 ②口服吸收完全；具有药酶诱导作用，加速自身代谢 ③临床上主要用于荨麻疹、过敏性鼻炎和皮肤瘙痒等

续表

药物名称	化学结构	性质和代谢
茶苯海明		①为克服苯海拉明的嗜睡和中枢抑制副作用，与具有中枢兴奋作用的8-氯茶碱结合成的盐 ②用于防治晕动症；对肿瘤化疗引起的恶心、呕吐无效
氯马斯汀		①分子中含有二个手性中心，对受体有着立体选择性 ②临床上用其富马酸盐治疗荨麻疹、过敏性鼻炎、湿疹及其他过敏性皮肤病，也可用于治疗支气管哮喘
司他斯汀		①氯马斯汀分子中的甲基四氢吡咯被环己亚胺替代物 ②口服吸收快，30分钟内起效，两次服用无蓄积倾向 ③用于治疗由组胺引起的各种过敏性疾病

2. 丙胺类

（1）结构特征：运用生物电子等排原理，将乙二胺和氨烷基醚类结构中 N 和 O 用—CH—替代，获得一系列芳香基取代的丙胺类衍生物。常用药物为马来酸氯苯那敏，氯苯那敏结构中含有一个手性碳原子，S-构型右旋体的活性强于 R-构型左旋体，药用品为其外消旋体。

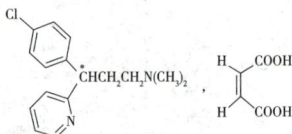

马来酸氯苯那敏

（2）作用特点：氯苯那敏对组胺 H_1 受体的竞争性拮抗

作用甚强，且作用持久。对中枢抑制作用较弱，嗜睡副作用较小，抗胆碱作用也较弱。

（3）临床应用：适用于日间服用，治疗荨麻疹、过敏性鼻炎、结膜炎等。也用在多种复方制剂和化妆品中。

3. 三环类

（1）结构特征：将前述的 H_1 受体拮抗药结构中的两个芳香环的邻位连接起来即构成三环类 H_1 受体拮抗药。

（2）常用的药物

药物名称	化学结构	性质和代谢
异丙嗪		①最早发现的吩噻嗪结构的三环类抗组胺药 ②注射给药后吸收快而完全 ③用于皮肤及黏膜过敏、过敏性鼻炎、哮喘、食物过敏以及晕车等
赛庚啶		①将吩噻嗪环上的硫原子被其电子等排体—CH ═ CH—置换 ②可用于荨麻疹、湿疹、过敏性和接触性皮炎、皮肤瘙痒等，也可用于鼻炎、偏头痛、支气管哮喘等
酮替芬		①将赛庚啶结构中的—CH ═ CH—替换为—CH₂CO—，并用噻吩环替代靠近羰基的苯环得到 ②用于防治哮喘和支气管痉挛
阿扎他定		①将赛庚啶结构中的—CH ═ CH—替换为—CH₂CH₂—，并用吡啶环替代一个苯环得到 ②属于第一代 H_1 受体拮抗药

续表

药物名称	化学结构	性质和代谢
氯雷他定		①阿扎他啶的苯环上氯代，并将碱性氮甲基部分换以中性的氮甲酸乙酯得到 ②为强效、长效、选择性对抗外周 H_1 受体的非镇静类 H_1 受体拮抗药，为第二代抗组胺药 ③临床上用于治疗过敏性鼻炎、慢性荨麻疹及其他过敏性皮肤病
地氯雷他定		①是氯雷他定的活性代谢物，为第三代 H_1 受体拮抗药 ②无心脏毒性，且有起效快、效力强、药物相互作用少等优点 ③临床上用于治疗过敏性鼻炎和慢性荨麻疹

4. 哌嗪类药物

（1）结构特征

药物名称	结构特点	性质
氯环利嗪	将乙二胺结构环化成哌嗪环	具有很好的抗组胺活性，且作用时间较长
西替利嗪	分子中引入亲水性基团羧甲氧烷基 	分子呈两性离子，不易穿透血－脑屏障，故大大减少了镇静作用，发展为第二代抗组胺药物，即非镇静类 H_1 受体拮抗药；含有一个手性中心，具有旋光性，左旋体活性比右旋体活性更强
左西替利嗪	西替利嗪 R-(−)-异构体	对 H_1 受体的亲和力约为右旋体的 30 倍，是西替利嗪的 2 倍

（2）体内代谢：食物因素对吸收程度无影响，但可以轻微影响吸收速率。肝脏仅有少量代谢，首过消除很小。主要以

原型通过肾脏消除。不易透过血-脑脊液屏障。

（3）应用：用于治疗季节性变应性鼻炎（过敏性鼻炎，花粉症）。对急性和慢性的皮肤、眼部、呼吸道等过敏反应均有较好的疗效，常用于过敏性鼻炎、皮炎、眼结膜炎、哮喘、荨麻疹等。

5. 哌啶类药物

（1）作用特点：哌啶类 H_1 受体拮抗药均为非镇静性抗组胺药。此类药物对外周 H_1 受体具有高度选择性，无中枢抑制作用，没有明显的抗胆碱作用。

（2）常用的药物

药物名称	化学结构	性质和代谢
特非那定		①第一个哌啶类 H_1 受体拮抗药 ②特别适用于过敏性鼻炎和荨麻疹，也可用于神经性皮炎，有心脏毒性，可致心律失常等
非索非那定		①特非那定的活性代谢物，因含有羧基无中枢镇静作用，也无心脏毒性；为第三代抗组胺药 ②适用于减轻季节性过敏性鼻炎和慢性特发性荨麻疹引起的症状
依巴斯汀		①将特非那定分子中二苯羟甲基替换为二苯甲氧基，并将侧链的羟基换为羰基 ②临床上用于变应性疾病

续表

药物名称	化学结构	性质和代谢
卡瑞斯汀		①依巴斯汀的活性代谢物，抗组胺作用比依巴斯汀更强 ②作用同依巴斯汀
阿司咪唑		①含苯并咪唑的哌啶类抗组胺药物 ②口服吸收快；具有广泛的首过消除 ③为长效、强效的抗过敏药物，有致心律失常等心脏毒性

第五节　消化系统疾病药物

一、抑制胃酸分泌药物

（一）组胺 H_2 受体拮抗药

1. 结构特征

组成部分	作用	结构特点
碱性芳核药效团	受体上谷氨酸残基阴离子作为碱性芳环的共同的受点	碱性或碱性基团取代的芳杂环
柔性链	连接两个药效团	四原子链，2 位硫原子可增加链的柔性
平面极性药效团	与受体发生氢键键合的相互作用	"脒脲基团"

2. 常用药物

药物名称	药物结构	性质和代谢
西咪替丁		①由咪唑五元环、含硫醚的四原子链和末端取代胍三个部分构成 ②具有较大的极性，在酸性条件下，主要以质子化形式存在 ③能抑制胃酸分泌，会产生一些副作用，包括头晕、头痛、嗜睡和恶心
雷尼替丁		①结构中二甲氨基取代的呋喃环模拟组胺中的咪唑基团 ②活性是西咪替丁的 4~9 倍。体内吸收迅速，在 3 小时内达到血浆浓度峰值。它更有效，且副作用更小 ③肾脏排泄是该药物的主要消除方式，不影响依赖细胞色素 450 酶系活性进行清除的药物作用。但在较大剂量时，也可能抑制细胞色素 P450 酶系，其临床影响明显小于西咪替丁 ④改变胃的 pH 值，某些依赖于高酸性胃环境的药物的吸收会受到影响
法莫替丁		①有一个 2 – 胍基噻唑环代替西咪替丁中的咪唑环 ②比雷尼替丁高约 7.5 倍，比西咪替丁高约 20 倍，为选择性最高和作用最强的组胺 H_2 受体拮抗药 ③能增加胃黏膜的血流，加强防御机制，提高止血效果 ④口服吸收迅速但不完全，在体内分布广泛，但不透过胎盘屏障

（二）质子泵抑制药

1. 不可逆质子泵抑制药的结构特征

（1）基本结构：由吡啶环、甲基亚磺酰基、苯并咪唑三部分组成。

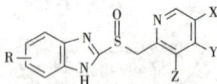

（2）常用药物

药物名称	药物结构	性质和代谢
奥美拉唑		临床用于治疗消化性溃疡、糜烂性食管炎、佐林格－埃利森综合征、幽门螺杆菌感染
艾司奥美拉唑		①通常制成注射剂，镁盐为口服制剂 ②口服吸收迅速，血浆蛋白结合率为高 ③血浆消除半衰期在重复血浆消除半衰期在重复每日1次用药后约为1.3小时
兰索拉唑		①结构与奥美拉唑相似，在苯并咪唑环上无取代，而吡啶环上的4位引入了三氟乙氧基 ②在酸性情况下不稳定，通常做成肠溶制剂，主要用于胃溃疡、十二指肠溃疡等疾病
右兰索拉唑		①兰索拉唑的 R-(+)-光学异构体，其代谢作用与埃索美拉唑类似 ②控释胶囊是首个设计提供分2次释药的双重控释（DDR）的质子泵抑制药 ③用于治疗非糜烂性胃食管反流病（GERD）

续表

药物名称	药物结构	性质和代谢
泮托拉唑		①苯并咪唑的 5 位上有二氟甲氧基,呈弱碱性 ②肠溶片口服小肠吸收 ③用于治疗活动性消化性溃疡反流性食管炎和卓-艾综合征

2. 可逆性质子泵抑制药 不需要进行转化激活,即可与质子泵的钾离子区域进行离子化的竞争性结合,从而拮抗胃酸分泌,因此该类抑制剂又称钾离子竞争性酸阻滞剂(P-CAB)。

药物名称	药物结构	性质和代谢
伏诺拉生		①具有弱碱性,其 pK_a 为 9.3,在酸性条件下能迅速质子化,进而与 K^+ 竞争 H^+,K^+-ATP 酶 E2-P(H^+)构象的离子结合位点,从而抑制了该酶的构象改变,拮抗了 H^+ 和 K^+ 交换,达到抑制胃酸分泌的作用 ②用于治疗反流性食管炎
瑞普拉生		①H^+,K^+-ATP 酶的选择性比 Na^+,K^+-ATP 酶高 100 倍以上,选择性高,对机体生理功能影响小,其作用强且完全可逆,体内抑制 H^+,K^+-ATP 酶活性强,抑酸的起效速度、强度及持久度均超过艾司奥美拉唑 ②用于治疗十二指肠溃疡和胃炎

二、促胃肠动力药物

1. **临床应用** 用于治疗胃肠道动力障碍的疾病，如反流症状、反流性食管炎、消化不良、肠梗阻等临床上的常见病。

2. **常用药物**

药物名称	药物结构	性质和代谢
甲氧氯普胺		①结构与普鲁卡因胺类似，但无局部麻醉和抗心律失常的作用 ②为多巴胺 D_2 受体拮抗药，同时还具有 $5-HT_4$ 受体激动效应 ③具有促动力作用和止吐的作用，是第一个用于临床的促动力药
多潘立酮		①为较强的外周性多巴胺 D_2 受体拮抗药 ②止吐活性较甲氧氯普胺小
伊托必利		①具有拮抗多巴胺 D_2 受体活性和抑制乙酰胆碱酯酶活性的促胃肠动力药 ②不产生锥体外系症状
莫沙必利		①为新型促胃肠动力药物，无导致 Q-T 间期延长和室性心律失常作用 ②是强效、选择性 $5-HT_4$ 受体激动剂 ③用于治疗功能性消化不良、反流性食管炎等

三、止吐药物

1. 5 – H_3 受体拮抗剂镇吐药构效关系

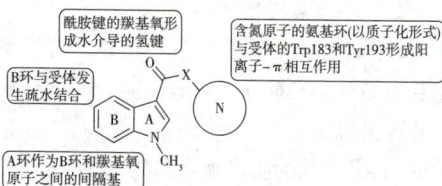

酰胺键的羰基氧形成水介导的氢键

含氮原子的氨基环(以质子化形式)与受体的Trp183和Tyr193形成阳离子-π相互作用

B环与受体发生疏水结合

A环作为B环和羰基氧原子之间的间隔基

2. 常用药物

药物名称	药物结构	性质和代谢
昂丹司琼		①首个上市的 5-HT₃ 受体拮抗剂类镇吐药 ②细胞毒性药物化疗引起小肠嗜铬细胞释放 5-HT ③口服吸收迅速，主要自肝脏 CYP3A4 代谢 ④临床上用于化疗和放射治疗引起的恶心呕吐，也用于预防和治疗手术后的恶心呕吐
托烷司琼		①作用于外周神经元以及中枢神经系统内 5-HT₃ 受体 ②止吐作用时间长，耐受性好，副作用小 ③应用于预防放化疗引起的恶心呕吐。常见不良反应是头晕和疲劳 ④口服托烷司琼优于肌内注射 ⑤吸收迅速
帕洛诺司琼		①为第二代 5-HT₃ 受体拮抗剂 ②在组织中分布良好，并表现出适度的血浆蛋白结合。其代谢主要在肝脏，主要是 CYP2C9、CYP3A4 和 CYP1A2 负责其生物转化 ③用于治疗化疗引起的急性期恶心、呕吐，预防成人和老年患者癌症化疗引起的恶心和呕吐

第六节　循环系统疾病药物

一、抗高血压药物

（一）血管紧张素转换酶抑制药

血管紧张素转换酶（ACE）系指在肺或肾等器官中将十肽血管紧张素 I（Ang I）水解成八肽血管紧张素 II（Ang II）的锌蛋白酶。

ACE 和 Ang II 受体为抗高血压药物的重要作用靶点。

1. 分类　①含巯基的 ACE 抑制药；②含二羧基的 ACE 抑制药；③含磷酰基的 ACE 抑制药。

2. 临床应用　适用于患有充血性心力衰竭（CHF）、左心室功能紊乱（LVD）或糖尿病的高血压患者。

副作用：有血压过低、血钾过多、咳嗽、皮疹、味觉障碍、头痛、头晕、疲劳、恶心、呕吐、痢疾、急性肾衰竭、嗜中性白血球减少症、蛋白尿以及血管浮肿等。最主要的副作用是引起干咳。

3. 常用药物

药物名称	药物结构	性质和代谢
卡托普利		①含巯基的 ACE 抑制药的唯一代表药 ②由于巯基的存在，会产生皮疹和味觉障碍；易被氧化，能够发生二聚反应而形成二硫键
阿拉普利		①是卡托普利的巯基乙酰化合羧基与苯甘氨酸的氨基成酰胺的前药 ②降压作用产生较慢，持久；用于高血压，心肌缺血，心力衰竭

续表

药物名称	药物结构	性质和代谢
依那普利		①双羧基的 ACE 抑制药的代表药；分子中含有三个手性中心，均为 S-构型；依那普利是前体药物，口服给药后在体内水解代谢为依那普利拉 ②主要用于治疗高血压，也可治疗心力衰竭
依那普利拉		
贝那普利		①双羧基的 ACE 抑制药，是前体药 ②可用于治疗心力衰竭；可单用或与强心药、利尿药合用
喹那普利		①可看成依那普利结构中的脯氨酸被四氢异喹啉羧酸所替代的药物 ②用于肾性高血压和原发性高血压及充血性心力衰竭
培哚普利		①依那普利侧链中苯丁酸被戊酸取代和脯氨酸被八氢-1H-吲哚羧酸替代的药物，半衰期长 ②适用于治疗各型高血压和心力衰竭
群多普利		①可看成依那普利结构中的脯氨酸被八氢-1H-吲哚羧酸所替代的前体药物 ②临床主要用于治疗动脉高血压

续表

药物名称	药物结构	性质和代谢
螺普利		①可看成依那普利结构中的脯氨酸被螺环羧酸所替代的前体药物，半衰期长 ②用于治疗原发性高血压，长期应用要防止低血钾

（二）血管紧张素Ⅱ受体拮抗剂

1. 结构特征　含有酸性基团的联苯结构，酸性基团可以为四氮唑环也可以是羧基，在联苯的一端联有咪唑环或可视为咪唑环的开环衍生物，咪唑环或开环的结构上都联有相应的药效基团。

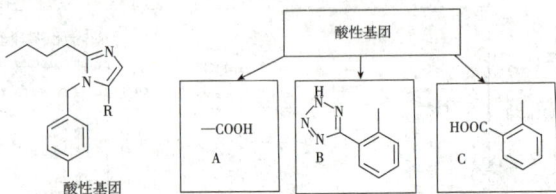

2. 常用药物

药物名称	药物结构	性质和代谢
氯沙坦		①分子中的四唑结构为酸性基团，咪唑环2位的丁基为该药物提供了必要的脂溶性和疏水性 ②主要用于原发性高血压

续表

药物名称	药物结构	性质和代谢
缬沙坦		①不含咪唑环的 A Ⅱ 受体拮抗药，为非前体药，其作用稍高于氯沙坦 ②用于各类轻、中度高血压，尤其适用于 ACE 抑制药不耐受的病人
厄贝沙坦		①为螺环化合物，缺少氯沙坦结构中羟甲基，但与受体结合的亲和力却是氯沙坦的 10 倍 ②治疗原发性高血压，合并高血压的 Ⅱ 型糖尿病肾病的治疗
替米沙坦		①分子中不含四氮唑基的 A Ⅱ 受体拮抗药，分子中的酸性基团为羧酸基；是一种特异性 AT_1 受体拮抗药，与 AT_1 受体具有较高亲和性 ②用于原发性高血压的治疗
依普罗沙坦		①含有噻吩丙烯酸结构，不经 CPY 代谢，基本以原型药物形式排泄，耐受性好 ②用于高血压，尤其是高血压伴肾功能障碍者

二、血脂调节药物

1. 羟甲戊二酰辅酶 A 还原酶抑制药基本结构和构效关系

羟甲戊二酰辅酶 A 还原酶（HMG–CoA 还原酶）是体内生物合成胆固醇的限速酶，是调血脂药物的重要作用靶点。

（1）基本结构

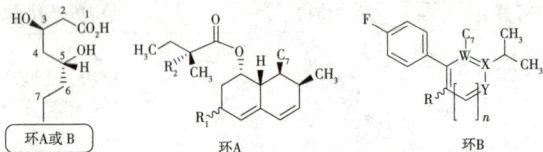

① 3,5-二羟基羧酸药效团；② 3,5-二羟基羧酸的 5 位羟基有时会和羧基形成内酯，该内酯须经水解后才能起效，可看作前体药物；③ 环 A 部分的十氢化萘环与酶活性部位结合是必需的，若以环己烷基取代则活性降低 10000 倍。环 B 部分的 W、X、Y 可以为碳或氮，n 为 0 或 1。

他汀类药物会引起肌肉疼痛或横纹肌溶解的副作用，特别是西立伐他汀由于引起横纹肌溶解，导致病人死亡的副作用而撤出市场后，更加引起人们的关注。

2. 常用药物

（1）天然的及半合成改造药物：洛伐他汀、辛伐他汀和普伐他汀。

（2）人工全合成药物：氟伐他汀钠、阿托伐他汀钙、瑞舒伐他汀钠。

药物名称	药物结构	性质和代谢
洛伐他汀		①分子中存在内酯结构，体外无 HMG-CoA 还原酶抑制作用，可竞争性抑制 HMG-GoA 还原酶，选择性高 ②用于治疗高胆固醇血症和混合型高脂血症，也可用于缺血性脑卒中的防治
辛伐他汀		①在洛伐他汀十氢萘环的侧链上多一个甲基取代基改造得到，亲脂性的略有提高，活性比洛伐他汀略高 ②用于治疗高胆固醇血症和混合型高脂血症，也可用于冠心病和缺血性脑卒中的防治

续表

药物名称	药物结构	性质和代谢
普伐他汀钠		①在洛伐他汀的基础上将内酯环开环成3,5-二羟基戊酸并与钠盐，以及将十氢萘环2位的甲基用羟基取代，具有更大的亲水性 ②用于治疗高脂血症、家族性高胆固醇血症
氟伐他汀钠		①用吲哚环替代洛伐他汀分子中的双环，并将内酯环打开与钠成盐后得到，水溶性好 ②具强效降血脂作用，还能抗动脉硬化的潜在功能，降低冠心病发病率及死亡率
阿托伐他汀钙		①用吡咯环替代洛伐他汀分子中的双环，具有开环的二羟基戊酸侧链 ②用于各型高胆固醇血症和混合型高脂血症；也可用于冠心病和脑卒中的防治；本品可降低心血管病的总死亡率，亦适用于心肌梗死后不稳定性心绞痛及血管重建术后
瑞舒伐他汀钙		①分子中的双环部分改成了多取代的嘧啶环，嘧啶环上引入的甲磺酰基作为氢键接受体，抑制作用更强 ②适用于经饮食控制和其他非药物治疗仍不能适当控制血脂异常的原发性高胆固醇血症或混合型血脂异常症

三、抗心律失常药物

类别	分类
Ⅰ类	钠通道阻滞药
Ⅱ类	β受体拮抗药
Ⅲ类	钾通道阻滞药—延长动作电位时程药物
Ⅳ类	钙通道阻滞药

（一）钾通道阻滞药

1. 作用机制　延长动作电位时程，增加不应期；主要通过拮抗参与动作电位2期和3期的钾通道发挥作用。

2. 结构特征　钾通道阻滞药的结构多样，盐酸胺碘酮为钾通道阻滞药的代表药物，属苯并呋喃类化合物；其他钾通道阻滞药大都是索他洛尔及 N-乙酰普鲁卡因胺的衍生物。

3. 常用药物

药物名称	药物结构	性质和代谢
胺碘酮		①口服吸收慢而多变，代谢反应主要为 N-去乙基化，可蓄积在多种器官和组织 ②用于阵发性心房扑动或心房颤动，室上性心动过速及室性心律失常
索他洛尔		①苯乙醇胺类结构，具有阻滞β受体和延长心肌动作电位的双重作用，脂溶性低，不良反应少 ②用于各种危及生命的室性快速型心律失常

续表

药物名称	药物结构	性质和代谢
伊布利特		①静脉注射后,血药浓度呈多指数式快速增加;血流动力学在受试者呈高度的变异性 ②用于心房扑动、心房颤动的发作
多非利特		用于心房颤动、心房扑动的治疗

（二）β受体拮抗药

1. 基本结构

类别	基本结构	关键药效团	活性与β碳原子构型
芳氧丙醇胺类		侧链上含有的带羟基手性中心,该羟基在药物与受体相互结合时,通过形成氢键发挥作用	*S* 构型 > *R* 构型
苯乙醇胺类			*R* 构型 > *S* 构型

2. 常用的非选择性β受体拮抗药

药物名称	药物结构	性质和代谢
盐酸普萘洛尔		①属于芳氧丙醇胺类结构类型,芳环为萘核 ②脂溶性高,能进入 CNS 系统产生中枢效应,有较强的抑制心肌收缩和引起支气管痉挛及哮喘的副作用

续表

药物名称	药物结构	性质和代谢
阿普洛尔		①具有苯丙醇胺结构和烯烃结构，非选择性的β受体拮抗药 ②临床用于窦性心动过速、阵发性室上性和室性心动过速等
氧烯洛尔		①与阿普洛尔结构相似，氧烯洛尔是烯丙氧基 ②可通过血-脑脊液屏障及胎盘屏障，也可通过乳汁排泄 ③适应证同阿普洛尔
吲哚洛尔		①以吲哚环代替普萘洛尔的萘环，作用较普萘洛尔强 ②用于高血压、心绞痛、心律失常、心肌梗死、甲状腺功能亢进等

3. 常用的选择性 β₁ 受体拮抗药

药物名称	药物结构	性质和代谢
酒石酸美托洛尔		①又名倍他洛克。属第二代β受体拮抗剂，为选择性的β₁受体拮抗药 ②用于治疗心绞痛、心肌梗死、心律失常和高血压等
倍他洛尔		①结构与美托洛尔相似。其β₁受体拮抗作用为普萘洛尔的4倍 ②脂溶性较大，口服后易于吸收，无首过消除，每天给药一次，可控制血压与心率达24小时

续表

药物名称	药物结构	性质和代谢
醋丁洛尔		①肠道吸收，其代谢产物二醋洛尔有选择性 β 受体拮抗作用；$t_{1/2}$ 超过 12 小时 ②用于治疗高血压及心律失常
阿替洛尔		①长效 $β_1$ 受体拮抗药，无内在拟交感活性和膜稳定性 ②用于治疗高血压、心绞痛及心律失常，对青光眼也有效
盐酸艾司洛尔		①分子中含有易水解的甲酯基 ②在体内可迅速被红细胞内酯酶水解而失活 ③用于室上性心动过速、房颤、房扑；也用于高血压

4. 常用的 α，β 受体拮抗药

药物名称	药物结构	性质和代谢
卡维地洛		①含咔唑结构的 α、β 受体拮抗药，分子中儿茶酚结构使其具有抗氧化功能 ②适用于有症状的心力衰竭，也用于原发性高血压
塞利洛尔		①分子中含脲结构片段的 α、β 受体拮抗药 ②适于轻、中度高血压的治疗

四、抗心绞痛药物

（一）硝酸酯类药

1. 基本结构　由醇或多元醇与硝酸或亚硝酸而成的酯。

2. 体内代谢

（1）代谢特点：吸收快、起效快。

（2）各种硝酸酯类药物的起效时间、最大有效时间和作用时程的关系。

药物	起效时间（min）	最大有效时间（min）	作用时程（min）	给药方式
亚硝酸异戊醇	0.25	0.5	1	吸入
硝酸甘油	2	8	30	舌下黏膜
硝酸异山梨酯	3	15	60	舌下（缓解）口服（预防）
丁四硝酯	15	32	180	口服
硝酸异戊四醇酯	20	70	330	口服

3. 常用药物

药物名称	药物结构	性质和代谢
硝酸甘油	O_2NO ONO_2 ONO_2	①有挥发性，具有爆炸性 ②舌下含服，避免首过消除，1～2分钟起效，$t_{1/2}$ 约为42分钟
硝酸异山梨酯	O_2NO NO_2	①口服后经胃肠道吸收完全，不受食物的影响，服药后15～20分钟起效 ②由于5-硝酸异山梨醇酯的半衰期长，加之硝酸异山梨酯为二硝酸酯，脂溶性大，易透过血-脑屏障，有头痛的不良作用
单硝酸异山梨酯	O_2NO OH	①为5-单硝酸异山梨醇酯，水溶性增大，副作用降低 ②含服吸收迅速，药物2分钟内即可溶解。可提高儿童和老年人用药的顺应性。并且生物利用度高，无肝脏首过消除，作用维持时间较长

（二）钙通道阻滞药

1.1,4-二氢吡啶类

（1）特点：①1,4-二氢吡啶环是该类药物的必须药效团；②遇光极不稳定，降解产生硝基苯吡啶衍生物和亚硝基苯吡啶衍生物。亚硝基苯吡啶衍生物对人体极为有害，故在生产、贮存过程中均应注意避光。

（2）体内代谢：①与柚子汁一起服用时，会产生药物–食物相互作用，导致其的体内浓度增加，这种相互作用的机理可能是由于存在于柚子汁中的黄酮类和香豆素类化合物抑制了肠内的 CYP450 酶，减慢了 1,4-二氢吡啶类钙通道拮抗药代谢速度；②除尼索地平外，都经历肝首过消除，1,4-二氢吡啶类钙通道拮抗药被肝脏细胞色素 P450 酶系氧化代谢，产生一系列的失活代谢物。二氢吡啶环首先被氧化成一个失活的吡啶类似物，随后这些代谢物通过水解、聚合、以及氧化进一步被代谢。

（3）常用药物

药物名称	药物结构	性质和代谢
硝苯地平		①口服后吸收迅速、完全。嚼碎服或舌下含服达峰时间提前 ②用于治疗冠心病，缓解心绞痛；适用于各种类型的高血压
尼群地平		①为 1,4-二氢吡啶环上所连接的两个羧酸酯的结构不同，使其 4 位碳原子具手性，临床用其外消旋体 ②临床用于治疗高血压，也可用于充血性心力衰竭

续表

药物名称	药物结构	性质和代谢
非洛地平		①为选择性钙通道阻滞药，不引起体位性低血压；对心肌亦无明显抑制作用 ②用于治疗高血压，可单用或与其他降压药合用
苯磺酸氨氯地平		①分子中的1,4-二氢吡啶环的2位甲基被2-氨基乙氧基甲基取代，4位碳原子具手性 ②生物利用度接近100%，吸收不受食物影响
尼莫地平		①易通过血-脑屏障，具有抗缺血和抗血管收缩作用，对局部缺血有保护作用 ②用于预防和治疗蛛网膜下腔出血后脑血管痉挛所致的缺血性神经障碍、高血压和偏头痛等

2. 芳烷基胺类

（1）基本结构

盐酸维拉帕米

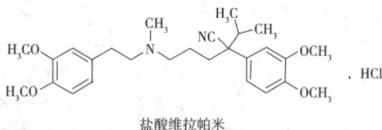

（2）特点：①分子中含有手性碳原子，右旋体比左旋体的作用强得多；现用外消旋体；②呈弱酸性，$pK_a = 8.6$。化学稳定性良好，然而其甲醇溶液，经紫外线照射2小时

后，则降解50%；③肝功能不全患者代谢延迟，清除半衰期延长至14~16小时。

3. 苯硫氮䓬类

（1）结构特征：主要有地尔硫䓬，分子结构中有两个手性碳原子，具有四个立体异构体，即反式 *d*- 和 *l*- 异构体，以及顺式 *d*- 和 *l*-异构体，其中以顺式 *d*-异构体活性最高，其活性大小顺序依此为顺式 *d*-异构体 > 顺式 *dl*-异构体 > 顺式 *l*-异构体 > 反式 *dl*-异构体。

（2）体内代谢：地尔硫䓬口服吸收迅速完全，但有较高的首过消除，导致生物利用度下降，经肝肠循环，主要代谢途径为脱乙酰基、*N*-脱甲基和 *O*-脱甲基化。

（3）应用：是高选择性的钙通道阻滞药，具有扩张血管作用。临床用于治疗冠心病中各型心绞痛，也有减缓心率的作用。长期服用，对预防心血管意外病症的发生有效。

五、抗血栓药物

1. 分类

种类		临床常用药物	作用
抗凝血药物	香豆素类	华法林、双香豆素和醋硝香豆素	阻止血栓的形成和发展，防止血栓性疾病的发生
	凝血酶抑制药	达比加群酯、阿加曲班	
	凝血因子 Xa 抑制药	阿哌沙班、利伐沙班	
血小板二磷酸腺苷受体拮抗药		氯吡格雷和噻氯匹定	
糖蛋白 GP II_b/III 受体拮抗药	肽类药物	单克隆抗体阿昔单抗和依替巴肽	溶栓药物，能溶解已经形成的血栓
	小分子非肽类药物	替罗非班	

2. 常用药物

药物名称	药物结构	性质和代谢
华法林		①是含 4-羟基香豆素基本结构的药物，化学结构均与维生素 K 相似 ②华法林钠，口服吸收完全，生物利用度近 100%，血浆蛋白结合率约为 99.5% ③药用其外消旋体
达比加群酯		①为凝血酶抑制药 ②用于接收选择性全髋关节或膝关节置换术的成年患者静脉血栓的预防
阿加曲班		①结构中包含精氨酸、哌啶和喹啉的三脚架结构 ②主要用于改善慢性动脉闭塞症患者的四肢溃疡、静息痛以及冷感等
阿哌沙班		①为凝血因子 Xa 抑制药，口服可预防血栓，出血的不良反应低于华法林 ②用于接受过髋部或膝部置换手术患者的血栓预防
利伐沙班		①为凝血因子 Xa 抑制药 ②用于择期髋关节或膝关节置换手术成年患者，以预防静脉血栓形成

续表

药物名称	药物结构	性质和代谢
氯吡格雷	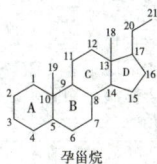	①为血小板二磷酸腺苷受体拮抗药 ②主要用于预防缺血性脑卒中、心肌梗死及外周血管病等
替罗非班	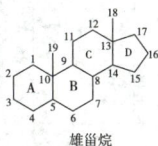	①为糖蛋白 GP II_b/III_a 受体拮抗药 ②用于治疗急性冠脉综合征、不稳定型心绞痛和非 Q 波心肌梗死

第七节　内分泌系统疾病药物

一、甾体激素类药物

甾体激素类药物的基本母核主要有：孕甾烷、雄甾烷和雌甾烷。

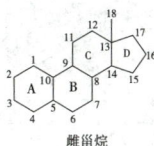

孕甾烷　　　　雄甾烷　　　　雌甾烷

（一）肾上腺糖皮质激素

1. 结构特征

类别	基本结构	特点
糖皮质激素	含有 Δ^4-3,20-二酮和21-羟基、11 位和17α位羟基孕甾烷	两者结构仅存在细微的差别，通常糖皮质激素药物多带有一些盐皮质激素活性的副作用，如可产生钠潴留，导致水肿等
盐皮质激素	不同时具有 17α-羟基和11-氧（羟基或氧代）	

2. 构效关系

类别	特点	药效	药物
Δ^1衍生物	引入 C_1、C_2双键	抗炎活性增大 4 倍，不增加钠潴留作用	醋酸氢化泼尼松
6α-氟及 9α-氟衍生物	引入氟原子	抗炎活性显著增加，未增加钠滞留作用	醋酸 6α-氟代氢化可的松及醋酸 6α-氟代泼尼松，曲安西龙、曲安奈德及氟轻松
16-甲基衍生物	皮质激素中引入16-甲基	抗炎活性增加，钠潴留减少	地塞米松和倍他米松
21-位酯化衍生物	制成前药	可增加口服的吸收率，也可适应制备外用软膏剂	最常见是乙酸酯

3. 常用药物

药物名称	药物结构	性质与代谢
氢化可的松		①天然存在的糖皮质激素 ②磷酸酯或琥珀磷酸酯水溶性增加，但醋酸氢化可的松的溶解度很差 ③急、慢性肾上腺皮质功能减退、腺垂体功能减退及肾上腺次全切除术后行替代治疗
可的松		①本身无活性，必需先在肝内转化成氢化可的松才有效 ②主要应用于肾上腺皮质功能减退症及垂体功能减退症的替代治疗，亦可用于过敏性和炎症性疾病
泼尼松		①可的松的 1 位双键衍生物 ②口服后吸收迅速而完全；本身无生物学活性，转化成泼尼松龙而发挥作用 ③具有抗炎及抗过敏作用

续表

药物名称	药物结构	性质与代谢
泼尼松龙		①氢化可的松的1位双键衍生物,又名氢化泼尼松 ②主要用于治疗活动性风湿痛、关节炎、腱鞘炎、肌腱劳损等
曲安西龙		①氢化泼尼松的6α-氟及16α-羟基衍生物 ②用于系统性红斑狼疮、风湿性疾病、肾病综合征等免疫性
曲安奈德		①曲安西龙的丙酮叉衍生物,可提高脂溶性 ②吸入给药治疗哮喘,可避免产生全身性的作用
醋酸氟轻松		①在曲安奈德分子中引入6-氟原子,并将21-位羟基乙酯化,活性强 ②由于全身性吸收作用,可造成可逆性下丘脑-垂体-肾上腺轴的抑制,所以只能外用;具有强局部抗炎活性
地塞米松		①曲安西龙分子的16α-羟基被甲基取代得到的化合物,稳定性和活性都得到提高 ②强效糖皮质激素,主要用于过敏性与自身免疫性炎症性疾病
丙酸氟替卡松		①分子中存在具有活性的17位β-羧酸酯,水解成β-羧酸则不具活性 ②吸入给药时,具有较高的抗炎活性和较少的全身副作用

（二）雌激素类药物

1. 雌激素受体激动剂

（1）雌甾烷类

1）基本结构：雌激素在化学结构上都属于雌甾烷类，A环为芳香环，无19-甲基，3位带有酚羟基，17位带有羟基或羰基。

2）分类：

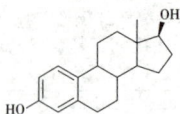

①雌二醇　　　　　　　②雌酮　　　　　　　　③雌三醇

3）体内代谢：主要代谢是在A环和D环的2、4及16位发生羟基化反应。

4）其他类药物

类别	结构改造	药理效应
苯甲酸雌二醇 戊酸雌二醇	将雌二醇的3位和17β位羟基酯化得到的前药	作用时间长
炔雌醇	在雌二醇的17α位引入乙炔基，增大了空间位阻，提高了D环的代谢稳定性	口服有效
尼尔雌醇	将炔雌三醇的3位羟基醚化，提高了A环的代谢稳定性	口服长效

（2）非甾体类

代表药物	反式己烯雌酚	丙酸己烯雌酚	磷酸己烯雌酚
药物结构	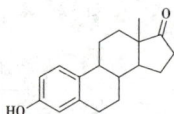		

R = H　　　　　　　　己烯雌酚
R = COCH₂CH₃　丙酸己烯雌酚
R = PO₃H₂　　　磷酸己烯雌酚

续表

代表药物	反式己烯雌酚	丙酸己烯雌酚	磷酸己烯雌酚
药物性质	药理作用与雌二醇相同，但活性更强。顺式己烯雌酚没有雌激素的活性。口服有效，临床有时作为事后应急避孕药	油针剂吸收慢，注射一次可延效2~3天	口服，亦可供静脉注射。作用快，耐受性好。对前列腺癌具有选择性，进入癌细胞后受磷酸酶的作用，释放出己烯雌酚而显效

2. 雌激素受体调控剂

可分为三类：①选择性雌激素受体调节剂；②选择性雌激素受体下调剂；③芳构化酶抑制药。

（1）选择性雌激素受体调节剂

药物名称	药物结构	性质与代谢
氯米芬		①非甾体化合物，在体内顺式结构药物，血浆药物浓度达峰时间较迟，消除较慢 ②治疗不孕症
他莫昔芬		①药用 *Z*－型异构体 ②口服由于肠肝循环出现第二次高峰，本药在肝内代谢 ③用于治疗雌激素依赖型的乳腺癌
雷洛昔芬		①口服后迅速吸收 ②用于治疗女性绝经后骨质疏松症
托瑞米芬		①非类固醇类三苯乙烯衍生物 ②用于治疗绝经后妇女雌激素受体阳性或不详的转移性乳腺癌

（2）芳构化酶抑制药：**芳构化酶属细胞色素 P450 酶系中的一员**，可将雄烯二酮和睾酮转化为雌酮和雌二醇，是雌激素生物合成的关键酶。芳构化酶抑制药可以显著降低体内雌激素水平，用于治疗雌激素依赖型疾病如乳腺癌。

类别	常用药物	结构特点	作用机制
甾体类	依西美坦	含三氮唑环	可与芳构化酶蛋白的血红素基的铁原子配位结合，对芳构化酶的高度选择性的竞争性抑制药
甾体类	福美司坦	含三氮唑环	
非甾体类	阿那曲唑	含三氮唑环	
非甾体类	来曲唑	含三氮唑环	

（三）孕激素类药物

1. 结构特征 基本结构为孕甾烷，其结构为 Δ^4-3-20-二酮孕甾烷，**是含有 21 个碳原子的甾体化合物**。天然孕激素主要由黄体合成和分泌，体内含量极少，最强效的内源性孕激素是黄体酮。

结构改造	结构特点	改造部位	常见药物
由黄体酮衍生	17β 位是乙酰基	6-位引入双键、卤素或甲基及 17 位酯化	醋酸甲羟孕酮、醋酸甲地孕酮
由睾酮衍生	17β 位是羟基	引入 17α-乙炔基，并去除 19-甲基	炔诺酮

2. 体内代谢 在肝脏中代谢快，口服无效，主要途径是 6-位羟基化、16-位和 17-位氧化。可从防止黄体酮的代谢角度出发，对黄体酮进行结构修饰。

3. 常用药物

药物名称	药物结构	性质与代谢
黄体酮		①为天然孕激素 ②口服后迅速吸收，在肝内迅速代谢而失活，故不能口服；肌内注射后迅速吸收 ③用于保胎，无排卵型或黄体功能不足引起的功能失调性子宫出血

续表

药物名称	药物结构	性质与代谢
醋酸甲羟孕酮		①黄体酮的 17α-乙酰氧基和 6α-甲基化物 ②临床主要单独或与环戊丙酸雌二醇成复方作长效避孕药
醋酸甲地孕酮		①醋酸甲羟孕酮的6-位双键化物，为高效孕激素 ②主要作短效口服避孕药，也用于治疗妇科疾病
醋酸氯地孕酮		①醋酸甲地孕酮分子中6-甲基被氯原子替代物 ②为口服强效孕激素，主要与长效雌激素炔雌醚配伍成复方片剂，作长效口服避孕药
己酸羟孕酮		①黄体酮的 17α-己酰氧基 ②长效孕激素，肌内注射后缓慢释放 ③临床作长效避孕药
炔诺酮		①睾酮引入 17α-乙炔基，并去除19-甲基 ②具有孕激素样作用，可口服，抑制排卵作用强于黄体酮
左炔诺孕酮		①炔诺酮的18位延长一个甲基 ②活性增强十倍以上，右旋体无效，左旋体具有活性

（四）雄性激素及蛋白同化激素类药物

1. 雄激素

（1）**基本结构：**为雄甾烷类，3 位和 17 位带有羟基或羰基。

（2）常用药物

药物名称	化学结构		性质和代谢
天然雄激素	睾酮	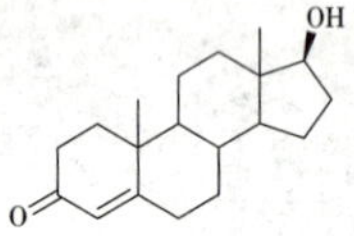	①睾酮作用最强，雄烯二酮的活性远远低于睾酮，但其可以转化为睾酮，被认为是睾酮的体内贮存形式 ②体内易被代谢
	雄烯二酮	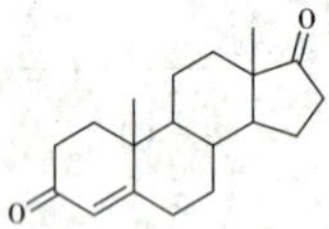	
药用雄激素	丙酸睾酮	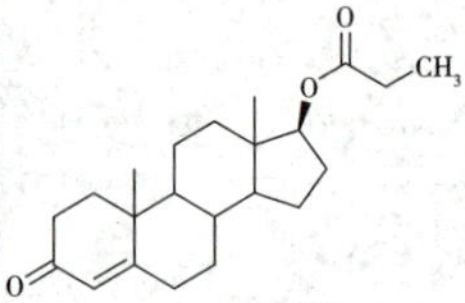	①将睾酮的 17-OH 进行丙酸酯化制成的前药 ②肌内注射后缓慢吸收，注射一次可持续作用 2～4 天
	甲睾酮	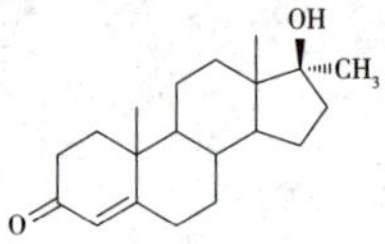	①在睾酮的 17α 位引入甲基，增大 17 位的代谢位阻 ②可口服

2. 蛋白同化激素

（1）结构特征：蛋白同化激素是对雄性激素的化学结构进行修饰获得。

（2）常用药物

药物名称	药物结构	性质与代谢
苯丙酸诺龙		①去掉睾酮的 19 位甲基，17 位与苯丙酸成酯 ②临床主要用于治疗转移性乳腺癌及蛋白质大量分解的严重消耗性疾病，也可用于治疗骨质疏松
美雄酮		①甲睾酮的 1 位去氢衍生物 ②蛋白同化作用增强，临床用口服片剂治疗贫血或严重体重丢失
氯司替勃		①睾酮的 4 位氯代衍生物 ②肌内注射，雄激素活性较小，作用持久 ③主要用于慢性消耗性疾病、营养不良、骨质疏松
羟甲烯龙		①为甲睾酮 2 位羟甲烯基取代衍生物 ②用于骨质疏松、慢性消耗性疾病、年老体弱、重病及术后体弱消瘦、小儿发育不全、再生障碍性贫血、白细胞减少症、高脂血症等
司坦唑醇		①甲睾酮的 A 环并杂环衍生物 ②促蛋白同化激素 ③用于慢性消耗性疾病、骨质疏松、重病及手术后体弱消瘦

二、降血糖药物

（一）胰岛素及其类似物

1. **结构特征** 人胰岛素为多肽类激素，由 51 个氨基酸残基排列成 A、B 两条肽链，A 链有 21 个氨基酸，B 链有 30 个氨基酸，其中，A7 和 B7、A20 和 B19 的四个半胱氨酸中的巯基形成两个二硫键相连。此外，A 链中 A6 与 A11 之间也存在一个二硫键。

天然胰岛素碳端 B26～B30 的氨基酸与其受体的结合不起关键性作用，但对它的修饰可改变其聚合的倾向。

2. 化学和作用特点

分类	药物名称	化学结构	性质与代谢
速效胰岛素	格鲁辛胰岛素	B3 位的谷氨酰胺被赖氨酸取代，B26 的赖氨酸被谷氨酸取代	餐前 15～20 分钟、皮下或静脉注射，速效，用于控制餐时高血糖
	门冬胰岛素	B28 脯氨酸由门冬氨酸取代	餐前 30 分钟注射，控制餐后血糖；与胰岛素合用控制晚间或晨起血糖
	赖脯胰岛素	B28 脯氨酸和 B29 的赖氨酸的顺序交换	吸收较人胰岛素快 3 倍，速效，餐前注射即可
短效胰岛素	普通胰岛素	动物或人胰岛素	30 分钟起效，作用 5～8 小时。用于控制餐后高血糖；人胰岛素唯一可静脉注射，只在急症时使用
长效胰岛素	甘精胰岛素	A21 门冬酰胺被甘氨酸取代，B30 的苏氨酸后加两个精氨酸	1～2 小时起效，作用 24 小时，一日给药一次，可与短效胰岛素或口服降糖药合用，适用于中度糖尿病患者

（二）口服降糖药

分类：①促胰岛素分泌药；②胰岛素增敏剂；③α-葡萄糖苷酶抑制药；④醛糖还原酶抑制药；⑤二肽基肽酶-4 抑制药；⑥钠-葡萄糖协同转运蛋白 2 抑制药。

1. 促胰岛素分泌药

（1）磺酰脲类

1）基本结构：具有苯磺酰脲的基本结构，不同药物的苯环上及脲基末端带有不同的取代基。这些取代基导致药物的作用强度及持续时间存在差别。

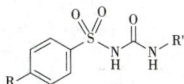

2）常用药物

药物名称	化学结构	性质与代谢
甲苯磺丁脲		受体亲和力小，服药剂量大，作用时间过长，存在严重而持久的低血糖反应等缺点
格列齐特		①甲苯磺丁分子中脲上丁基被八氢环戊烷并［C］吡咯环取代衍生物 ②用于糖尿病伴有肥胖症或伴有血管病变者
格列本脲		①甲苯磺丁分子中脲上丁基被环己基，甲基被取代苯甲酰胺乙基取代的衍生物 ②适用于单用饮食控制疗效不满意的轻、中度非胰岛素依赖型糖尿病

药物名称	化学结构	性质与代谢
格列吡嗪	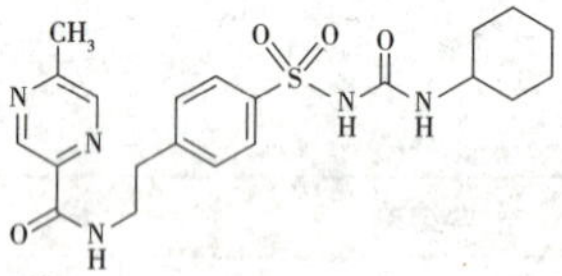	①格列本脲分子中的苯甲酰胺基被吡嗪甲酰基取代的衍生物 ②降血糖作用迅速而强为甲苯磺丁脲的1000倍；口服30分钟后即可见血糖明显下降
格列美脲	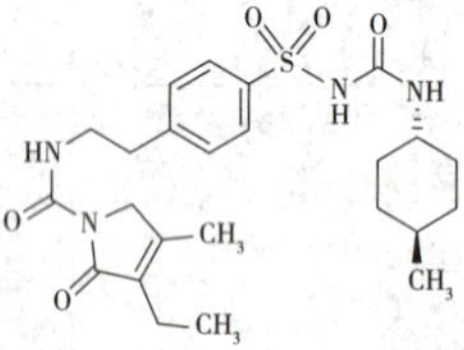	①格列本脲分子中的苯甲酰胺基被二氢吡咯甲酰基替代的衍生物 ②高效、长效，有独立于胰岛素的胰外作用，可与胰岛素同时使用，用于单纯饮食控制无效

（2）非磺酰脲类促胰岛素分泌药

1）结构特征：是一类具有氨基羧酸结构的新型口服降糖药。

起效迅速，作用时间短，被称为"餐时血糖调节剂"。

2）常用药物

药物名称	化学结构	性质与代谢
瑞格列奈	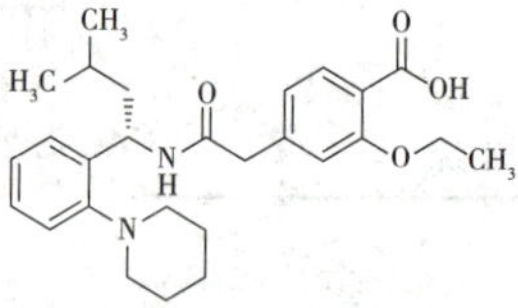	①是氨甲酰甲基苯甲酸的衍生物 ②分子结构中含有一手性碳原子，$S-$(+)-构型的活性是$R-$(−)-构型的100倍，临床上使用其$S-$(+)-异构体

续表

药物名称	化学结构	性质与代谢
那格列奈		①为 *D*–苯丙氨酸衍生物,其降糖作用是其前体的 50 倍 ②手性药物,其 *R*–(–)–异构体活性高出 *S*–(+)–异构体 100 倍 ③毒性很低,降糖作用良好
米格列奈		①起效更为迅速,作用时间更短,血糖可促进米格列奈刺激胰岛素释放的作用 ②临床上主要用于降低餐后高血糖

2. 胰岛素增敏药

分类	药物名称	化学结构	性质与代谢
双胍类	盐酸二甲双胍		①由一个双胍母核连接不同侧链而构成 ②二甲双胍具有强碱性 ③吸收快,半衰期较短,很少在肝脏代谢;肾功能损害者禁用

续表

分类	药物名称	化学结构	性质与代谢
噻唑烷二酮类	马来酸罗格列酮	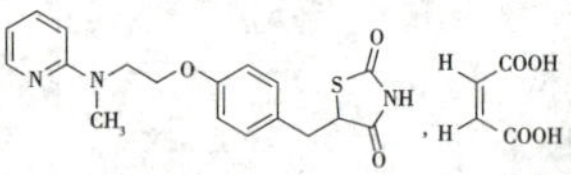	①可使胰岛素对受体靶组织的敏感性增加，减少肝糖的产生；增强外周组织对葡萄糖的摄取 ②靶点为细胞核的过氧化酶-增殖体活化受体
	盐酸吡格列酮	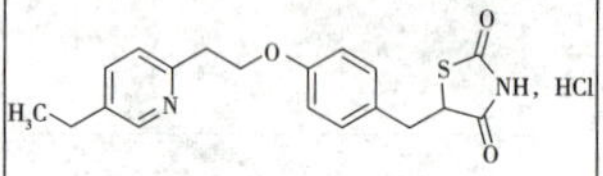	

3. α-葡萄糖苷酶抑制药

（1）结构特征：均为单糖或多糖类似物。

（2）作用特点：可竞争性地与α-葡萄糖苷酶结合，抑制该酶的活性，从而减慢糖类水解产生葡萄糖的速度，并延缓葡萄糖的吸收。此类药物对1、2型糖尿病均适用。

（3）常用药物

药物名称	化学结构	特点
阿卡波糖	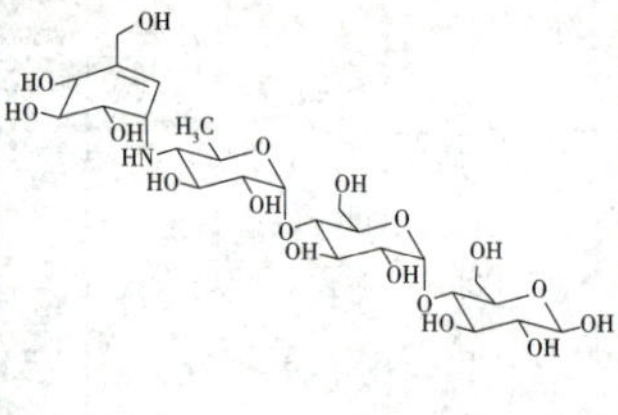	①一种假四糖，由不饱和环己多醇，氨基糖及两个分子右旋葡萄糖组成 ②与碳水化合物竞争活性位点，延长了碳水化合物的消化时间，使餐后血糖降低
伏格列波糖	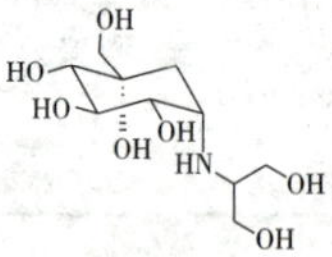	①氨基糖类似物 ②对双糖水解酶抑制作用非常强，而对α-淀粉酶几乎无抑制作用

续表

药物名称	化学结构	特点
米格列醇	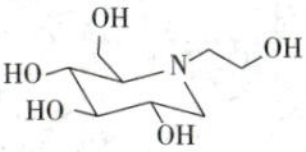	①α-葡萄糖苷酶强效抑制药 ②可以显著性的降低 HbA1c，餐后以及空腹血糖水平

4. 二肽基肽酶-4 抑制药

（1）作用特点：二肽基肽酶-4（DPP-4）是以二聚体形式存在的高特异性丝氨酸蛋白酶。DPP-4 抑制药通过竞争性结合 DPP-4 活化部位，降低酶的催化活性，进而发挥降糖活性。

（2）常用药物

药物名称	化学结构	性质与代谢
磷酸西他列	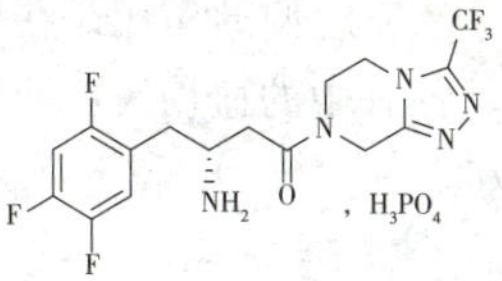	①芳香β-氨基酰胺衍生物 ②配合饮食控制和运动，用于改善 2 型糖尿病患者的血糖控制
维达列汀	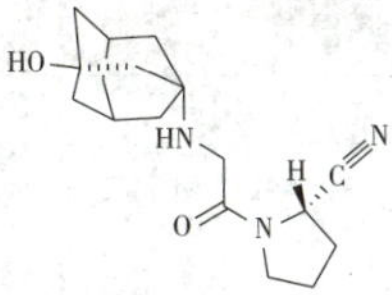	①含有金刚烷片段的甘氨酰胺衍生物 ②治疗 2 型糖尿病
沙格列汀	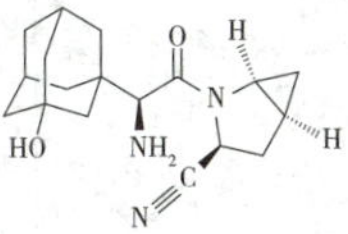	①含有羟基金刚烷的α-氨基酰胺衍生物 ②与二甲双胍合用可有效改善胰岛β细胞功能，适于运动、饮食、药物控制不佳的 2 型糖尿病患者

续表

药物名称	化学结构	性质与代谢
阿格列汀	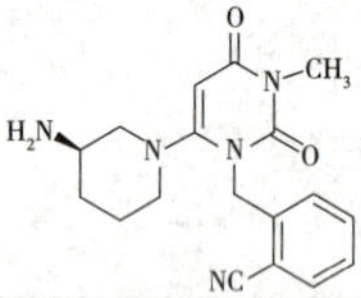	①嘧啶二酮的衍生物 ②一日给药 1 次，适用于治疗 2 型糖尿病
利格列汀	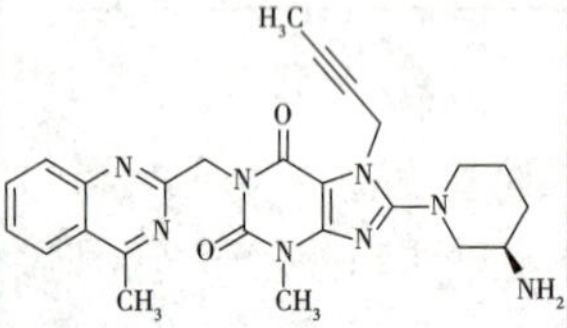	①含有黄嘌呤结构 ②口服，一日给药 1 次，与二甲双胍和磺脲类药物联合使用，可用于成年人 2 型糖尿病患者的血糖控制

5. 钠－葡萄糖协同转运蛋白 2 抑制药

（1）作用特点：钠－葡萄糖协同转运蛋白 2（SGLT2）是一类在小肠黏膜（SGLT1）和肾近曲小管（SGLT2）中发现的葡萄糖转运基因家族，它们的作用是在肾脏中对血糖进行重吸收。通过抑制肾脏中的血糖重吸收，增加尿糖的排出对糖尿病进行治疗。

（2）常用药物

药物名称	化学结构	性质与代谢
根皮苷	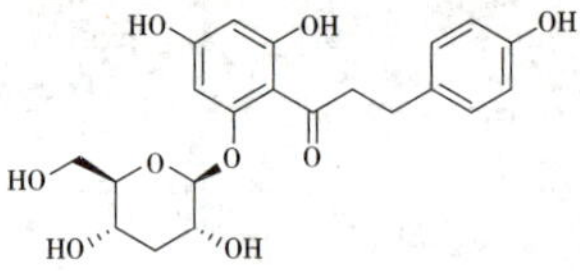	从苹果树根皮中分离到的第一个被评价的 SGLT 抑制药
舍格列净	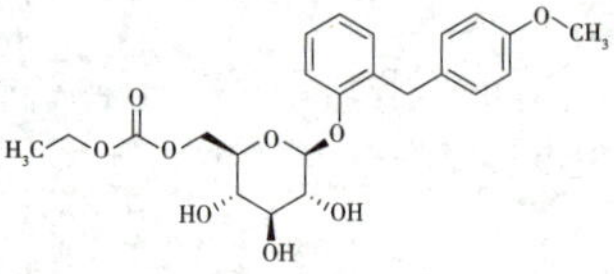	①将根皮苷分子结构中的糖基部分转变为碳酸酯前药的形式 ②药动学稳定性较差

续表

药物名称	化学结构	性质与代谢
瑞格列净		①将根皮苷分子结构中的糖基部分转变为碳酸酯前药的形式 ②药动学稳定性较差
卡格列净		稳定性强的C-糖苷类似物
达格列净		①卡格列净分子中的噻吩基团用烷基苯基醚取代得到 ②具有高效的SGLT2亲和力和较长的半衰期

三、调节骨代谢与形成药物

(一) 双膦酸盐类药物

1. 结构特征与构效关系

基本结构：焦磷酸盐结构中心的氧原子被碳原子及其侧链取代，即为双膦酸盐类。其结构通式中 R_1 多为羟基，R_2 可为烷基或取代烷基，临床药用多为单钠和二钠盐。

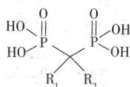

双膦酸盐类结构通式

2. 代谢特点：①口服吸收较差，空腹状态生物利用度
0.7%~6%左右；②食物，特别是含钙或其他多价阳离子的，易与双膦酸盐形成复合物，会减少药物吸收；③大约

50%的吸收剂量沉积在骨组织中，并将保存较长时间；④药物不在体内代谢，以原形从尿液排出；⑤肾功能不全者慎用。

3. 常用药物

药物名称	化学结构	性质与代谢
依替膦酸二钠		①具有双向作用，小剂量时抑制骨吸收，大剂量时抑制骨矿化和骨形成 ②临床用于防治各种骨质疏松症；大剂量用于预防和治疗异位骨化，但可能出现骨软化症和骨折
阿仑膦酸钠		①为氨基双膦酸盐，抗骨吸收作用强，没有骨矿化抑制作用 ②可单独或与维生素D合用治疗骨质疏松症；消化道症状是口服最常见的不良反应
利塞膦酸钠		主要用于防治绝经后骨质疏松症；最常出现的不良反应为关节痛和胃肠功能紊乱
唑来膦酸钠		①为第三代双膦酸类药物 ②疗效更强，剂量更小，药效持续时间久
米诺膦酸钠		①为第三代双膦酸类药物 ②抑制破骨细胞的骨吸收机能，从而降低骨代谢

（二）促进钙吸收药物

1. 作用特点　维生素D_3可促进小肠黏膜、肾小管对钙、磷的吸收，促进骨代谢，维持血钙、血磷的平衡。

2. 体内代谢　维生素D_3须在肝脏和肾脏两次羟基化，才具有活性。由于老年人肾中1α-羟化酶活性几乎消失，无法将维生素D_3活化。

3. 临床常用的药物 ①阿法骨化醇；②骨化三醇。

第八节　泌尿系统疾病药物

一、利尿药

（一）碳酸酐酶抑制剂

1. 作用机制 ①碳酸酐酶抑制剂为催化二氧化碳和水生成碳酸的一种酶；②碳酸酐酶被抑制时，可使 H_2CO_3 形成减少，造成肾小管内可与 Na^+ 交换的 H^+ 减少，结果使 Na^+ 排出量增加而产生利尿作用；③由于排 Na^+ 的同时也有 HCO_3^- 排除，故尿液呈碱性，血液 pH 值下降（高氯血酸中毒）及钾排出增加。

2. 代表药物——乙酰唑胺

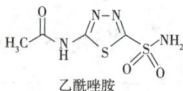
乙酰唑胺

（1）临床应用：第一个应用于临床的碳酸酐酶抑制剂，现主要用于治疗青光眼。长期服用可导致代谢性酸血症和耐受性。

（2）化学性质：①磺酰胺基的氢离子能离解，呈现弱酸性；②可形成钠盐，抑制碳酸酐酶的能力是磺胺药物的 1000 倍。

（二）Na^+–Cl^- 协转运抑制剂

1. 结构特征 分子中多含有噻嗪核，又被称为噻嗪类利尿药；有微弱碳酸酐酶抑制活性，Cl^- 和 HCO_3^- 排除均衡，不易引起酸碱平衡混乱；为最常用的利尿药物和抗高血压药物。

2. 代表药物 氯噻嗪、氢氟噻嗪

（三）Na$^+$–K$^+$–2Cl$^-$协转运抑制剂

药物名称		化学结构	性质和代谢
含磺酰胺基结构	呋塞米		①5-磺酰胺取代的邻氨基苯甲酸的衍生物 ②能有效治疗心因性水肿、肝硬化引起的腹水、肾性浮肿。还有温和的降低血压的作用
	布美他尼		①为高效利尿药；用苯氧基替代了氯原子或三氟甲基，增加其利尿作用 ②4位取代同样也显示较好的利尿作用
	托拉塞米		①将呋塞米结构中的磺酰胺基用磺酰硫脲取代 ②被FDA推荐用于治疗高血压和充血性心肌衰竭和肝硬化伴随的水肿
苯氧乙酸类	依他尼酸		①为强利尿药，利尿作用强而迅速，时间较短 ②在水溶液中不稳定
	替尼酸		依他尼酸的衍生物，为第一个不升高血浆中尿酸水平的利尿药，伴有降压作用，但对肝脏有损伤作用

（四）阻滞肾小管上皮 Na$^+$ 通道药物

药物名称	化学结构	性质和代谢
氨苯喋啶		口服后约有50%吸收，在30分钟内显效，代谢产物亦有利尿活性

续表

药物名称	化学结构	性质和代谢
阿米洛利		喋啶的开环衍生物，故同样具有保钾排钠的利尿作用，但阿米洛利在作用时间，代谢，副作用方面都强于氨苯喋啶

（五）盐皮质激素受体拮抗剂

1. 螺内酯

（1）作用机制：①是盐皮质激素的受体拮抗剂，竞争性抑制醛固酮和盐皮质激素受体的结合，发挥保钾利尿作用；②能与非活性构象形式的醛固酮受体键合，而阻止受体向活性构象翻转，从而抑制钠离子和氯离子的重吸收，同时大大减少了水的重吸收。

（2）作用部位：主要在远曲小管和和集尿管

（3）副作用：①常见高血钾症；②抗雄激素作用。

2. 依普利酮 ①一种新型选择性醛固酮受体拮抗剂，它只作用于盐皮质激素受体，而不作用于雄激素和孕酮受体；②可以单独或与其他抗高血压药物联合用于高血压的治疗，副作用明显低于螺内酯。

二、良性前列腺增生治疗药

（一）α₁肾上腺素能受体拮抗剂

1. 作用机制 ①通常是下尿路症状（LUTSs）和前列腺增生的一线治疗药物，通过放松膀胱颈和前列腺的肌肉降低尿道压力并增加尿液流量；②不能治愈前列腺增生，但有助于缓解某些症状。

2. 常用药物

药物名称	化学结构	性质和代谢
特拉唑嗪		①阿夫唑嗪、特拉唑嗪和多沙唑嗪是非选择性 α_1 肾上腺素拮抗剂 ②特拉唑嗪和多沙唑嗪需要剂量滴定，减少直立性高血压和头晕
阿夫唑嗪		①治疗 BPH 一线尿选择性药物，对治疗高血压无效 ②中度或重度肝功能不全患者中需要减少剂量
多沙唑嗪		①肝脏中代谢 ②可用作治疗前列腺增生，也用于治疗高血压
坦索罗辛		①治疗前列腺增生的一线药物，但对治疗高血压无效，应空腹服用 ②严重磺胺过敏患者避免使用
西洛多辛		①最具尿选择性的 α_1 肾上腺素受体拮抗剂 ②葡糖苷酸缀合物有活性，比母体具有更长的半衰期

（二）5α-还原酶抑制剂

1. 作用机制　通过抑制前列腺内二氢睾酮（DHT）的产生来发挥作用，从而减小前列腺的大小。

2. 常用药物

药物名称	化学结构	性质和代谢
非那雄胺		①选择性抑制 5AR2 同工酶，降低 DHT 水平 ②长期使用可以减少前列腺增生终点 ③肝功能异常患者用药应谨慎，孕妇或可能怀孕的妇女不应接触药片，尤其是破碎的药片，存在胎儿接触的风险
度他雄胺		①同时抑制 5AR1 和 5AR2 同工酶，导致血浆 DHT 更大和更一致的降低 ②减少了急性尿潴留 ③老年患者和肾功能损害患者无需调整剂量；怀孕和可能怀孕女性不应使用

3. 药物-药物相互作用 非那雄胺和度他雄胺主要通过 CYP3A4 代谢，所以 CYP3A4 抑制剂可能会增加这些药物的血药浓度，并可能导致药物相互作用。

三、性功能障碍改善药

磷酸二酯酶抑制剂是目前治疗勃起功能障碍（ED）的一线治疗药物。

（一）结构-活性关系

1. 作用机制 ①磷酸二酯酶 5 抑制剂（PDE5Is）是 cGMP 的非水解竞争性抑制剂；②西地那非和伐地那非的修饰嘌呤环被认为是模拟 cGMP 的鸟嘌呤环系统，其他取代基充当 cGMP 的核糖和磷酸。

2. 结构差异与效力 ①杂环系统和连接到哌嗪侧链的 N-取代基是在西地那非和伐地那非的主要结构差异；②哌嗪部分上的甲基/乙基在抑制 PDE5 的效力差异中起非常小

的作用；③体外抑制值（IC$_{50}$）的比较显示，伐地那非 > 他达拉非 > 西地那非 > 阿伐那非。

（二）常用药物

药物名称	性质和代谢
西地那非	①第一个选择性 PDE 抑制剂 ②CYP3A4 是介导 N–去甲基化的主要细胞色素，抑制 CYP3A4 的药物可能损害西地那非的生物转化和清除
伐地那非	①上市的第二种药物，优势在于起效时间不会因饱食而缩短 ②口腔崩解片剂吸收速度比口服片剂更快，并且比口服片剂提供更高的全身暴露量
他达拉非	①第三个上市的药物，在饱腹时服用而不会减缓起效 ②作用持续时间可达 48 小时；如果定期和短时间间隔服用，可能会因累积，导致过量使用 PDE5I 的副作用风险增加
阿伐那非	①一种嘧啶衍生物，是最新批准的 PDE5 抑制剂 ②有更高的选择性，作用开始更短（15 分钟）

（三）药物动力学

1. 吸收与生物利用度 ①由于肠道 CYP3A 代谢和肝脏首过消除，PDE5 抑制剂的口服生物利用度有限，且具有显著差异；②口服后可迅速吸收，并在 15~60 分钟内达到血浆浓度峰值，阿伐那非起效最快；③给予高脂肪膳食对他达拉非的吸收率和吸收程度没有显著影响，但确实降低了其他三种药物的吸收率。

2. 特殊人群用药 ①老年患者西地那非和伐地那的剂量减少；②基于 CYP3A4/5 活性的已知种族差异，预计 PDE5Is 的药代动力学存在种族依赖性差异；③严重的肾功能损害导致西地那非、伐地那非和他达拉非的血药浓度增加，因此在受影响的患者群体中减少服用剂量。

（四）药物-药物相互作用

①CYP3A 的代谢是 PDE5Is 的主要消除途径，所以

CYP3A 活性的所有诱导剂和抑制剂都有可能干扰这些药物的消除；②CYP3A4 的强抑制剂（利托那韦、茚地那韦、沙奎那韦、红霉素和酮康唑）增加了西地那非、伐地那非、他达拉非和阿伐那非的血浆水平；③CYP3A 肠道代谢的选择性抑制剂葡萄柚汁增加了西地那非和伐地那非的血浆浓度，但不增加他达拉非的血浆浓度。葡萄柚汁可能会增加阿伐那非的暴露量；④利托那韦是一种强 CYP3A4 和 CYP2C9 抑制剂，对西地那非的作用远不如伐地那非显著。

第九节　抗感染药物

一、抗生素类抗菌药物

（一）β-内酰胺类抗生素

类别	基本结构	功效基团	作用机制	特点
青霉素类	RCOHN 结构式	β-内酰胺环	抑制细菌细胞壁的合成，导致细胞破裂而死亡	①化学性质不稳定，易发生开环导致失活 ②由于哺乳动物的细胞不存在细胞壁，毒性较小
头孢菌素类	RCOHN 结构式			
单环 β-内酰胺类	结构式			

1. 青霉素类抗生素

（1）结构特征：含有四元的β-内酰胺环与五元的四氢噻唑环并合的结构，具有较大的分子张力。

（2）理化性质：①青霉素不能和如氨基糖苷类抗生素

等碱性药物合用，在酸性或碱性条件下，青霉素的 β-内酰胺环发生裂解，生成青霉酸、青霉醛和青霉胺。②某些酶也可使青霉素的 β-内酰胺环发生裂解。③青霉素遇到胺和醇时，胺和醇中亲核基团也会向 β-内酰胺环进攻，生成青霉酰胺和青霉酸酯。

（3）常用药物

1）天然青霉素

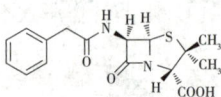

青霉素

①通常是指青霉素 G，也被称为苄基青霉素，是第一个在临床使用的抗生素。临床上常用青霉素钠或青霉素钾；②临床上使用其粉针剂，需现配现用；③将青霉素和丙磺舒合用，延长青霉素在体内的作用时间；④引起过敏反应的根源：在生物合成中产生的杂质蛋白，以及生产、贮存过程中产生的杂质青霉噻唑高聚物。

2）半合成青霉素药物

耐酸青霉素

药物名称	药物结构	性质和代谢
非奈西林		①6 位侧链苯氧甲基的碳上引入甲基，耐酸性更强，可口服 ②主要用于治疗肺炎、咽炎、扁桃体炎、中耳炎及皮肤软组织等感染病症
阿度西林		①6 位侧链引入吸电子的叠氮基团，口服吸收良好 ②主要用于呼吸道、软组织等感染，对流感嗜血杆菌的活性更强

耐酶青霉素

药物名称	药物结构	性质和代谢
甲氧西林		①6 位侧链上引入二甲氧基苯，得到第一个用于临床的耐酶青霉素，但对酸不稳定 ②主要用于治疗金黄色葡萄球属所致的各种感染
苯唑西林		①用 3-苯基、5-甲基异噁唑取代甲氧西林的二甲氧基苯；耐酶、耐酸双重功效 ②主要用于耐青霉素葡萄球菌所致的各种感染

广谱青霉素

药物名称	药物结构	性质和代谢
氨苄西林		①青霉素 6 位酰胺侧链引入苯甘氨酸得到 ②具有抗革兰阴性菌活性，可口服的广谱抗生素，但生物利用度较低
阿莫西林		①氨苄西林结构中苯甘氨酸的苯环 4 位引入羟基得到 ②氨苄西林和阿莫西林水溶液不太稳定，室温放置 24 小时生成无抗菌活性聚合物
羧苄西林		①将氨苄西林分子氨基以羧基替代物 ②胃酸不稳定，不能口服给药 ③用于铜绿假单胞菌、大肠埃希菌等引起的感染，口服不吸收，毒性较低

2. 头孢菌素类

（1）基本结构：基本母核为β-内酰胺环与六元的氢化噻嗪环并合得到，β-内酰胺环分子内张力较小，稳定性高于青霉素。

（2）常用药物

1）第一代头孢菌素：耐青霉素酶，但不耐β-内酰胺酶，主要用于耐青霉素酶的金黄色葡萄球菌等敏感革兰阳性球菌和某些革兰阴性球菌的感染。

药物名称	药物结构	性质和代谢
头孢氨苄	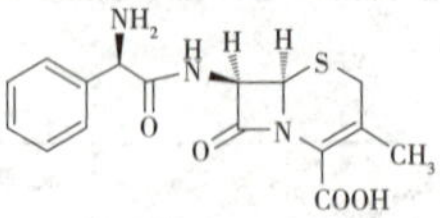	①侧链为苯甘氨酸，母核为7-ADCA ②口服吸收良好；加服丙磺舒可提高血药浓度 ③主要用于敏感菌所致的呼吸道感染、泌尿道感染、妇产科感染
头孢唑林	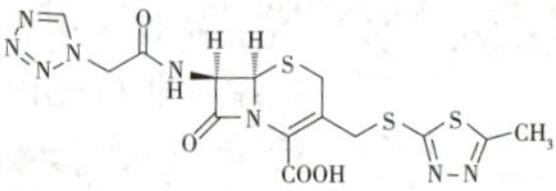	①侧链为四氮唑乙酰 ②用于敏感菌所致的呼吸道、泌尿生殖系、皮肤软组织、骨和关节、胆道等感染
头孢拉定	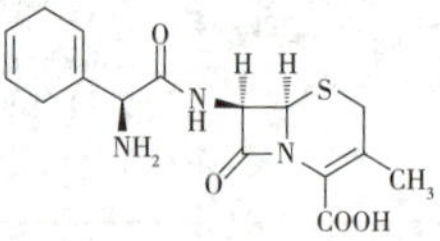	①将头孢氨苄中的苯核用1,4-环己二烯替代 ②与头孢氨苄作用相似。口服吸收比肌内注射快且安全

2）第二代头孢菌素：对多数β-内酰胺酶稳定，抗菌谱较第一代广，对革兰阴性菌的作用较第一代强，但抗革兰阳性菌的作用则较第一代低。

药物名称	药物结构	性质和代谢
头孢克洛		①头孢氨苄 C3 位为氯替代 ②用于敏感菌所致的急性咽炎、急性扁桃体炎等呼吸道感染和尿路感染等
头孢呋辛		①若同时给予丙磺舒，则延长其排泄时间 ②用于敏感的革兰阴性菌所致的下呼吸道、泌尿系等感染，不良反应较少
头孢呋辛酯		①将分子中的羧基与1-乙酰氧基乙醇成酯，提高脂溶性，可以口服 ②用于敏感的革兰阴性菌所致的下呼吸道、泌尿系等感染，不良反应较少
氯碳头孢		①为碳头孢结构，药物的稳定性和对β-内酰胺酶的稳定性增加，广谱和长效 ②用于敏感菌所引起的肺炎、急性支气管炎、咽喉炎等

3）第三代头孢菌素：对多数 β-内酰胺酶高度稳定性，抗菌谱更广，对革兰阴性菌的活性强，但对革兰阳性菌的活性比第一代差，部分药物抗铜绿假单胞菌活性较强。

药物名称	性质和代谢
头孢噻肟	①肠道中不吸收；肌内注射或静脉注射 ②耐酶，广谱，对革兰阴性菌有较强抗菌活性，尤其对肠杆菌活性强
头孢哌酮	用于各种敏感菌所致的呼吸道、泌尿道、腹膜、胸膜、皮肤和软组织、骨和关节、五官等部位的感染
头孢他啶	①对铜绿假单胞菌的作用极强 ②用于革兰阴性菌所致的下呼吸道、皮肤软组织等感染，口服不吸收
头孢克肟	①不与其他头孢菌素形成交叉过敏 ②用于敏感菌所致的肺炎、支气管炎、泌尿道炎等
头孢曲松	①可以透过血-脑屏障 ②用于敏感菌所致的肺炎、支气管炎、腹膜炎、胸膜炎
头孢泊肟酯	①头孢泊肟的前药，提高吸收率 ②临床主要用于敏感菌所致的肺炎、急性支气管炎、咽喉炎等
拉氧头孢	用于敏感菌所致肺炎、气管炎、胸膜炎、腹膜炎，皮肤和软组织、骨和关节、耳鼻咽喉、创面等部位感染，还可用于败血症和脑膜炎

4）第四代头孢菌素：是在第三代的基础上在3位引入季铵基团，对大多数的革兰阳性菌和革兰阴性菌产生高度活性，尤其是对金黄色葡萄球菌等革兰阳性球菌，并且对β-内酰胺酶作用稳定，穿透力强。

药物名称	性质和代谢
头孢匹罗	适用于严重的下呼吸道感染，如支气管炎、大叶性肺炎、肺脓肿、感染性支气管扩张
头孢吡肟	适用于治疗敏感菌所致的下呼吸道感染、泌尿系统感染、皮肤及软组织感染、腹腔感染和妇产科感染
头孢噻利	临床用于细菌性肺炎、慢性支气管炎、急性支气管炎、脓胸、皮肤和软组织感染、产科及妇科感染等

3. 其他 β-内酰胺类

类别	药物名称	性质和代谢
氧青霉 烷类	克拉维酸	①由 β-内酰胺环和氢化异噁唑环骈合而成 ②"自杀性"的酶抑制药，使 β-内酰胺酶彻底失活 ③临床上使用克拉维酸和阿莫西林组成的复方制剂
青霉烷 砜类	舒巴坦钠	①青霉烷酸的基本结构，为不可逆竞争性 β-内酰胺酶抑制药 ②活性比克拉维酸低，但稳定性却强
	舒他西林	①氨苄西林与舒巴坦以 1∶1 形式形成双酯结构的前体药物 ②口服后可迅速吸收
	他唑巴坦	①不可逆竞争性 β-内酰胺酶抑制药 ②抑酶谱的广度和活性都强于克拉维酸和舒巴坦
碳青霉 烯类	亚胺培南	①对大多数 β-内酰胺酶高度稳定，对脆弱拟杆菌、铜绿假单胞菌有高效 ②临床上通常与肾脱氢肽酶抑制药西司他丁钠合并使用
	美罗培南	①对肾脱氢肽酶稳定 ②对许多需氧菌和厌氧菌有很强的杀菌作用
	比阿培南	①溶于水；对肾脱氢肽酶比美罗培南更稳定 ②抗革兰阴性菌，特别抗铜绿假单胞菌活性比亚胺培南强 ③用于敏感菌引起的急性重度感染
	厄他培南	对各种 β-内酰胺酶，包括青霉素酶、头孢菌素酶以及超广谱酶稳定，但能被金属酶水解，用于敏感菌中度以上的感染
	法罗培南	①不属于碳青霉烯类，是青霉烯结构的药物 ②口服吸收好，抗菌作用不受食物影响
单环 β- 内酰胺类	氨曲南	①全合成单环 β-内酰胺抗生素 ②对需氧革兰阴性菌有很强活性，对需氧革兰阳性菌和厌氧菌作用较小 ③用于呼吸道感染、尿路感染、软组织感染、败血症等

（二）大环内酯类抗生素

1. 结构特点 分子中都含有一个内酯结构的十四元或十六元大环，通过内酯环上羟基与去氧氨基糖或6-去氧糖缩合成碱性苷。

结构中都含有脱氧氨基糖，是一类弱碱性抗生素。游离的大环内酯类抗生素不溶于水。

2. 作用靶点 ①作用于敏感细菌的50S核糖体亚基，通过阻断转肽作用和mRNA转位而抑制细菌的蛋白质合成；②十六元环系列的大环内酯类抗生素则通过抑制肽酰基转移反应达到抑制细菌蛋白质合成的目的；③所有的大环内酯类抗生素能与细菌核糖体50S亚基的L22蛋白结合，在肽链延伸过程中促使肽酰tRNA从核糖体上解离，从而抑制肽链的延长。

3. 红霉素的结构及其化学稳定性

1）结构特征

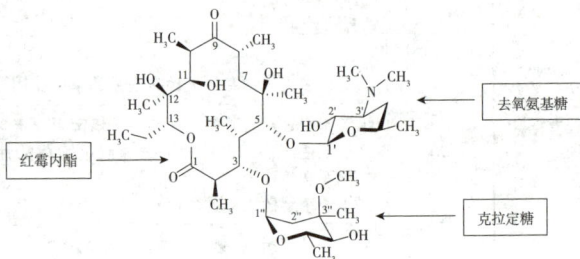

2）化学稳定性：红霉素水溶性较小，只能口服，但在酸中不稳定，易被胃酸破坏。

改造部位	改造目的	代表药物
将红霉素5位氨基糖上的2″羟基与各种酸制成各种酯	增加红霉素的稳定性和水溶性	红霉素碳酸乙酯、依托红霉素、琥乙红霉素

4. 红霉素类常用药物

药物名称	性质和代谢
克拉霉素	①是红霉素6-羟基经甲基化得到甲氧基，增加了在酸中的稳定性 ②对流感杆菌较红霉素强，对革兰阴性和阳性菌的抗菌活性为大环内酯类抗生素中最强的 ③对结核分枝杆菌也有良好抗菌活性，并能增强抗结核药物的敏感性
罗红霉素	①具有较好的化学稳定性，口服吸收迅速 ②用于敏感菌引起的上下呼吸道感染、耳鼻喉科、皮肤软组织感染以及支原体、衣原体、军团菌感染。本品脂溶性高，与牛奶同服有助吸收
阿奇霉素	①对胃酸的稳定性大大增强；分子具有强碱性，具有独特的药代动力学性质 ②口服生物利用度高，吸收后可被转运到感染部位，达到很高的组织浓度
地红霉素	①抗菌谱与红霉素相似 ②对酸稳定，口服迅速吸收，可以保持较高的和长时间的药物浓度。服用抗酸药或 H_2 受体拮抗剂后立即服用本品，可增加本品的吸收
氟红霉素	①在内酯环的8-位引入氟原子，使羰基的活性下降，对胃酸比红霉素稳定 ②在血液、组织体液及细胞内药物浓度高且持久，半衰期长，对肝脏几乎没有损伤
泰利霉素	①是由红霉素修饰得到的第一个酮内酯类抗生素，具有耐酸耐酶两大特点 ②口服吸收良好，不受食物影响。抗菌谱类似红霉素，具有广谱抗菌活性

（三）四环素类抗生素

1. 结构特征

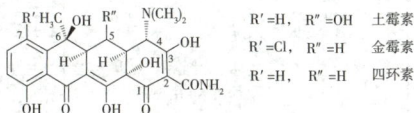

$R' = H$，$R'' = OH$　土霉素

$R' = Cl$，$R'' = H$　金霉素

$R' = H$，$R'' = H$　四环素

2. 作用靶点　①能与细菌 70S 核糖体中的 30S 亚单位

上的 A 位特异结合，阻止氨基酰基 tRNA 进入该位而拮抗蛋白质合成；②可使细菌细胞膜通透性增大，导致细胞内容物外漏，使之生存受到抑制。

3. 化学稳定性

（1）该类药物均为两性化合物，临床上使用其盐酸盐。

（2）干燥条件下其固体比较稳定，但遇日光可变色。

（3）在酸性及碱性条件下均不稳定。

（4）四环素类药物的脱水产物、差向异构体、内酯结构异构体的抗菌活性均减弱或消失。

（5）在近中性条件下，能与多种金属离子形成不溶性螯合物。在体内，与钙离子形成的螯合物呈黄色，可沉积在骨骼和牙齿上，导致小儿牙齿变黄，孕妇产儿牙齿变色、骨骼生长受抑制。

4. 常用药物

药物名称	药物结构	性质
盐酸多西环素	，HCl, 1/2H$_2$O, 1/2CH$_3$CH$_2$OH	与土霉素的差别仅在 6 位的羟基被除去，稳定性有较大的提高
盐酸美他环素	，HCl	为土霉素 6 位甲基与 6 位羟基脱水衍生物，稳定性较好
盐酸米诺环素	，HCl	对酸很稳定，不会发生脱水和重排形成内酯环的产物

二、合成抗菌药物

（一）氟喹诺酮类抗菌药物

1. 作用机理 ①喹诺酮类抗菌药物在细菌中的作用靶点：ⅡA 型拓扑异构酶；②ⅡA 型拓扑异构酶有两种亚型：拓扑异构酶Ⅱ（又称 DNA 螺旋酶）和拓扑异构酶Ⅳ；③喹诺酮类抗菌药对革兰阳性菌主要作用于拓扑异构酶Ⅳ，对革兰阴性菌则主要作用于 DNA 螺旋酶。

2. 基本结构

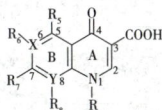

具有 1,4-二氢-4-氧代喹啉（或氮杂喹啉）-3-羧酸结构的化合物。

3. 常用药物

药物名称	药物结构	性质和代谢
盐酸诺氟沙星		①首个在喹诺酮分子引入氟原子的药物 ②主要用于敏感菌所致的泌尿生殖道感染、消化系统感染和呼吸道感染等
盐酸环丙沙星		①诺氟沙星分子中 1 位乙基被环丙基取代得到 ②临床用途较诺氟沙星为广，除尿路感染、肠道感染、淋病等外，尚可用于治疗骨和关节感染、皮肤软组织感染和肺炎、败血症等

续表

药物名称	药物结构	性质和代谢
盐酸左氧氟沙星	, HCl	①与氧氟沙星相比，更易制成注射剂；毒副作用小 ②适用于敏感菌引起的泌尿生殖系统感染、呼吸道感染、胃肠道感染、伤寒、骨和关节感染、皮肤软组织感染和败血症等全身感染
盐酸洛美沙星	, HCl	①8位氟原子可提高口服生物利用度，但可增加其光毒性 ②适用于敏感细菌引起的呼吸道感染、泌尿生殖系统感染及腹腔、胆道、肠道、伤寒等感染
加替沙星		①具有广谱的抗革兰阴性和阳性菌的活性 ②主要用于由敏感病原体所致的各种感染性疾病
莫西沙星		①有广谱抗菌活性，对β-内酰胺类和大环内酯类抗生素耐药的细菌亦有效 ②用于治疗成人患有上呼吸道和下呼吸道感染，如急性窦炎、慢性支气管炎急性发作、社区获得性肺炎以及皮肤和软组织感染
依诺沙星		①母核为萘啶酸环 ②用于对其敏感的革兰阴性菌和革兰阳性菌引起的感染，如泌尿、肠道、呼吸道、外科、眼科、妇产科、皮肤科及五官科等感染性疾病

（二）磺胺类抗菌药物

1. 作用机理

（1）作用靶点：二氢叶酸合成酶（DHFAS），使其不能充分利用对氨基苯甲酸合成叶酸。

（2）抗菌增效剂—甲氧苄啶：是二氢叶酸还原酶可逆性抑制药，阻碍二氢叶酸还原为四氢叶酸，从而影响微生物 DNA、RNA 及蛋白质的合成，抑制了其生长繁殖。

当磺胺类药物和抗菌增效剂甲氧苄啶一起使用时，磺胺类药物能拮抗二氢叶酸的合成，而甲氧苄啶又能拮抗二氢叶酸还原成四氢叶酸。二者合用，可产生协同抗菌作用，使细菌体内叶酸代谢受到双重阻断，抗菌作用增强数倍至数十倍。

2. 基本结构　对氨基苯磺酰胺　$H_2N-\!\!\!\bigcirc\!\!\!-SO_2NH_2$

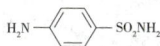

3. 常用药物

药物名称	药物结构	性质和代谢
磺胺甲噁唑		①又名新诺明，磺胺甲基异噁唑（SMZ） ②抗菌谱广，抗菌作用强 ③可与抗菌增效剂甲氧苄啶（TMP）配伍合用，称为复方新诺明
磺胺嘧啶		①进入脑脊液浓度超过血药浓度一半可达到治疗浓度 ②有较强酸性，可以制成钠盐和银盐，磺胺嘧啶银盐可预防和治疗重度烧伤的感染
甲氧苄啶		①为抗菌增效剂 ②可透过血-脑脊液屏障

（三）抗真菌药

1. 多烯类抗真菌药

（1）主要代表药物：①制霉菌素 A1；②那他霉素；③两性霉素 B；④哈霉素；⑤曲古霉素。

（2）常用药物—两性霉素 B：①结构中有氨基和羧基，故兼有酸碱两性；②本品消除缓慢，一次静脉滴注给药后，有效血药浓度可维持 24 小时以上，半衰期为 18～24 小时。

（3）应用：主要用于深部真菌感染。

2. 唑类抗真菌药

（1）作用机理：①通过抑制 14α-去甲基化来抑制麦角甾醇的生物合成；②作用靶点：CYP450 去甲基酶。

（2）结构特征

类别	基本结构	差异	特点
咪唑		两个氮原子	①五元芳香杂环
三氮唑		三个氮原子	②通过 N1 连接到一个侧链上，该侧链至少含一个芳香环

（3）特点及应用：①代谢稳定，既可口服又可注射；②对浅部真菌和深部真菌都有疗效。

（4）常见药物

药物名称	药物结构	性质和代谢
酮康唑		①分子中含有乙酰哌嗪和缩酮结构 ②在胃酸内溶解易吸收；吸收后在体内广泛分布，可穿过血-胎盘屏障 ③适用于全身真菌感染
伏立康唑		①改善氟康唑水溶性，具有广谱抗真菌药物 ②治疗侵袭性曲霉病、耐药的念珠菌引起的严重侵袭性感染、AIDS 进行性的并可能威胁生命的真菌感染

续表

药物名称	药物结构	性质和代谢
硝酸咪康唑	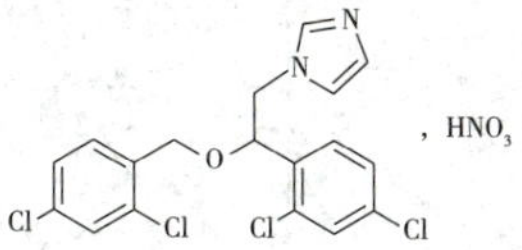 ，HNO₃	①分子中含有双 2,4-二氯苯基，具有弱碱性 ②皮肤癣菌，酵母菌念珠菌等引起的皮肤感染
噻康唑	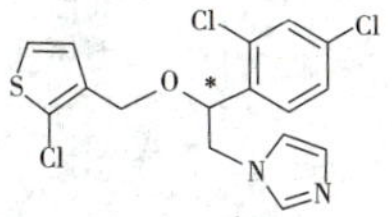	①咪唑类广谱抗真菌药 ②主要剂型栓剂和软膏剂 ③用于阴道真菌感染，如白色念珠菌、其他念珠菌属及阴道毛滴虫引起的感染
氟康唑	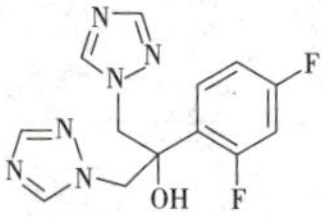	①可透过血-脑屏障，是治疗深部真菌感染的首选药 ②主要用于念珠菌病、隐球菌病、球孢子菌病等

3. 其他抗真菌类

（1）分类

类别	举例	作用机制
烯丙胺类	萘替芬、特比萘芬	特异性地抑制角鲨烯环氧化酶
苯甲胺类	布替萘芬	同烯丙胺类
棘白菌素类	卡泊芬净、米卡芬净、阿尼芬净	非竞争性地抑制真菌细胞壁的 β-(1,3)-D-葡聚糖的合成
嘧啶类	氟胞嘧啶	/

（2）常用药物

药物名称	药物结构	性质和代谢
萘替芬	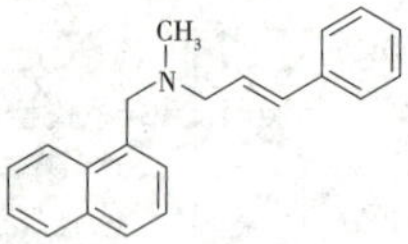	①烯丙胺类药物，具有较高的广谱抗真菌活性，优于克霉唑和益康唑 ②用于局部真菌病，如体股癣、手足癣、头癣、甲癣、花斑癣、浅表念珠菌病等
特比萘芬	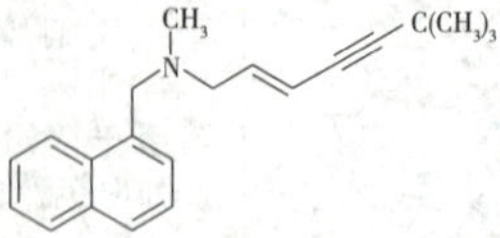	①抗真菌谱比萘替芬更广，作用更强并可以口服 ②适用于治疗各种浅部真菌感染
布替萘芬	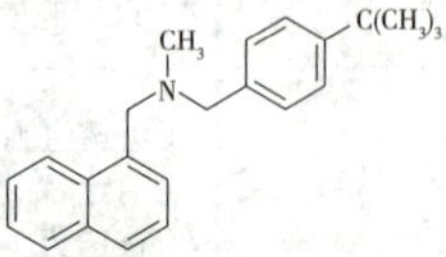	①苯甲胺类抗真菌药物，在体内潴留时间比较长，是安全有效的优良药物 ②抗菌谱比较广，主要用于浅表真菌感染的治疗

三、抗病毒药物

（一）抗非逆转录病毒药物

1. 干扰病毒核酸复制的药物

（1）核苷类抗病毒药物

1）作用机制：模拟天然核苷的结构，竞争性的作用于酶活性中心，嵌入正在合成的病毒 DNA 或 RNA 链中，终止 DNA 或 RNA 链的延长，从而最终抑制病毒复制。具有广谱的抗病毒活性，同样，它们的毒性和副作用也较大。

2）分类：①嘧啶核苷类抗病毒药物；②嘌呤核苷类抗病毒药物。核苷类药物通常需要在体内转变成三磷酸酯的形式而发挥作用，这是此类药物共有的作用机制。

（2）开环核苷类抗病毒药物

药物名称	药物结构	性质和代谢
阿昔洛韦		①开环的鸟苷类似物；是链中止剂，从而使病毒的DNA合成中断 ②治疗各种疱疹病毒感染的首选药
更昔洛韦		①对巨细胞病毒的作用比阿昔洛韦强 ②预防及治疗免疫功能缺陷病人的CMV感染，如艾滋病患者
喷昔洛韦		①生物利用度较低；只能用作外用药 ②用于口唇或面部单纯疱疹、生殖器疱疹
泛昔洛韦		①是喷昔洛韦的前体药物 ②对VZV、HSV-1、HSV-2和HBV均有较强抑制作用
伐昔洛韦		①为阿昔洛韦前药 ②用于水痘、带状疱疹及HSV-Ⅰ、HSV-Ⅱ，包括初发和复发生殖器疱疹

（3）非核苷类抗病毒药物：利巴韦林，又名：三氮唑核苷，病毒唑，为广谱抗病毒药。

1）结构特征：磷酸腺苷（AMP）和磷酸鸟苷（GMP）生物合成前体氨基咪唑酰氨核苷（AICAR）的类似物。

利巴韦林

2）作用机制：抑制 mRNA 的 5′-末端鸟嘌呤化和末端鸟嘌呤残基的 N7 甲基化，并且与 GTP 和 ATP 竞争抑制 RNA 聚合酶。

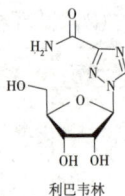

2. 干扰病毒进入宿主细胞和病毒释放的药物

药物名称	药物结构	性质和代谢
金刚烷胺类药物 — 盐酸金刚烷胺		①是 M_2 蛋白抑制药，可以抑制病毒的增殖 ②结构为一种对称的饱和三环癸烷，形成稳定的刚性笼状结构 ③具有生物碱性质
盐酸金刚乙胺		①是盐酸金刚烷胺的衍生物 ②抗 A 型的流感病毒的活性比盐酸金刚烷胺强 4～10 倍，中枢神经的副作用也比较低
干扰素（IFN）	分为 α、β、γ 三种	①是一类具有高活性、多功能的诱生蛋白，有特异的抗病毒活性 ②极低浓度可发挥作用
神经氨酸酶（NA）抑制药 — 磷酸奥司他韦		用于甲型流感和乙型流感
帕拉米韦		①奥司他韦分子中六元碳环换为五元碳环，并引入胍基基团 ②可用于其他抗病毒药物无效的严重 H1N1 流感病例

续表

药物名称	药物结构	性质和代谢
神经氨酸酶（NA）抑制药	玛巴洛沙韦	①巴洛沙韦的前药，属于病毒 RNA 聚合酶抑制剂 ②不与含多价阳离子泻药或抗酸药、或含铁、锌、硒、钙、镁的口服补充剂一起使用 ③用于治疗甲型和乙型流感

（二）抗逆转录病毒药物

与逆转录病毒相关的疾病主要有获得性免疫缺陷综合症，又称艾滋病（AIDS），及 T-细胞白血病。

1. 逆转录酶（RT）抑制剂

（1）核苷类逆转录酶抑制药

1）构效关系

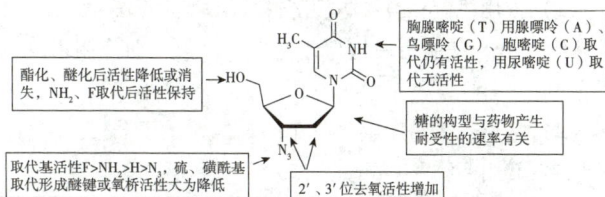

胸腺嘧啶（T）用腺嘌呤（A）、鸟嘌呤（G）、胞嘧啶（C）取代仍有活性，用尿嘧啶（U）取代无活性

酯化、醚化后活性降低或消失，NH_2、F取代后活性保持

糖的构型与药物产生耐受性的速率有关

取代基活性F>NH_2>H>N_3，硫、磺酰基取代形成醚键或氧桥活性大为降低

2′、3′位去氧活性增加

2）常用药物

药物名称	性质和代谢
齐多夫定	①为脱氧胸腺嘧啶核苷的类似物，在其脱氧核糖部分的3位上以叠氮基取代，又名：叠氮胸苷 ②为抗逆转录病毒药物，主要用于治疗艾滋病及重症艾滋病相关综合征
司他夫定	①脱氧胸腺嘧啶核苷的脱水产物，不饱和的胸苷衍生物，对酸稳定 ②适用于对齐多夫定、扎西他滨等不能耐受或治疗无效的艾滋病及其相关综合征 ③与其它抗病毒药物联合使用，用于治疗 HIV-1 型感染

续表

药物名称	性质和代谢
拉米夫定	①双脱氧硫代胞苷化合物，有两种异构体，都具有较强的抗 HIV-1 的作用 ②临床上可用治疗病情恶化的晚期 HIV 感染病人；还具有抗乙型肝炎病毒的作用
恩曲他滨	①在拉米夫定尿嘧啶碱基的 5 位以氟取代得到衍生物 ②与其他抗逆转录病毒药物联合用于成人 HIV-1 感染的治疗
扎西他滨	①作用机制与齐多夫定相同，可有效抑制病毒的复制和疾病的发展 ②用于对齐多夫定无效的艾滋病患者的治疗，或与齐多夫定合用治疗晚期 HIV 感染
去羟肌苷	①嘌呤核苷类衍生物 ②在临床上主要用于治疗不能耐受齐多夫定或对齐多夫定治疗无效的晚期 HIV 感染的患者

（2）非核苷类逆转录酶抑制药

1）作用机制：直接与病毒逆转录酶催化活性部位的 P 疏水区结合，使酶蛋白构象改变而失活，从而抑制 HIV-1 的复制。

2）特点：①易产生耐药性；②毒副作用小。

3）常用药物

药物名称	性质和代谢
奈韦拉平	①专一性 HIV-1 非核苷类逆转录酶抑制药 ②与核苷类抑制药联合使用治疗晚期 HIV 感染的成年患者
依法韦仑	①非竞争性地抑制 HIV-1 的逆转录酶 ②与其他抗病毒药联合应用，用于 HIV-1 感染的艾滋病成人、青少年和儿童的联合治疗
地拉韦定	①双芳杂环取代的哌嗪类化合物，与奈韦拉平有交叉耐药性 ②临床上与核苷类逆转录酶抑制药或蛋白酶抑制药联用治疗进展性 HIV

2. HIV 蛋白酶抑制药（PIs）

药物名称	性质和代谢
沙奎那韦	①属于拟多肽衍生物，是第一个上市用于治疗 HIV 感染的高效、高选择性的 HIV 蛋白酶抑制药 ②临床上与其他药合用治疗严重 HIV 感染
利托那韦	①对齐多夫定敏感的和齐多夫定与沙奎那韦耐药的 HIV 均有效 ②临床上单独或与抗逆转录病毒的核苷类药物合用治疗晚期或非进行性的艾滋病患者

（三）前药技术修饰核苷类药物的结构特征及应用

1. 核苷类药物特点

（1）作用机制：作用靶点多为 DNA 聚合酶或 RNA 逆转录酶，竞争性地作用于酶活性中心，嵌入正在合成的 DNA 或 RNA 链中，干扰核酸代谢。

（2）早期修饰问题：早期的设计是将核苷药物修饰为一磷酸类似物来绕过了限速反应步骤，但带来新的问题，即分子中磷酸基存在两个负电荷，这不利于过膜吸收，加上磷氧键的代谢稳定性较差限制了其应用。

2. ProTide 前药技术

（1）设计原理：将核苷膦酸/磷酸类药物分别通过磷酯键/磷酰胺键与极性基团连接形成磷酯/磷酰胺前药，通过掩蔽极性基团来降低分子极性增加透膜性，当前药吸收进入体内后再经特定酶水解释放原型药物。

（2）上市药物

药物名称	性质和代谢
索磷布韦	①用于治疗 HCV 感染，是全球首个获批上市的 Protide 药物 ②可用于 1~6 型 HCV 感染的治疗，其中对 2 型和 3 型 HCV 感染患者的治愈率可高达 90%

续表

药物名称	性质和代谢
奥磷布韦	①是国内首个自主研发 HCV NS5B 聚合酶抑制剂 ②体外抗病毒活性是索非布韦的 2～3 倍；具有良好的药代动力学性质，能够与其他抗 HCV 药物联合使用
替诺福韦 艾拉酚胺	①用于治疗 HIV-1 感染的前药，对 HIV-1 的抑制效果明显强于相应的 Rp 异构体及其母体化合物 ②具有更强的血浆稳定性，可以有效改善因血浆高 TFV 水平而引起的骨密度降低和肾毒性问题
瑞德西韦	一种病毒 RNA 依赖性 RNA 聚合酶（RdRp）抑制剂，对埃博拉病毒、SARS 冠状病毒和中东呼吸综合征冠状病毒等均具有体外抑制活性

第十节　抗肿瘤药物

一、烷化剂类抗肿瘤药物

（一）氮芥类

1. 结构特征

（1）关键药效基团：β-氯乙胺。

（2）结构可分为两部分：烷基化部分和载体部分。载体部分可以改善该类药物在体内的吸收、分布等药物的动力学性质，提高其选择性和抗肿瘤活性。

2. 常用药物

药物名称	药物结构	性质和代谢
环磷酰胺	，H_2O	①在氮芥的氮原子上连有一个吸电子的环状磷酰胺内酯 ②属于前药，在体外对肿瘤细胞无效，进入体内后，经过活化发挥作用
异环磷酰胺		①将环外氮原子上的氯乙基移至环上的氮原子上，属于前药 ②主要毒性为骨髓抑制、出血性膀胱炎、尿道出血等，须和尿路保护剂美司纳（巯乙磺酸钠）一起使用，以降低毒性

（二）亚硝基脲类

1. 结构特征

（1）将 β–氯乙基与 N–亚硝基脲相连即得。

（2）在酸性和碱性溶液中相当不稳定，分解时可放出氮气和二氧化碳。

2. 常用药物

药物名称	药物结构	性质和代谢
卡莫司汀		①具有 β–氯乙基亚硝基脲的结构；属于周期非特异性药 ②脂溶性高，可透过血–脑屏障，主要在肝脏代谢 ③用于脑瘤、转移性脑瘤及其它中枢神经系统肿瘤及恶性淋巴瘤等治疗，但有迟发性和累积性骨髓抑制副作用
洛莫司汀		①以环己烷取代卡莫司汀分子中一个氯乙基，脂溶性强 ②用于脑部原发肿瘤及继发肿瘤；与氟尿嘧啶合用治疗胃癌及直肠癌；亦用于治疗霍奇金淋巴瘤
司莫司汀		①洛莫司汀的环己基上引入甲基得到 ②抗肿瘤疗效优于卡莫司汀和洛莫司汀，毒性较低，临床用于脑瘤、肺癌和胃肠道肿瘤

（三）金属铂配合物

1. 构效关系
①取代顺铂中氯的配位体要有适当的水解速率，双齿配位体较单齿配位体活性高；②烷基伯胺或环烷基伯胺取代顺铂中的氨，可明显增加治疗指数；③中性配合物要比离子配合物活性高；④平面正方形和八面体构型的铂配合物活性高。

2. 常用药物

药物名称	药物结构	性质和代谢
顺铂		①使肿瘤细胞 DNA 复制停止，阻碍细胞分裂 ②水溶性差，且仅能注射给药并伴有严重的肾脏、胃肠道毒性、耳毒性及神经毒性
卡铂		①第二代铂配合物。理化性质、抗肿瘤活性和抗瘤谱与顺铂类似 ②超滤的非结合型铂，半衰期较顺铂长
奥沙利铂		①为草酸根（1R,2R-环己二胺）合铂 ②用于顺铂和卡铂耐药肿瘤株 ③是第一个显现对结肠癌有效的铂类烷化剂 ④对大肠癌、非小细胞肺癌、卵巢癌及乳腺癌等肿瘤细胞株有显著的抑制作用

二、抗代谢抗肿瘤药物

（一）嘧啶类抗代谢物

1. 分类 ①尿嘧啶类；②胞嘧啶类。

2. 常用药物

药物名称	药物结构	性质和代谢
氟尿嘧啶		①结构中含有两个氮原子 ②抗瘤谱比较广，是治疗实体肿瘤的首选药物
替加氟		①为氟尿嘧啶的衍生物，在体内转化为氟尿嘧啶发挥作用 ②作用特点和适应证与氟尿嘧啶相似，但毒性较低

续表

药物名称	药物结构	性质和代谢
卡莫氟		①在体内缓缓释放出氟尿嘧啶，抗瘤谱广 ②临床上可用于胃癌、结直肠癌、乳腺癌的治疗，特别是对结肠癌、直肠癌的疗效较高
盐酸阿糖胞苷		①胞嘧啶衍生物，以阿拉伯糖替代核糖 ②急性淋巴细胞白血病及非淋巴细胞白血病的诱导缓解期或维持巩固期、慢性粒细胞白血病的急变期
吉西他滨		①用两个氟原子取代胞嘧啶核苷核糖基 C-2′位的氢和羟基的衍生物，$t_{1/2}$较阿糖胞苷长 ②用于治疗乳腺癌、胰腺癌和非小细胞肺癌
卡培他滨		①是 5-氟尿嘧啶（5-FU）的前体药物，比 5-FU 的疗效/毒性比高 ②结肠癌辅助化疗

（二）嘌呤类抗代谢药

1. **分类** ①次黄嘌呤和鸟嘌呤的衍生物；②腺嘌呤核苷拮抗物。

2. 常用药物

药物名称	药物结构	性质和代谢
巯嘌呤	（结构式），H$_2$O	①黄嘌呤 6 位羟基以巯基取代的衍生物 ②可用于各种急性白血病的治疗，对绒毛膜上皮癌、恶性葡萄胎也有效
巯鸟嘌呤	（结构式）	①对鸟嘌呤进行结构改造得到的衍生物 ②阻止嘌呤核苷酸的相互转换，影响 DNA 和 RNA 的合成

（三）叶酸拮抗剂

药物名称	药物结构	性质和代谢
甲氨蝶呤	（结构式）	①为二氢叶酸还原酶的抑制剂 ②用于治疗急性白血病、绒毛膜上皮癌和恶性葡萄胎等
亚叶酸钙	（结构式），5H$_2$O	①四氢叶酸钙甲酰衍生物的钙盐 ②与甲氨蝶呤合用可降低毒性，不降低肿瘤活性
培美曲塞	（结构式）	①具有多靶点抑制作用的抗肿瘤药物 ②用于非小细胞肺癌和耐药性间皮瘤的治疗

三、天然产物类抗肿瘤药物

（一）紫杉烷类

1. 作用机制 主要作用于聚合态的微管，可促进微管形成并抑制微管解聚，导致细胞在有丝分裂时不能形成纺锤体和纺锤丝，使细胞停止于 G_2/M 期，抑制细胞分裂和增殖。

2. 长期使用可出现耐药性的原因 ①与多药耐药的 P-糖蛋白相关，药物进入细胞后被 P-糖蛋白从细胞内泵出；②与微管蛋白突变相关。

3. 常用药物

药物名称	性质和代谢
紫杉醇	①是从短叶红豆杉的树皮中提取得到的一个具有紫杉烯环的二萜类化合物，属有丝分裂抑制剂或纺锤体毒素 ②水溶性小，其注射剂通常加入表面活化剂，常会引起血管舒张，血压降低及过敏反应等副作用 ③临床为广谱抗肿瘤药物，主要用于治疗卵巢癌、乳腺癌及非小细胞肺癌，为治疗难治性卵巢癌及乳腺癌的有效药物之一
多西他赛	①由 10-去乙酰基浆果赤霉素进行半合成得到的又一个紫杉烷类抗肿瘤药物 ②水溶性比紫杉醇好，毒性较小，但抗肿瘤谱更广，对除肾癌、结、直肠癌以外的其他实体瘤都有效
卡巴他赛	①是在多西他赛结构上，将 C-10 位和 C-7 位进行双甲基化得到的药物 ②用于治疗激素难治性前列腺癌

（二）喜树碱类

喜树碱及其衍生物属于拓扑异构酶 I 的抑制剂。

药物名称	性质和代谢
喜树碱	①从中国特有珙桐科植物喜树中分离得到含五个稠和环的内酯生物碱 ②不溶于水，也几乎不溶有机溶剂 ③对消化道肿瘤、肝癌、膀胱癌和白血病等恶性肿瘤有较好的疗效；但毒性比较大，主要为尿频、尿痛和尿血等
羟基喜树碱	①从喜树中又分离得到的另一个化合物，其天然含量低于喜树碱，但抗肿瘤活性更高，毒性较小 ②主要用于肠癌、肝癌和白血病的治疗，毒性比喜树碱低，很少引起血尿和肝肾功能损伤

续表

药物名称	性质和代谢
盐酸伊立替康	①是在 7-乙基-10-羟基喜树碱（SN-38）结构中引入羰酰基哌啶基哌啶侧链，可与盐酸成盐，得到水溶性药物，属前体药物 ②主要用于小细胞、非小细胞肺癌、结肠癌、卵巢癌、子宫癌、恶性淋巴瘤等的治疗。主要副作用是中性白细胞减少和腹泻
盐酸拓扑替康	①在羟基喜树碱的羟基邻位引入二甲氨基甲基得到的另一个半合成水溶性喜树碱衍生物 ②主要用于转移性卵巢癌的治疗；对小细胞肺癌、乳腺癌、结肠癌、直肠癌的疗效也比较好

（三）鬼臼毒素类

药物名称	药物结构	性质和代谢
依托泊苷		①为细胞周期特异性抗肿瘤药物，作用于 DNA 拓扑异构酶Ⅱ ②在同类药物中毒性较低，是临床上常用的抗肿瘤药物之一
替尼泊苷		①又名 VM-26，作用于 DNA 拓扑异构酶Ⅱ ②脂溶性高，达血脑-屏障，为脑瘤首选药物
依托泊苷磷酸酯		①在依托泊苷的 4′位酚羟基上引入磷酸酯结构，得到的衍生物，其水溶性增加 ②为前药，未见明显低血压及过敏反应，剂量限制性毒性为中性粒细胞减少

续表

药物名称	药物结构	性质和代谢
鬼臼毒素		①喜马拉雅鬼臼和美鬼臼根茎中分离得到的抗肿瘤成分 ②作用靶点拓扑异构酶Ⅱ ③毒性反应严重，不能用于临床

（四）抗肿瘤抗生素类

1. 结构特征 主要是蒽醌类抗生素，代表药物有阿霉素和柔红霉素等。

2. 作用机制 直接作用于 DNA 或嵌入 DNA 的双链中，形成 DNA 拓扑异构酶Ⅱ稳定复合物，抑制拓扑异构酶Ⅱ的活性，阻止拓扑异构酶Ⅱ催化的 DNA 双链断裂－再链接的过程，抑制肿瘤生长。为细胞周期非特异性药物。

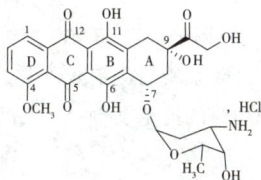

盐酸多柔比星

3. 盐酸多柔比星

（1）来源：又名阿霉素，蒽环甙类抗生素，临床上常用其盐酸盐。

（2）性质：①由于结构为共轭蒽醌结构，为橘红色针状结晶；②易溶于水，水溶液稳定，在碱性条件下不稳定易迅速分解；③结构中具有脂溶性蒽环配基和水溶性柔红糖胺，又有酸性酚羟基和碱性氨基，易通过细胞膜进入肿瘤细胞，因此有很强的药理活性。

（3）临床应用：是广谱的抗肿瘤药物，临床上主要用于治疗乳腺癌、甲状腺癌、肺癌、卵巢癌、肉瘤等实体瘤。

毒性主要为骨髓抑制和心脏毒性。

四、靶向抗肿瘤药物

1. 作用机制 蛋白质氨基酸侧链的可逆性磷酸化是酶和信号蛋白活性调节非常重要的机制。

2. 作用靶点 蛋白酪氨酸激酶（PTK）是一类重要蛋白激酶，已经成为药物作用的靶点。

3. 甲磺酸伊马替尼

（1）作用机制：第一个上市的蛋白酪氨酸激酶抑制剂，能选择性抑制慢性粒细胞白血病和急性淋巴细胞白血病病人的新鲜细胞的增殖和诱导其凋亡。

（2）应用：用于治疗费城染色体阳性的慢性粒细胞白血病和恶性胃肠道间质肿瘤。

（3）耐药性：由于病人体内的表达 Abl 激酶的基因发生了点突变，导致了 Abl 激酶的氨基酸改变，从而使伊马替尼与 Abl 激酶相互作用时的构型发生变化，产生耐药性。

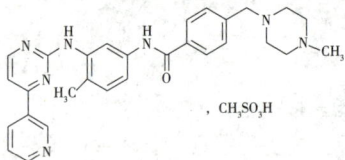

甲磺酸伊马替尼

（4）常见的酪氨酸激酶抑制剂

名称	靶点	用途
尼洛替尼	BCR-ABl	慢性粒细胞白血病，对表达 Ber-Abl 耐伊马替尼的细胞，如 K562、KBM5 等有很好的抑制活性

续表

名称	靶点	用途
达沙替尼	多种构型酪氨酸蛋白激酶 Abl	用于对包括甲磺酸伊马替尼在内的治疗方案耐药或不能耐受的慢性髓细胞样白血病
吉非替尼	ErbB-1	第一个选择性表皮生长因子受体酪氨酸激酶抑制剂，用于非小细胞肺癌、转移性非小细胞肺癌治疗
厄洛替尼	EGFR	选择性的 EGFR（ErbB1）酪氨酸蛋白激酶抑制剂，用于胰腺癌、转移性非小细胞肺癌的治疗
奥希替尼	EGFR	第三代口服、不可逆的选择性 EGFR 突变抑制剂，用于非小细胞肺癌（NSCLC）的治疗
舒尼替尼	PDGFR/VEGFR	甲磺酸伊马替尼治疗失败或不能耐受的胃肠间质瘤（GIST），不能手术的晚期肾细胞癌（RCC）
索拉非尼	RAF/PDGFR/VEGFR	口服的、作用于多个激酶靶点的抗肿瘤药物，用于晚期肾细胞癌的治疗；对晚期的非小细胞肺癌、肝细胞癌、黑色素瘤也有较好的疗效
阿帕替尼	VEGFR-2	国内企业研发的抗肿瘤药物，用于晚期胃癌（AGC）的治疗
克唑替尼	ALK/C-MET	国内企业研发的抗肿瘤药物，用于 ALK 阳性的转移性非小细胞肺癌的治疗
埃克替尼	EGFR	用于局部晚期或转移的非小细胞肺癌治疗

高频考点速记

中枢神经系统药物

1. 镇静催眠药物中苯二氮䓬类药物分为：西泮类药物和唑仑类药物。

2. 氯硝西泮是地西泮结构中引入吸电子基团 Cl：药物活性明显增加，作用增强，具有生物利用度高，作用时间长等特点。

3. 劳拉西泮属于短效和清除较快的镇静催眠药适用于：焦虑障碍的治疗或用于缓解焦虑症状以及与抑郁症状相关的焦虑的短期治疗。

4. 常见的非苯二氮䓬类药物有：酒石酸唑吡坦、艾司佐匹克隆、扎来普隆。

5. 酒石酸唑吡坦的母核为：咪唑并吡啶。

6. 三环类抗精神病药物包括：吩噻嗪类、硫杂蒽类药物、二苯并二氮䓬类药物。

7. 盐酸氯丙嗪的作用机制：主要与其拮抗中脑边缘系统及中脑皮层通路的多巴胺受体 DA_2 有关。

8. 氟奋乃静庚酸酯利用氟奋乃静分子中羟基与庚酸成酯制成前药为：长效药物。

9. 氯氮平为选择性多巴胺神经抑制药：广谱的抗精神病作用。

10. 非三环类药物抗精神病药物包括：丁酰苯类药物、苯甲酰胺类药物。

11. 氟哌啶醇片剂处方中：避免使用乳糖。

12. 丁酰苯类抗精神病药物包括：氟哌啶醇、三氟哌多、氟哌利多。

13. 氯氮平分子中的苯核被甲基噻吩取代，其结构属于噻吩并苯二氮䓬类似物为：奥氮平。

14. 非经典抗精神病药利培酮的活性代谢物为：帕利哌酮。

15. 抗抑郁药可分为：①去甲肾上腺素再摄取抑制药；②选择性5-羟色胺再摄取抑制药；③单胺氧化酶抑制药；

④5-羟色胺与去甲肾上腺素再摄取抑制药。

16. 三环类抗抑郁药（TCAs）的基本结构：具有一个二苯并氮䓬母环和一个具有叔胺或仲胺的碱性侧链。

17. 在丙米嗪 2 位引入氯原子的抗抑郁药物为：氯米帕明。

18. 丙米嗪的活性代谢物地昔帕明是：去甲肾上腺素再摄取抑制药。

19. 阿米替林为二苯并环庚二烯类抗抑郁药，其结构为：将二苯并氮杂䓬药物丙米嗪的氮原子以碳原子取代，并通过双键与侧链相连。

20. 多塞平的结构为：在二苯并环庚二烯环中的碳原子用氧原子取代得到二苯并噁嗪结构。

21. 常用的单胺氧化酶抑制类抗抑郁药包括：吗氯贝胺和托洛沙酮。

22. 常用的 5-羟色胺与去甲肾上腺素再摄取抑制抗抑郁药包括：度洛西汀、文拉法辛、去甲文拉法辛、米氮平。

23. 吗啡是是由 5 个环稠合而成的复杂立体结构：具有菲环结构的生物碱。

24. 吗啡在酸性溶液中加热，可脱水并进行分子重排，生成阿扑吗啡，其为：多巴胺激动剂，临床上用作催吐剂。

25. 吗啡 3 位羟基甲基化得到：可待因。

26. 合成镇痛药包括：盐酸哌替啶（酯类）、芬太尼（酰胺类）。

27. 盐酸美沙酮用于：治疗海洛因依赖脱毒和替代维持治疗的药效作用。

28. 其他合成镇痛药包括：盐酸布桂嗪、盐酸曲马多。

29. 临床用于辅助麻醉的镇痛药物为：舒芬太尼。

30. 哌替啶属于 4-苯基哌啶类结构的镇痛药，芬太尼的结构为：哌啶环的 4 位引入苯氨基，并在苯基氨基的氮原子上丙酰化。

31. 哌替啶中哌啶环中的苯基分别以极性乙基四氮唑、噻吩、羧酸酯替代得到：阿芬太尼、舒芬太尼、瑞芬太尼。

解热镇痛及非甾体抗炎药物

1. 解热镇痛类药物主要有：水杨酸类（阿司匹林）、苯胺类（对乙酰氨基酚）。

2. 阿司匹林临床应用：优良的解热镇痛抗炎药物，同时还用于预防和治疗心血管系统疾病等，主要不良反应为胃肠道刺激作用。

3. 非甾体抗炎药物按含有的药效团分为：羧酸类、非羧酸类。

4. 非甾体抗炎药物芳基乙酸类药物有：吲哚美辛、舒林酸、双氯芬酸钠。

5. 布洛芬的结构特点：含有苯基丙酸。

6. 非甾体抗炎药物非羧酸类昔康的结构特点：含有 1,2- 苯并噻嗪结构，其分子含有烯醇结构药效团。

7. 非甾体抗炎药物塞来昔布、罗非昔布的结构特点：含有氨磺酰基取代苯的分子；含有甲磺酰基取代苯的分子。

8. 非甾体抗炎药物昔布类：是一类选择性的 COX-2 抑制药，有增大心血管事件的风险。

9. 艾瑞昔布临床应用：治疗关节疼痛、骨性关节炎的一线治疗药物。

呼吸系统疾病药物

1. 多巴胺的特点：口服无效，作用持续时间短暂。

2. 异丙肾上腺素为外消旋体盐酸盐临床用于：治疗支气管哮喘发作。

3. 沙丁胺醇的结构特征：将异丙肾上腺素苯核 3 位的酚羟基用羟甲基取代，N 原子上的异丙基用叔丁基取代。

4. 硫酸特布他林的结构特征：将异丙肾上腺素的分子中的邻二羟基改为间二羟基得到。

5. 影响白三烯系统药物：孟鲁司特、扎鲁司特、曲尼司特、普鲁司特、齐留通、色甘酸钠。

6. 肾上腺皮质激素类平喘药物：丙酸倍氯米松、丙酸氟替卡松和布地奈德。

7. 磷酸二酯酶抑制药：茶碱、氨茶碱、二羟丙茶碱、多索茶碱。

8. 抗胆碱类药物：异丙托溴铵、噻托溴铵、阿地溴铵、乌美溴铵、格隆溴铵。

9. 镇咳类药物包括：磷酸可待因、右美沙芬。

10. 祛痰类药物包括：盐酸溴己新、盐酸氨溴索、乙酰半胱氨酸、羧甲司坦。

11. H_1 受体拮抗剂抗过敏药物按化学结构可分为：乙二胺类、氨基醚类、丙胺类、三环类、哌嗪类和哌啶类。

12. 氨烷基醚类 H_1 受体拮抗药包括：盐酸苯海拉明、茶苯海明、氯马斯汀、司他斯汀。

13. 氯苯那敏的特点：对组胺 H_1 受体的竞争性拮抗作用甚强，且作用持久。对中枢抑制作用较弱，嗜睡副作用较小，抗胆碱作用也较弱。

14. 最早发现的吩噻嗪结构的三环类抗组胺药为：异丙嗪。

15. 酮替芬为强效的 H_1 受体拮抗药，临床上用于：防治哮喘和支气管痉挛。

16. 氯雷他定为：强效、长效、选择性对抗外周 H_1 受体的非镇静类 H_1 受体拮抗药，为第二代抗组胺药。

17. 哌嗪类抗组胺药包括：氯环利嗪、西替利嗪、左西替利嗪。

18. 西替利嗪的结构特征：分子中引入亲水性基团羧甲氧烷基。

19. 氯环利嗪的结构特征：将乙二胺结构环化成哌嗪环。

20. 特非那定：第一个哌啶类 H_1 受体拮抗药。

21. 阿司咪唑为长效、强效的抗过敏药物：无抗胆碱和局部麻醉作用；有致心律失常等心脏毒性。

22. 左卡巴斯汀临床上用于：治疗变态反应性结膜炎和鼻炎。

23. 地匹福林的结构特征：将肾上腺素苯环上的两个羟基酯化，获得双特戊酯药物。

消化系统疾病药物

1. 抗溃疡药包括：组胺 H_2 受体拮抗药、质子泵抑制药。

2. 常用的组胺 H_2 受体拮抗药包括：西咪替丁、盐酸雷尼替丁、法莫替丁、尼扎替丁、罗沙替丁。

3. 西咪替丁化学结构：由咪唑五元环、含硫醚的四原子链和末端取代胍三个部分构成。

4. 含有硝基乙烯二胺结构片段的抗溃疡药物是：雷尼替丁。

5. 质子泵抑制药是：抑制 H^+, K^+-ATP 酶。

6. 常用的质子泵抑制药是：奥美拉唑、兰索拉唑、泮托拉唑、雷贝拉唑钠。

7. 奥美拉唑结构的特点：苯并咪唑母核，含有吡啶环、亚磺酰基，在酸性下不稳定。

8. 兰索拉唑的特点：在酸性情况下不稳定，通常作成肠溶制剂，主要用于胃溃疡、十二指肠溃疡等疾病。

9. 泮托拉唑的结构特点：苯并咪唑的 5 位上有二氟甲氧基。

10. 常用的促胃肠道动力药有：甲氧氯普胺、多潘立酮、伊托必利、莫沙必利。

11. 甲氧氯普胺的临床应用：为多巴胺 D_2 受体拮抗药，具有促动力作用和止吐的作用，是第一个用于临床的促动力药；有中枢神经系统的副作用（锥体外系症状），常见嗜睡和倦怠。

循环系统疾病药物

1. 抗高血压药包括：血管紧张素转换酶抑制药；血管紧张素 II 受体拮抗药。

2. 抗高血压药中血管紧张素转换酶抑制药包括：①含巯基的 ACE 抑制药；②含二羧基的 ACE 抑制药；③含磷酰基的 ACE 抑制药。

3. 血管紧张素转换酶抑制药最主要的副作用是：引起干咳。

4. 卡托普利的药效基团：含巯基的 ACE 抑制药的唯一代表药；分子中含有巯基和脯氨酸片段，是关键的药效团。

5. 抗高血压的双羧基的 ACE 抑制药包括：依那普利、依那普利拉、贝那普利、喹那普利、培哚普利、群多普利、螺普利、赖诺普利。

6. 福辛普利为：含磷酰基的 ACE 抑制药。

7. 常用的抗高血压的血管紧张素 II 受体拮抗药包括：氯沙坦、缬沙坦、厄贝沙坦、替米沙坦、依普罗沙坦、坎地沙坦酯。

8. 依普罗沙坦的临床应用：高血压，尤其是高血压伴肾功能障碍者。

9. 他汀类药物调节血脂的靶点：羟甲戊二酰辅酶 A 还原酶（HMG-CoA 还原酶）。

10. 洛伐他汀的结构特点：是天然的 HMG-CoA 还原酶抑制，分子中存在内酯结构。

11. 辛伐他汀的结构特点：在洛伐他汀十氢萘环的侧链上多一个甲基取代基改造得到，亲脂性的略有提高，分子中存在内酯结构。

12. 他汀类药物调节血脂的药效基团为：3,5-二羟基羧酸药效团。

13. 他汀类药物临床应用的副作用：会引起肌肉疼痛或横纹肌溶解。

14. 属于天然的及半合成改造他汀类药物：洛伐他汀、辛伐他汀和普伐他汀。

15. 属于人工全合成他汀类药物：氟伐他汀钠、阿托伐他汀钙、瑞舒伐他汀钠。

16. 盐酸胺碘酮：为钾通道阻滞剂的抗心律失常药代表药物，属苯并呋喃类化合物。

17. 普萘洛尔结构特征：属于芳氧丙醇胺类结构类型，芳环为萘核。

18. 抗心律失常药中常用的非选择性 β 受体拮抗剂有：盐酸普萘洛尔、阿普洛尔、氧烯洛尔、吲哚洛尔、纳多洛尔、噻吗洛尔。

19. 抗心律失常药中常用的 α，β 受体拮抗药有：卡维地洛、塞利洛尔、拉贝洛尔。

20. 卡维地洛、塞利洛尔的结构特点：含咔唑结构；含脲结构片段。

21. 按化学结构特征可将钙通道阻滞药分为：1,4-二氢吡啶类、芳烷基胺类、苯硫氮䓬类、三苯哌嗪类。

22. 尼群地平的结构特征：1,4-二氢吡啶环上所连接的两个羧酸酯的结构不同，使其4位碳原子具手性，临床用其外消旋体。

23. 盐酸维拉帕米特点：属于芳烷基胺类，含有手性碳原子，右旋体比左旋体的作用强。

24. 抗凝血药物包括：香豆素类、凝血酶抑制药、凝血因子Ⅹa抑制药。

25. 常用的凝血酶抑制药有：达比加群酯、阿加曲班。

26. 常用的凝血因子Ⅹa抑制药有：阿哌沙班、利伐沙班。

27. 常用的血小板二磷酸腺苷受体拮抗药有：氯吡格雷、噻氯匹定、普拉格雷、坎格雷洛、替卡格雷。

28. 华法林的结构特点：是含4-羟基香豆素基本结构的药物，化学结构均与维生素K相似，药用其外消旋体。

29. 常用的糖蛋白GPⅡb/Ⅲa受体拮抗药有：阿昔单抗、依替巴肽、替罗非班。

内分泌系统疾病药物

1. 甾体激素类药物的基本母核主要有：孕甾烷、雄甾烷、雌甾烷。

2. 糖皮质激素的基本结构：含有Δ^4-3,20-二酮和21-羟基、11位和17α位羟基孕甾烷。

3. 肾上腺糖皮质激素药物有：氢化可的松、泼尼松、泼尼松龙、曲安西龙、曲安奈德、醋酸氟轻松、地塞米松、丙酸氟替卡松。

4. 雌甾烷类雌激素有：雌二醇、雌酮、雌三醇、苯甲酸雌二醇、戊酸雌二醇、炔雌醇、尼尔雌醇。

5. 雌激素受体调控剂可分为：选择性雌激素受体调节剂、选择性雌激素受体下调剂和芳构化酶抑制药。

6. 常用雌激素中芳构化酶抑制药有：依西美坦、福美司坦、阿那曲唑、来曲唑。

7. 常用的孕激素药有：黄体酮、甲羟孕酮、甲地孕酮、氯地孕酮、己酸羟孕酮、炔诺酮、左炔诺孕酮。

8. 常用的蛋白同化激素有：苯丙酸诺龙、美雄酮、氯司替勃、羟甲烯龙、司坦唑醇。

9. 药用雄激素有：丙酸睾酮、甲睾酮。

10. 己酸羟孕酮的特点：黄体酮的 17α-己酰氧基物，临床作长效避孕药。

11. 醋酸甲地孕酮的特点：醋酸甲羟孕酮的 6-位双键化物，主要作短效口服避孕药。

12. 速效胰岛素有：格鲁辛胰岛素、门冬胰岛素、赖脯胰岛素。

13. 口服降糖药包括：①促胰岛素分泌药；②胰岛素增敏剂；③α-葡萄糖苷酶抑制药；④醛糖还原酶抑制药；⑤二肽基肽酶-4 抑制药；⑥钠-葡萄糖协同转运蛋白 2 抑制药。

14. 常用的磺酰脲类降血糖药有：甲苯磺丁脲、格列齐特、格列本脲、格列吡嗪、格列美脲。

15. 常用的非磺酰脲类促胰岛素分泌药：瑞格列奈、那格列奈、米格列奈。

16. 常用的胰岛素增敏药有：盐酸二甲双胍、马来酸罗格列酮、盐酸吡格列酮。

17. 常用的降糖药中 α-葡萄糖苷酶抑制药有：阿卡波糖、伏格列波糖、米格列醇。

18. 常用的降糖药中二肽基肽酶-4 抑制药有：磷酸西他列汀、维达列汀、沙格列汀、阿格列汀、利格列汀。

19. 常用的降糖药中钠-葡萄糖协同转运蛋白 2 抑制

药有：根皮苷、舍格列净、瑞格列净、卡格列净、达格列净、恩格列净。

20. 调节骨代谢与形成药物中双膦酸盐类有：依替膦酸二钠、阿仑膦酸钠、利塞膦酸钠、唑来膦酸钠、米诺膦酸钠。

21. 临床常用的促进钙吸收药物：阿法骨化醇、骨化三醇。

泌尿系统疾病药物

1. 乙酰唑胺：第一个应用于临床的碳酸酐酶抑制剂。

2. Na^+-Cl^- 协转运抑制剂代表药物：氯噻嗪、氢氟噻嗪。

3. Na^+-K^+-$2Cl^-$ 协转运抑制剂包括：含磺酰氨基类和苯氧乙酸类药物。

4. 拮抗肾小管上皮 Na^+ 通道药物特点：该类药物具有排钠保钾作用，会产生高血钾的副作用。

5. 常用拮抗肾小管上皮 Na^+ 通道药物包括：氨苯喋啶、阿米洛利。

6. 螺内酯的作用部位：主要在远曲小管和和集尿管。

7. 螺内酯的作用机制：是盐皮质激素（如醛固酮）的完全拮抗剂，发挥保钾利尿作用。

8. α_1 肾上腺素能受体拮抗剂：通常是前列腺增生的一线治疗药物。

9. α_1 肾上腺素能受体拮抗剂常用药物包括：特拉唑嗪、阿夫唑嗪、多沙唑嗪、坦索罗辛、西洛多辛。

10. 5α-还原酶抑制剂治疗前列腺增生作用机制：通过抑制前列腺内二氢睾酮（DHT）的产生来发挥作用，从而减小前列腺的大小。

11. 磷酸二酯酶抑制剂：是目前治疗勃起功能障碍

（ED）的一线治疗药物。

12. 常用于治疗性功能障碍改善的磷酸二酯酶抑制剂包括：西地那非、伐地那非、他达拉非、阿伐那非。

抗感染药物

1. **青霉素结构特征**：含有四元的 β-内酰胺环与五元的四氢噻唑环并合的结构。

2. **常用耐酸青霉素**包括：非奈西林、阿度西林。

3. **常用耐酶青霉素**包括：甲氧西林、苯唑西林。

4. **甲氧西林临床应用**：主要用于治疗金黄色葡萄球属所致的败血症。

5. **常用的广谱青霉素**有：氨苄西林、阿莫西林、羧苄西林、磺苄西林、哌拉西林。

6. **阿莫西林结构特征**：氨苄西林结构中苯甘氨酸的苯环 4 位引入羟基。

7. **常用的第一代头孢菌素**：头孢氨苄、头孢唑林、头孢拉定。

8. **头孢菌素类基本母核**为：β-内酰胺环与六元的氢化噻嗪环并合得到。

9. **第四代头孢菌素特点**：是在第三代的基础上在 3 位引入季铵基团，对大多数的革兰阳性菌和革兰阴性菌产生高度活性，尤其是对金黄色葡萄球菌等革兰阳性球菌。

10. **第四代头孢菌素**包括：头孢匹罗、头孢吡肟、头孢噻利。

11. **克拉维酸的结构特点**：由 β-内酰胺环和氢化异噁唑环骈合而成。

12. **常用的青霉烷砜类抗生素**有：舒巴坦钠、舒他西林、舒巴坦－头孢哌酮、他唑巴坦。

13. **红霉素类常用药物**包括：克拉霉素、罗红霉素、阿奇霉素、地红霉素、氟红霉素、泰利霉素等。

14. 四环素类抗生素的基本结构：由放线菌产生以氢化并四苯为基本骨架的一类广谱抗生素。

15. 喹诺酮类抗菌药物在细菌中的作用靶点：ⅡA型拓扑异构酶。

16. 常用的磺胺类抗菌药物有：磺胺甲噁唑、磺胺嘧啶、甲氧苄啶。

17. 磺胺类抗菌药物作用靶点：二氢叶酸合成酶（DH-FAS）。

18. 磺胺类抗菌药物基本结构：对氨基苯磺酰胺。

19. 常用的烯丙胺类抗真菌药：萘替芬、特比萘芬。

20. 唑类抗真菌药：通过抑制 14α-去甲基化来抑制麦角甾醇的生物合成，作用靶点为 CYP 去甲基酶。

21. 多烯类抗真菌药主要代表药物：①制霉菌素 A1；②那他霉素；③两性霉素 B；④哈霉素；⑤曲古霉素。

22. 硝酸咪康唑的基本结构：分子中含有双 2,4-二氯苯基，具有弱碱性。

23. 常用的棘白菌素类抗真菌药：卡泊芬净、米卡芬净、阿尼芬净。

24. 结构中含有四氮唑的抗菌药：头孢哌酮、头孢唑林。

25. 结构中含有氨基噻唑的药物：头孢曲松、头孢吡肟、氨曲南。

26. 核苷类抗病毒药物：嘧啶核苷类、嘌呤核苷类。

27. 治疗各种疱疹病毒感染的首选药为：阿昔洛韦。

28. 非核苷类抗病毒药物：利巴韦林。

29. 干扰病毒进入宿主细胞和病毒释放的药物：盐酸金刚烷胺、盐酸金刚乙胺、干扰素（IFN）、奥司他韦。

30. 常用的抗病毒非核苷类逆转录酶抑制药：奈韦拉平、依法韦仑、地拉韦定。

31. 常用的抗病毒 HIV 蛋白酶抑制药：沙奎那韦、利托那韦。

32. ProTide 前药技术上市药物：索磷布韦、奥磷布韦、替诺福韦艾拉酚胺、瑞德西韦。

抗肿瘤药物

1. 常用的烷化剂类抗肿瘤药物关键药效基团：β-氯乙胺。

2. 常用的氮芥类药物抗肿瘤药物包括：环磷酰胺、异环磷酰胺。

3. 常用的亚硝基脲类抗肿瘤药物包括：卡莫司汀、洛莫司汀、司莫司汀。

4. 常用的烷化剂类抗肿瘤药物包括：氮芥类、亚硝基脲类、金属铂配合物。

5. 顺铂的应用特点：1978 年美国 FDA 批准顺铂为睾丸肿瘤和卵巢癌的治疗药；顺铂的水溶性差，且仅能注射给药并伴有严重的肾脏、胃肠道毒性、耳毒性及神经毒性。

6. 叶酸拮抗剂主要有：甲氨蝶呤、亚叶酸钙和培美曲塞。

7. 氟尿嘧啶的应用特点：是治疗实体肿瘤的首选药物。

8. 常用的紫杉烷类抗肿瘤药包括：紫杉醇、多西他赛、卡巴他赛。

9. 常用的喜树碱类抗肿瘤药包括：喜树碱、羟基喜树碱、盐酸伊立替康、盐酸拓扑替康。

10. 常用的鬼臼毒素类抗肿瘤药包括：鬼臼毒素、依托泊苷、替尼泊苷。

11. 属于蒽醌类抗肿瘤药的是：多柔比星（阿霉素）、柔红霉素。

12. 甲磺酸伊马替尼：第一个上市的蛋白酪氨酸激酶抑制剂；用于治疗费城染色体阳性的慢性粒细胞白血病和恶性胃肠道间质肿瘤。

13. 5-HT$_3$ 受体拮抗剂止吐剂：昂丹司琼、格拉司琼、托烷司琼、帕洛诺司琼、阿扎司琼。

第七章 口服制剂与临床应用

必备考点精编

第一节 口服固体制剂

一、口服固体制剂的一般要求

口服固体制剂的特点

（1）优点：服用方便，顺应性好，易携带，安全性高，适合多种药物，临床使用广泛。

（2）缺点：①需经胃肠道吸收后才能发挥作用，药物起效较慢，一般不宜用于急救，也不适用于昏迷、呕吐等不能口服的患者；②药物易受胃肠内容物的影响；③易被消化液破坏或在消化道中难以吸收的药物也不宜制成口服制剂。

二、口服固体制剂的常用辅料

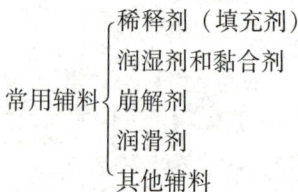

常用辅料 ｛ 稀释剂（填充剂）
　　　　　润湿剂和黏合剂
　　　　　崩解剂
　　　　　润滑剂
　　　　　其他辅料

1. 常用稀释剂的种类

种类	特点
淀粉（以玉米淀粉最为常用）	性质稳定、吸湿性小，但可压性较差
乳糖	性能优良，可压性、流动性好
糊精	较少单独使用，多与淀粉、糖粉等合用
蔗糖	吸湿性强
预胶化淀粉（可压性淀粉）	具有良好的可压性、流动性和自身润滑性

续表

种类	特点
微晶纤维素（MCC）	具有较强的结合力与良好的可压性，亦有"干黏合剂"之称
无机盐类（磷酸氢钙、硫酸钙、碳酸钙）	性质稳定
甘露醇	常用于咀嚼片中，兼有矫味作用

2. 常用润湿剂和黏合剂的种类

种类	特点
纯化水	首选的润湿剂
乙醇	以不同浓度使用
淀粉浆	最常用之一，常用浓度8%～15%
甲基纤维素（MC）	水溶性较好
羟丙纤维素（HPC）	可作粉末直接压片
羟丙甲纤维素（HPMC）	溶于冷水
羧甲基纤维素钠（CMC-Na）	适用于可压性较差的药物
乙基纤维素（EC）	不溶于水，但溶于乙醇
聚维酮（PVP）	吸湿性强，可溶于水和乙醇
明胶	/
聚乙二醇（PEG）	/

3. 常用崩解剂的种类

种类	特点
干淀粉	适于水不溶性或微溶性药物
羧甲淀粉钠（CMS-Na）	高效崩解剂
低取代羟丙基纤维素（L-HPC）	吸水迅速膨胀
交联羧甲纤维素钠（CCMC-Na）	/
交联聚维酮（PVPP）	流动性良好
泡腾崩解剂	碳酸氢钠和枸橼酸组成的混合物

4. 常用润滑剂的种类

（1）种类

常用的润滑剂
- 硬脂酸镁（MS）
- 微粉硅胶
- 滑石粉
- 氢化植物油
- 聚乙二醇类
- 十二烷基硫酸钠

（2）按照作用特点的分类

种类	特点
助流剂	降低颗粒之间的摩擦力，改善粉体流动性，有助于减少重量差异
抗黏剂	防止压片时发生黏冲，改善片剂外观
润滑剂（狭义）	降低物料与模壁之间的摩擦力，保证压片与推片等操作顺利进行

三、口服散剂和颗粒剂

1. 散剂分类

散剂分类
- 按药物组成
  - 单散剂
  - 复散剂
- 按剂量
  - 单剂量包装散剂
  - 多剂量包装散剂
- 按药物性质
  - 含剧毒药散剂
  - 含液体药物散剂
  - 含共熔组分散剂

2. 颗粒剂分类

颗粒剂分类
- 混悬颗粒
- 泡腾颗粒：枸橼酸、碳酸氢钠为泡腾崩解剂
- 肠溶颗粒
- 缓释颗粒
- 控释颗粒

3. 口服散剂和颗粒剂比较

类别	口服散剂	颗粒剂
定义	原料药物或与适宜的辅料经粉碎、均匀混合制成的干燥粉末状制剂	药物与适宜的辅料混合制成的具有一定粒度的干燥颗粒状制剂
特点	一般为细粉，粒径小、比表面积大、易分散、起效快	分散性、附着性、团聚性、引湿性等较小
	制备工艺简单，剂量易于控制，便于特殊群体如婴幼儿与老人服用	服用方便，并可加入添加剂如着色剂和矫味剂，提高病人服药的顺应性
	包装、贮存、运输及携带较方便	对颗粒进行包衣，具有防潮性、缓释性、肠溶性等
	中药散剂完整保存了药材的药性	可有效防止复方散剂各组分由于粒度或密度差异而产生不均匀性
	散剂分散度较大，对光、湿、热敏感的药物一般不宜制成	
质量检查项目	水分：中药散剂不得过9.0% 干燥失重：不得过2.0% /	水分：中药颗粒剂不得过8.0% 干燥失重：不得过2.0% 粒度：不能通过一号筛与能通过五号筛颗粒及粉末总和不得过15% 溶化性：可溶性颗粒剂应全部溶化或轻微浑浊，泡腾颗粒剂5分钟内均应溶解
贮存	重点都在防潮，应密闭	应密封，置干燥处，防止受潮

四、口服肠内营养粉剂

1. 分类及特点

类型	特点
标准型	含有均衡的蛋白质、碳水化合物和脂肪
高蛋白型	适用于需要更多蛋白质的患者，如烧伤、术后恢复者

续表

类型	特点
低脂型	针对脂肪吸收不良或胰腺疾病的患者
纤维增强型	含有膳食纤维，帮助维持肠道健康

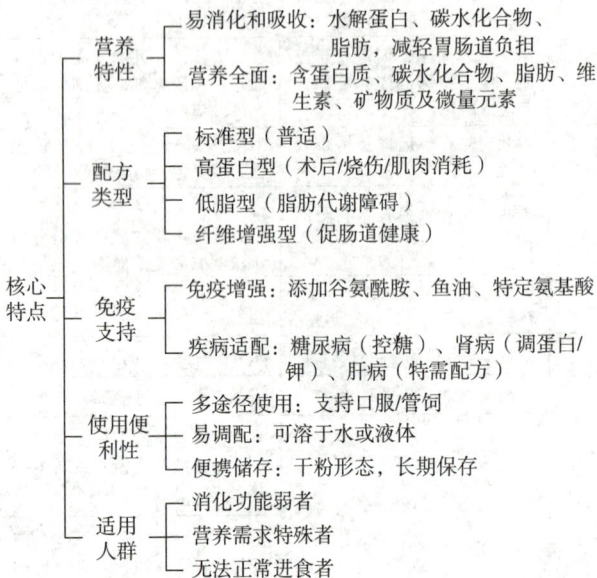

核心特点
- 营养特性
  - 易消化和吸收：水解蛋白、碳水化合物、脂肪，减轻胃肠道负担
  - 营养全面：含蛋白质、碳水化合物、脂肪、维生素、矿物质及微量元素
- 配方类型
  - 标准型（普适）
  - 高蛋白型（术后/烧伤/肌肉消耗）
  - 低脂型（脂肪代谢障碍）
  - 纤维增强型（促肠道健康）
- 免疫支持
  - 免疫增强：添加谷氨酰胺、鱼油、特定氨基酸
  - 疾病适配：糖尿病（控糖）、肾病（调蛋白/钾）、肝病（特需配方）
- 使用便利性
  - 多途径使用：支持口服/管饲
  - 易调配：可溶于水或液体
  - 便携储存：干粉形态，长期保存
- 适用人群
  - 消化功能弱者
  - 营养需求特殊者
  - 无法正常进食者

2. 典型处方分析

处方名称	分析
标准型肠内营养粉	适用于术后康复期、轻中度营养不良的患者或需短期额外营养补充的健康人群
高蛋白型肠内营养粉	适用于术后创伤恢复期、高代谢状态患者（如烧伤、肿瘤），或需增加蛋白质摄入以促进康复的患者
低脂型肠内营养粉	适用于脂肪吸收障碍、胆囊炎、慢性胰腺炎、肝硬化等需限制脂肪摄入的患者

续表

处方名称	分析
糖尿病患者专用肠内营养粉	针对糖尿病或高血糖风险的患者，在提供营养的同时，可有效控制血糖水平
肾病患者专用肠内营养粉	适用于慢性肾病、透析患者及肾功能受损的患者

五、口服片剂

1. 特点

片剂特点
- 优点
  - 剂量准确、服用方便
  - 化学性质更稳定
  - 生产机械化、自动化程度高，成本低、产量大
  - 可满足不同临床医疗需要，应用广泛
  - 运输、使用、携带方便
- 缺点
  - 幼儿、老年患者及昏迷病人等不易吞服
  - 制备工序较其他固体制剂多，技术难度更高
  - 某些含挥发性成分的片剂，贮存期内含量会下降

2. 分类

类别	定义与特点
普通片	将药物与辅料混合压制而成，一般用水吞服，应用最广
口崩片	在口腔内不需要用水即能迅速崩解或溶解的片剂，一般由直接压片和冷冻干燥法制备
分散片	在水中能迅速崩解并均匀分散的片剂，分散片中的药物应是难溶性的
泡腾片	含有碳酸氢钠和有机酸，遇水可产生气体而呈泡腾状的片剂，药物应是易溶性的
可溶片	临用前能溶解于水的非包衣片或薄膜包衣片剂

续表

类别	定义与特点
咀嚼片	指于口腔中咀嚼后吞服的片剂。咀嚼片一般应选择甘露醇、山梨醇、蔗糖等水溶性辅料作填充剂和黏合剂
多层片	由两层或多层（配方或色泽不同）组成的片剂
肠溶片	用肠溶性包衣材料进行包衣的片剂
缓释片	在规定的释放介质中缓慢地非恒速释放药物的片剂
控释片	在规定的释放介质中缓慢地恒速释放药物的片剂
阴道片与阴道泡腾片	置于阴道内使用的片剂

3. 质量要求

类别	质量要求及限度
硬度	适中，普通片剂的硬度在 50 N 以上为宜
脆碎度	<1%
片重差异	符合片重差异的要求，片重 <0.3g，±7.5%；片重 ≥0.30g，±5.0%
外观	色泽均匀，外观光洁
崩解度或溶出度	符合要求
均匀度	小剂量的药物或作用比较剧烈的药物，符合要求
卫生学	符合要求

《中国药典》规定的片剂的崩解时限

类别	崩解时限
普通片剂	15 分钟
分散片、可溶片	3 分钟
舌下片、泡腾片	5 分钟
糖衣片	1 小时
薄膜衣片	人工胃液中，30 分钟
肠溶衣片	盐酸溶液中 2 小时不得有裂缝、崩解或软化等现象，pH 6~8 磷酸盐缓冲液中 1 小时全部溶散或崩解

4. 口服片剂制备中的常见问题及原因

常见问题	主要原因
裂片	物料中细粉太多
	物料的塑性较差，结合力弱
松片	黏性力差
	压缩压力不足
崩解迟缓	片剂的压力过大，影响水分渗入
	增塑性物料或黏合剂使片剂的结合力过强
	崩解剂性能较差
溶出超限	片剂不崩解
	颗粒过硬
	药物的溶解度差
含量不均匀	片重差异超限
	药物与辅料的混合度差
	可溶性成分迁移

5. 片剂临床应用与注意事项

类别		内容
服用方法	肠溶衣片、双层糖衣片、缓控释制剂	需整片服用，不可嚼服和掰开服用
	分剂量的缓控释制剂	外观有一分刻痕，服用时保持半片的完整性
	咀嚼片	嚼服有利于更快的发挥药效；有些药物不可嚼服
	糖衣片	不宜在口中久含，且糖尿病患者不宜服用
	咀嚼片、泡腾片	要求水溶后或嚼碎后服用，比整片吞服起效快
服药次数及时间		必须严格按照医嘱或药品使用说明书上规定
服药溶剂		最好是白开水
服药姿势		采用坐位或站位服药

6. 包衣目的 ①掩盖药物的苦味或不良气味，改善用药顺应性，方便服用；②防潮、避光，以增加药物的稳定性；③可用于隔离药物，避免药物间的配伍变化；④改善片剂的外观，提高流动性和美观度；⑤控制药物在胃肠道的释放部位，实现胃溶、肠溶或缓控释等目的。

7. 包衣类型

包衣类型 ┤ 糖包衣
       ├ 薄膜包衣 ┤ 胃溶型
       │   ├ 肠溶型
       │   └ 水不溶型
       └ 压制包衣

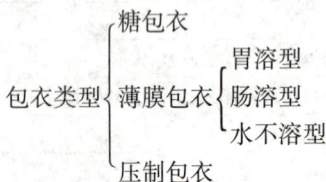

8. 常用包衣材料分类及应用

包衣材料的种类		特性及应用	常用包衣材料
糖包衣	隔离层	起隔离作用的衣层，以防止水分透入片芯	①玉米朊 ②邻苯二甲酸醋酸纤维素 ③明胶浆
	粉衣层	用于消除片芯边缘棱角	滑石粉、蔗糖、明胶、阿拉伯胶或蔗糖的水溶液
	糖衣层	表面光滑、细腻	适宜浓度的蔗糖水溶液
	有色糖衣层	美观和便于识别	蔗糖水溶液＋食用色素
薄膜包衣	高分子包衣材料 胃溶型	在水或胃液中可以溶解	①羟丙基甲基纤维素（HPMC） ②羟丙纤维素（HPC） ③丙烯酸树脂Ⅳ号 ④聚乙烯吡咯烷酮（PVP） ⑤聚乙烯缩乙醛二乙氨乙酸（AEA）
	肠溶型	在胃中不溶，但可在 pH 较高的水及肠液中溶解	①虫胶 ②醋酸纤维素钛酸酯（CAP） ③丙烯酸树脂类（Ⅰ、Ⅱ、Ⅲ类） ④羟丙甲纤维素酞酸酯（HPMCP）

续表

包衣材料的种类		特性及应用	常用包衣材料
薄膜包衣	高分子包衣材料 水不溶型	在水中不溶解的高分子薄膜材料	①乙基纤维素（EC）②醋酸纤维素
	增塑剂 水溶性	用来改变高分子薄膜的物理机械性质，使其更柔顺，增加可塑性	①丙二醇；②甘油；③聚乙二醇
	增塑剂 非水溶性		①甘油三醋酸酯；②乙酰化甘油酸酯；③邻苯二甲酸酯
	致孔剂	改善水不溶性薄膜衣的释药速度	①蔗糖 ②氯化钠 ③表面活性剂 ④聚乙二醇（PEG）
	着色剂	增加片剂的识别性，改善片剂外观	①水溶性色素 ②水不溶性色素 ③色淀
	遮光剂	增加药物对光的稳定性	二氧化钛

9. 典型处方分析

处方名称	分析
伊曲康唑片	淀粉、糊精为填充剂，羧甲基淀粉钠为崩解剂，硬脂酸镁和滑石粉为润滑剂
甲氧氯普胺口腔崩解片	PVPP 与 MCC 为崩解剂，甘露醇为填充剂，阿司帕坦为甜味剂，硬脂酸镁为润滑剂
阿奇霉素分散片	羧甲基淀粉钠为崩解剂（内外加法），乳糖和微晶纤维素为填充剂，甜蜜素为矫味剂，2% HPMC 水溶液为黏合剂，滑石粉和硬脂酸镁为润滑剂
维生素C泡腾片	维生素C 和葡萄糖酸钙为主药，碳酸氢钠、碳酸钙和柠檬酸、苹果酸、富马酸为泡腾崩解剂，甜橙香精为矫味剂

续表

处方名称	分析
盐酸西替利嗪咀嚼片	甘露醇、微晶纤维素、预胶化淀粉、乳糖为填充剂，甘露醇兼有矫味的作用，苹果酸、阿司帕坦为矫味剂，聚维酮乙醇溶液为黏合剂，硬脂酸镁为润滑剂
吲哚美辛肠溶片	以乙醇作溶剂进行丙烯酸Ⅱ号树脂直接包衣，糊精、淀粉、糖粉和乳糖为稀释剂，硬脂酸镁为润滑剂，十二烷基硫酸钠为崩解剂，聚维酮 K30 为黏合剂

六、口服胶囊剂

1. 定义与特点

特点
- 定义：原料药物与适宜辅料充填于空心胶囊或密封于软质囊材的固体制剂
- 优点
  - 掩盖药物的不良嗅味，提高药物稳定性
  - 起效快、生物利用度高
  - 帮助液态药物固体剂型化
  - 药物缓释、控释和定位释放
- 局限性
  - 胶囊壳多以明胶为原料制备，受温度和湿度影响较大
  - 生产成本相对较高
  - 婴幼儿和老人等特殊群体，口服有一定困难
  - 对内容物具有一定的要求，一些药物不适宜制备成胶囊剂

不适宜制备成胶囊剂的药物
- 水溶液或稀乙醇溶液药物
- 风化性药物
- 强吸湿性的药物
- 醛类药物
- 含有挥发性、小分子有机物的液体药物
- O/W 型乳剂药物

2. 分类　①硬胶囊（统称为胶囊）；②软胶囊；③肠

溶胶囊；④缓释胶囊；⑤控制胶囊。

3. 质量要求

（1）检查项目

检查项目	内容
外观	应外观整洁，不得有黏结、变形、渗漏或囊壳破裂现象，且不能有异臭
水分	中药硬胶囊水分含量不得过 9.0%，硬胶囊内容物为液体或半固体者不检查水分
装量差异	超出装量差异限度的不得多于 2 粒，且不得有 1 粒超出限度 1 倍；凡规定检查含量均匀度的胶囊剂，一般不再进行装量差异的检查
崩解时限	按照崩解时限检查法检查，均应符合规定；凡规定检查溶出度或释放度的胶囊剂，不再进行崩解时限的检查

（2）胶囊剂装量差异限度要求

平均装量或标示装量	装量差异限度
0.30g 以下	±10%
0.30g 及 0.30g 以上	±7.5%（中药 ±10%）

（3）胶囊剂崩解时限指标

剂型分类	取样量	指标
硬胶囊	除另有规定外，取供试品 6 粒，若有不合规定的，另取供试品 6 粒复试	30 分钟
软胶囊		1 小时
肠溶胶囊		盐酸溶液中：2 小时 人工肠液中：1 小时
结肠肠溶胶囊		盐酸溶液中：2 小时 pH 6.8 磷酸盐缓冲液检查：3 小时 pH 7.8 磷酸盐缓冲液检查：1 小时

4. 典型处方分析

处方名称	分析
克拉霉素胶囊	淀粉为稀释剂和崩解剂，L-HPC为崩解剂，微粉硅胶、硬脂酸镁为润滑剂，微粉硅胶用于改善流动性
硝苯地平软胶囊	PEG 400作为分散介质，囊材中加入甘油为增塑剂兼有保湿作用
奥美拉唑肠溶胶囊	丸芯处方中甘露醇为稀释剂；十二烷基硫酸钠为表面活性剂；磷酸氢二钠为pH调节剂可增加奥美拉唑的稳定性；交联聚维酮可加速奥美拉唑在肠中的溶出速率；羟丙甲纤维素为黏合剂；滑石粉作为包隔离衣用辅料及包肠溶衣时的抗黏剂

七、口服滴丸剂

1. 定义、特点及临床应用

定义：系指原料药物与适宜的基质加热熔融混匀，再滴入不相混溶、互不作用的冷凝介质中制成的球形或类球形制剂，主要供口服用

特点：
- 设备简单、操作方便、工艺周期短、生产率高
- 工艺条件易于控制，质量稳定，剂量准确
- 可使液态药物固形化
- 用固体分散技术制备吸收迅速、生物利用度高
- 发展了耳、眼科用药的新剂型，可起到延效作用

临床应用：多为舌下含服，一般含服5~15分钟就能起效

2. 根据特点及用途的分类

类别	特点	举例
速释高效滴丸	利用固体分散体的技术进行制备	/
缓释、控释滴丸	药物在较长时间内缓慢溶出而达长效，或以恒定速度溶出	氯霉素控释滴丸

续表

类别	特点	举例
溶液滴丸	采用水溶性基质来制备，在水中可溶解为澄明溶液	氯己定滴丸
硬胶囊滴丸	硬胶囊中可装入不同溶出度的滴丸，以组成所需溶出度的缓释小丸胶囊	联苯双酯的硬胶囊滴丸
包衣滴丸	包糖衣、薄膜衣等	联苯双酯滴丸
脂质体滴丸	将脂质体在不断搅拌下加入熔融的聚乙二醇4000中形成混悬液	/
肠溶滴丸	采用在胃中不溶解的基质制备而成	酒石酸锑钾滴丸
干压包衣滴丸	以滴丸为中心，压上其他药物组成的衣层，融合了两种剂型的优点	喷托维林氯化钾

3. 常用基质

类别	常用基质
水溶性基质	聚乙二醇类（PEG 6000、PEG 4000 等），硬脂酸钠、甘油明胶、泊洛沙姆、聚氧乙烯单硬脂酸酯（S-40）等
脂溶性基质	硬脂酸、单硬脂酸甘油酯、氢化植物油、虫蜡、蜂蜡等

4. 典型处方分析

处方名称	分析
联苯双酯滴丸	PEG 6000 为基质，吐温 80 为表面活性剂，液状石蜡为冷凝液，处方中加入吐温 80 与 PEG 6000 的目的是与难溶性药物联苯双酯形成固体分散体，从而增加药物溶出度
元胡止痛滴丸	PEG 6000 为基质，二甲硅油作为冷凝剂
复方丹参滴丸	PEG 6000 为基质，液状石蜡为冷凝剂
妇痛宁滴丸	聚乙二醇和硬脂酸为基质，二甲硅油为冷凝剂；本品包肠溶衣，可减少当归油对胃的刺激。成膜材料选择丙烯酸树脂 L_{100}，溶剂为 90% 乙醇

八、口服膜剂

口服膜剂分类、特点、临床应用及典型处方

定义		原料药物与适宜的成膜材料中加工成的薄膜制剂
特点	优点	生产工艺简单，成膜材料用量较小，药物吸收快，体积小，质量轻，应用、携带及运输方便
	缺点	载药量小，只适合于小剂量的药物，膜剂的重量差异不易控制，收率不高
常用成膜材料		聚乙烯醇、丙烯酸树脂类、纤维素类及其他天然高分子材料
分类	单层膜剂	临床应用较多
	多层膜剂	可解决药物之间配伍禁忌问题，也可制备成缓释和控释膜剂
	夹心膜剂	通过不同材料的膜来控制药物释放速度，属于控释膜剂
典型处方分析（地西泮膜剂）		内层是含主药药膜，内层中PVA为成膜材，水为溶剂；上下两层为避光包衣膜，其中PVA为成膜材料，甘油为增塑剂，二氧化钛为遮光剂，食用蓝色素为着色剂，糖精为矫味剂，液状石蜡为脱膜剂，水为溶剂

九、口服缓控释固体制剂

1. 分类

分类方式	类别
剂型	缓释颗粒剂、胶囊剂、片剂；控释颗粒剂、胶囊剂、片剂
释药机理	骨架型（凝胶骨架、溶蚀性骨架、不溶性骨架）、膜控型、渗透泵型

2. 特点

类别	特征	详细说明
核心特点	缓慢释放，长效维持血药浓度	活性药物持续释放，延长有效治疗时间

续表

类别	特征	详细说明
优点	使用方便	减少服药频率，提高患者顺应性
	释放可控	血药浓度平稳，避免峰谷波动，降低毒副作用
	毒副作用小	减少浓度波动引发的耐药性或毒性
	疗效优化	维持最佳治疗浓度，提升临床效果
	定时/定位释药	靶向释放，适应疾病需求
缺点	剂量调整受限	无法灵活增减单次剂量
	蓄积风险	长期使用可能导致药物蓄积
	生物利用度降低	首过效应强的药物可能因缓释导致吸收减少

3. 释药原理　缓释制剂或控释制剂药物释放的原理主要包括溶出、扩散、溶蚀、渗透压驱动等。

原理		方法
控制溶出速度		①控制药物的粒径大小 ②将药物制成适当的盐或其他衍生物 ③用缓慢溶解的材料包衣，与慢溶解材料混合以其为载体制成骨架型制剂 ④通过化学反应将药物制成溶解度小的盐或成酯 ⑤包衣衣膜的厚度也会影响药物的释放速度
控制扩散速度	贮库型	①主要依赖于半透膜的控释作用，制成包衣小丸或者片剂 ②药物在水不溶性包衣膜中扩散过程 ③通过水性孔道扩散
	骨架型	①主要依赖骨架本身的控释作用 ②可制备药物微囊化制剂、包衣制剂、不溶性骨架制剂
通过溶蚀作用		是溶出限速和扩散限速相结合的过程 ①制成溶蚀型给药系统 ②制成溶胀型骨架系统
通过渗透压驱动作用		制成口服渗透泵片

4. 常见剂型 依据药物释放的原理，可制备骨架型、膜控型和渗透泵型缓释制剂或控释制剂。

缓、控释制剂	种类	常用材料
骨架型	亲水性凝胶骨架型	羧甲基纤维素钠（CMC-Na）、甲基纤维素（MC）、羟丙基甲基纤维素（HPMC）、聚乙烯吡咯烷酮（PVP）、卡波姆、海藻酸盐、脱乙酰壳多糖（壳聚糖）
	不溶性骨架型	聚甲基丙烯酸酯（Eudragit RS, Eudragit RL）、乙基纤维素（EC）、聚乙烯、无毒聚氯乙烯、乙烯-醋酸乙烯共聚物、硅橡胶等
	溶蚀性骨架型	主要是蜡纸材料，如动物脂肪、蜂蜡、巴西棕榈蜡、氢化植物油、硬脂醇、单硬脂酸甘油酯等
膜控型	微孔膜包衣型：不溶性包衣材料	乙基纤维素（EC）、聚丙烯酸树脂（Eudragit RL-100、Eudragit RS-100、Eudragit E 30D）、醋酸纤维素（CA）、乙烯-醋酸乙烯共聚物等。包衣液中加入少量致孔剂，如聚乙二醇（PEG）类、聚乙烯醇（PVA）、聚乙烯吡咯烷酮（PVP）、十二烷基硫酸钠、糖和盐等水溶性物质
	肠溶膜包衣型	丙烯酸树脂 L 和 S 型（Eudragit L100、Eudragit S100）、醋酸纤维素酞酸酯（CAP）、醋酸羟丙甲纤维素琥珀酸酯（HPMCAS）和羟丙基甲基纤维素酞酸酯（HPMCP）
渗透泵片	一般包括主药、渗透剂或渗透压活性物质、推动剂、半渗透膜材	①渗透剂是产生渗透压的主要物质，其用量与释药时间有关。常用的渗透剂主要是氯化钠，还有葡萄糖或乳糖等 ②推动剂又称助渗剂，遇水吸湿、产生推动力，最常用的推动剂为高分子量的聚环氧乙烷和高分子量的PVP ③半通透性膜材常用醋酸纤维素，常用二醋酸纤维素 ④渗透泵片需在半渗透膜上激光打孔

5. **体外释放行为评价** 体外释放度试验是在模拟体内消化道条件下（如温度、介质的 pH 值、搅拌速率等），测定制剂的药物释放速率，并最后制订出合理的体外药物释放度标准，以监测产品的生产过程及对产品进行质量控制。

体外释放行为的影响因素		
制剂本身	主药的性质	溶解度、晶型、粒度分布等
	制剂的处方与工艺	/
外界因素	释放度测定的仪器装置	采用溶出度测定仪进行
	温度	应控制在 37℃±0.5℃，以模拟体温
	释放介质	一般推荐选用水性介质，包括水、稀盐酸（0.001 ~ 0.1mol/L）或 pH 3 ~ 8 的醋酸盐或磷酸盐缓冲液等；对难溶性药物通常不宜采用有机溶剂，可加适量的表面活性剂（如十二烷基硫酸钠等）；必要时可考虑加入酶等添加物
	转速	一般不推荐过高或过低转速
	取样时间点	全过程的时间不应低于给药的间隔时间，且累积释放百分率要求达到 90% 以上。从释放曲线图中至少选出 3 个取样时间点，第一点为开始 0.5 ~ 2 小时，用于考察药物是否有突释；第二点为中间的取样时间点，用于确定释药特性；最后的取样时间点，用于考察释药是否基本完全。控释制剂取样点不得少于 5 个
释药模型的拟合		①缓释制剂可用一级方程和 Higuchi 方程等拟合 ②控释制剂的释药数据可用零级方程拟合

第二节　口服液体制剂

一、口服液体制剂的一般要求

1. **分类、特点与质量要求**　定义：指药物分散在适宜的分散介质中制成的液体形态的制剂。

（1）特点　①优点：分散程度高，吸收快，作用较迅速；易于分剂量，使用方便，尤其适用于婴幼儿和老年患者；能减少某些药物的刺激性。②缺点：药物分散度较大，易引起药物的化学降解体积较大，携带运输不方便；非均相液体制剂，易产生物理稳定性问题；水性液体制剂容易霉变，需加入防腐剂。

（2）分类　均相分散系统：低分子溶液剂和高分子溶液剂；非均相分散系统：溶胶剂、乳剂和混悬剂。

（3）质量要求　均相液体制剂应是澄明溶液；非均匀相液体制剂的药物粒子应分散均匀；应外观良好、口感适宜；制剂应稳定、无刺激性，不得有变质现象；包装容器适宜，方便患者携带和使用；根据需要可加入适宜的附加剂。

2. **按分散系统分类**

类型		分散相大小（nm）	特征
低分子溶液剂		<1	真溶液；无界面，热力学稳定体系；扩散快，能透过滤纸和某些半透膜
胶体溶液	高分子溶液剂	1～100	真溶液；热力学稳定体系；扩散慢，能透过滤纸，不能透过半透膜
	溶胶剂		胶态分散形成多相体系；有界面，热力学不稳定体系；扩散慢，能透过滤纸而不能透过半透膜

续表

类型	分散相大小 (nm)	特征
混悬剂	>500	固体微粒分散形成多相体系，动力学和热力学均不稳定体系；有界面，显微镜下可见。为非均相系统
乳剂	>100	液体微粒分散形成多相体系，动力学和热力学均不稳定体系；有界面，显微镜下可见，为非均相系统

二、口服液体制剂的溶剂和附加剂

1. 口服液体制剂的溶剂

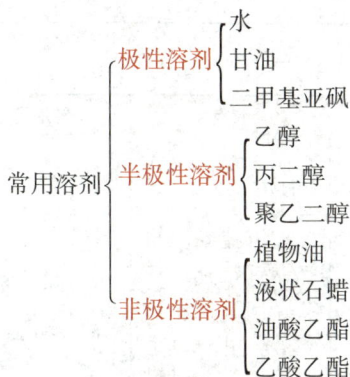

常用溶剂

- 极性溶剂
  - 水
  - 甘油
  - 二甲基亚砜
- 半极性溶剂
  - 乙醇
  - 丙二醇
  - 聚乙二醇
- 非极性溶剂
  - 植物油
  - 液状石蜡
  - 油酸乙酯
  - 乙酸乙酯

2. 口服液体制剂的附加剂

（1）种类

种类	定义	常用品种
增溶剂	具增溶能力的表面活性剂	①HLB 值为 15~18 ②常用增溶剂为聚山梨酯类、聚氧乙烯脂肪酸酯类等
助溶剂	难溶性药物与加入的第三种物质在溶剂中形成可溶性分子间的络合物、缔合物或复盐等，以增加溶解度的物质	有机酸及其盐类：苯甲酸、碘化钾 酰胺或胺类化合物：乙二胺 水溶性高分子化合物：聚乙烯吡咯烷酮

续表

种类	定义	常用品种	
潜溶剂	能形成氢键以增加难溶性药物溶解度的混合溶剂	乙醇、丙二醇、甘油、聚乙二醇等	
防腐剂	具有抑菌作用，能抑制微生物生长繁殖的物质	苯甲酸、苯甲酸钠、尼泊金类、山梨酸、苯扎溴铵、乙醇、薄荷油等	
矫味剂	用以改善或屏蔽药物不良气味和味道	甜味剂、芳香剂、胶浆剂、泡腾剂等	
着色剂	能够改善制剂的外观颜色从而识别制剂的品种、区分应用方法以及减少患者厌恶感	天然色素	植物性
			矿物性
		合成色素	

（2）常用防腐剂的特点及应用情况

品名	适用情况	特点	常用量
苯甲酸苯甲酸钠	酸性制剂	在 pH 4 的介质中作用最好	0.25% ~0.4%
对羟基苯甲酸酯类（尼泊金类）	酸性溶液	①与苯甲酸联合使用对防治霉变、发酵效果最佳 ②聚山梨酯类增加溶解度，但防腐力下降，因此含聚山梨酯类的药液中不宜选用	0.01% ~0.25%
山梨酸山梨酸钾	酸性制剂（pH 4）	对细菌和霉菌均有较强抑菌效力，在含有聚山梨酯的药液中仍有较好的防腐效力	0.15% ~0.25%
其他防腐剂	乙醇、甲醛、苯甲醇、甘油、桉油、桂皮油、薄荷油等		

（3）常用矫味剂的种类

种类		常用品种
甜味剂	天然	蔗糖、单糖浆、橙皮糖浆、桂皮糖浆等
	合成	糖精钠和阿司帕坦（甜度比蔗糖高150~200倍）
芳香剂	天然	柠檬、薄荷挥发油等，以及它们的制剂，如薄荷水、桂皮水等
	人造	苹果香精、香蕉香精等
胶浆剂		阿拉伯胶、羧甲基纤维素钠、琼脂、明胶、甲基纤维素等
泡腾剂		将有机酸与碳酸氢钠混合后，遇水产生大量二氧化碳（麻痹味蕾）

3. 表面活性剂

（1）分类

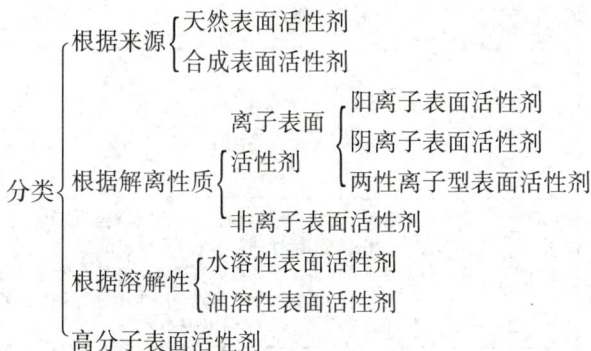

（2）特点

离子型	种类	举例	特点及应用
阴离子型	肥皂类	/	该类有一定刺激性，多用于外用制剂，很少用于口服
	硫酸化物	/	
	磺酸化物	/	
阳离子型	季胺盐类	苯扎氯铵（洁尔灭）、苯扎溴铵（新洁尔灭）	杀菌性强，主要用作杀菌防腐剂

续表

离子型	种类	举例	特点及应用
两性离子型	天然卵磷脂 人工合成（氨基酸型和甜菜碱型）		很强的杀菌性
非离子型	司盘	脂肪酸山梨坦类	该类表面活性剂毒性低、不解离、不受溶液 pH 值的影响，能与大多数药物配伍，因而在制剂中应用较广，常用作增溶剂、润湿剂、乳化剂或助悬剂
	吐温	聚山梨酯	
	/	蔗糖脂肪酸酯	
		聚氧乙烯脂肪酸酯	
		聚氧乙烯脂肪醇醚类	
	泊洛沙姆	聚氧乙烯 - 聚氧丙烯共聚物	

（3）毒性

类别	毒性作用
毒性顺序	阳离子型 > 阴离子型 > 非离子型
毒性和刺激性	两性离子表面活性剂 < 阳离子表面活性剂
给药途径	①非离子表面活性剂口服一般认为无毒性 ②用于静脉给药的毒性大于口服
溶血作用	①阳离子和阴离子表面活性剂具有较强的溶血作用，非离子表面活性剂的溶血作用较轻微 ②溶血顺序为：聚氧乙烯烷醚 > 聚氧乙烯芳基醚 > 聚氧乙烯脂肪酸酯 > 吐温 20 > 吐温 60 > 吐温 40 > 吐温 80

（4）应用

种类		亲水亲油平衡值（HLB）
增溶剂		/
乳化剂	O/W	8 ~ 16
	W/O	3 ~ 8
润湿剂		7 ~ 9

4. 溶解度与溶出速度

溶解度：一定温度（气体在一定压力）下，在一定量溶剂中达到饱和时溶解的最大药量。

溶出速度定义：单位时间药物溶解进入溶液主体的量，服从 Noyes – Whitney 方程。

（1）影响溶解度的因素

因素	机制与示例
分子结构与溶剂	"相似相溶"原则
H_f 温度	$\Delta H_f > 0$（吸热）：升温↑溶解度↑；$\Delta H_f < 0$（放热）：升温↓溶解度↓
晶型	溶解度：无定型 > 亚稳型 > 稳定型；溶剂化物溶解度：有机溶剂化物 > 无水物 > 水合物
粒径	难溶性药物：粒径 ≤ 0.1 μm 时，粒径↓→溶解度↑
第三种物质	增溶剂/助溶剂↑溶解度↑；同离子效应（如盐酸盐在 NaCl 中溶解度↓）

（2）增加溶解度的方法

方法	机制与示例	注意点
增溶剂	表面活性剂胶束增溶	/
助溶剂	形成可溶性复合物：①有机酸及其钠盐（苯甲酸钠）；②酰胺化合物（尿素）；③无机盐（碘化钾）	助溶剂不与药物反应
制成盐类	弱酸/弱碱成盐	注意盐型稳定性、刺激性
混合溶剂	潜溶效应（如苯巴比妥在 90% 乙醇中溶解度最大）	潜溶剂比例需优化
共晶技术	药物与辅料（如糖精）形成氢键共晶（如阿德福韦酯共晶）	不破坏药物共价结构
固体分散体	药物高度分散于载体中，提高溶出速度	载体材料影响稳定性
包合技术	一种化合物分子全部或部分包合于另一种化合物分子中	HP-β-CD、SBE-β-CD 可静脉注射

三、口服溶液剂

1. 特点

（1）药物为小分子药物，以分子或离子状态存在溶液中，有利于药物在胃肠道吸收，起效快，生物利用度高。

（2）易调整剂量，适合儿童、老年人等需要个体化剂量的患者。

（3）服用方便，适于吞咽困难的患者及老年与儿童患者服用。

（4）可通过添加甜味剂、香料、着色剂等改善药物的口感，掩盖不良味道，增加患者的服药顺应性。

（5）适用于水溶性和难溶性药物，且可通过配方调整，适用于不同的患者群体。

（6）液体剂型稳定性较差，易污染，须添加防腐剂。

（7）外观澄明。

（8）相较于固体剂型体积大。

2. 典型处方分析

处方	分析
对乙酰氨基酚口服液	对乙酰氨基酚为主药，糖浆、甜蜜素为矫味剂，香精为芳香剂，羟苯丙酯和羟苯乙酯为防腐剂，聚乙二醇 400 为助溶剂和稳定剂。对乙酰氨基酚在 pH 5~7 的溶液中稳定，故制备其口服液时需加入适量的枸橼酸，调节溶液的 pH 为 5.5 左右，同时可使口服液口感更好，易于儿童服用。为加快药物的溶解，配制时应适当加热，但温度不得超过 55℃，温度过高，对乙酰氨基酚易分解
地高辛口服液	地高辛为主药，羟苯乙酯为防腐剂，纯化水为溶剂，β-环糊精为增溶剂。地高辛是不溶于水的强心苷类药物，不能用水作溶剂直接制成口服液，β-环糊精明显提高地高辛的溶解度，可能是其包合作用或增溶效应所致

四、口服混悬剂与口服乳剂

（1）口服混悬剂：口服混悬剂系指难溶性固体原料药

物分散在液体介质中制成的供口服的混悬液体制剂。

干混悬剂系指难溶性固体原料药物与适宜辅料制成的粉状物或颗粒状物，使用时加水振摇即可分散成混悬液。非难溶性药物也可根据临床需求制备成干混悬剂。

（2）口服乳剂：口服乳剂系指用两种互不相溶的液体将药物制成的供口服等胃肠道给药的水包油型液体制剂。

（3）口服混悬剂与口服乳剂的比较

类别	口服混悬剂	口服乳剂
分散相	固体药物	液体药物
分散体系	非均相，热力学、动力学均不稳定体系	非均相、热力学不稳定体系
特点	有助于难溶性药物制成液体制剂，提高药物稳定性	乳滴分散度很大，药物吸收快及生物利用度高
	比固体制剂更便于服用	掩盖药物不良气味
	属于粗分散体，可以掩盖药物的不良气味	①减少药物的刺激性及毒副作用 ②增加难溶性药物的溶解度，提高药物的稳定性
	产生长效作用	分剂量准确，使用方便
质量要求	沉降容积比	液滴大小均匀，粒径符合规定
	重新分散性	外观乳白或半透明、透明，无分层现象
	微粒大小	无异嗅味，内服口感适宜
	絮凝度（β）	有良好的流动性
	流变学	有一定的防腐能力

（4）口服混悬剂常用稳定剂

类别		具体品种
润湿剂		泊洛沙姆、聚山梨酯类、脂肪酸山梨坦类等
助悬剂	低分子	甘油、糖浆
	高分子	天然：果胶、琼脂、白芨胶、西黄蓍胶、阿拉伯胶、海藻酸钠等
		合成或半合成：纤维素类（如甲基纤维素、羧甲基纤维素钠、羟丙基甲基纤维素）、聚乙烯吡咯烷酮、聚乙烯醇等
絮凝剂	ζ电位降低	枸橼酸盐、枸橼酸氢盐、酒石酸盐、酒石酸氢盐、磷酸盐和一些氯化物（如三氯化铝）等
反絮凝剂	ζ－电位升高	

（5）口服乳剂的分类

分类方式	种类	特点	应用
按分散系统组成	单乳	水包油型乳剂（O/W型）与油包水型乳剂（W/O型）	/
	复乳	以 W/O/W 或 O/W/O 表示，可通过二步法乳化完成	/
按乳滴大小	普通乳	1～100μm，呈乳白色不透明液体，属于热力学不稳定系统	可供内服，也可外用
	亚微乳	0.1～0.6μm，稳定性不如纳米乳，可热压灭菌，属于热力学不稳定系统	胃肠外给药的载体，尤其用于静脉注射乳剂
	纳米乳	10～100nm，乳滴多为球形，大小比较均匀，透明或半透明，热压灭菌或离心也不能使之分层，属于热力学稳定系统	脂溶性药物和对水解敏感药物的载体

（6）乳化剂的分类

乳化剂种类	特点	具体品种
高分子化合物	亲水性强，黏度较大，形成多分子乳化膜，稳定性较好，但表面活性很小，制备时耗能较大，用量大	阿拉伯胶、西黄蓍胶、明胶、杏树胶、卵黄、果胶等

续表

乳化剂种类	特点	具体品种
表面活性剂类	乳化能力强，形成单分子膜，稳定性不如高分子	/
固体粉末乳化剂	不溶性细微的固体粉末，不受电解质的影响，若与非离子型表面活性剂合用效果更好	O/W 型：硅皂土、氢氧化镁、氢氧化铝、二氧化硅、白陶土等
		W/O 型：氢氧化钙、氢氧化锌、硬脂酸镁等

（7）乳剂的不稳定现象

现象	特点	原因
分层（乳析）	指乳剂放置后出现分散相粒子上浮或下沉的现象（可逆）	分散相与分散介质密度相差较大
絮凝	指乳剂中分散相的乳滴由于某些因素的作用使其荷电减少，ζ电位降低，出现可逆性的聚集	ζ电位降低
合并与破裂（分裂）	合并是指乳滴周围的乳化膜出现部分破裂导致液滴合并变大的现象	①微生物污染②温度过高或过低③加入可与乳化剂发生作用的物质
	破裂是指液滴合并进一步发展，最后使得乳剂形成油相和水相两相的现象（不可逆）	
转相（转型）	指由于某些条件的变化而改变乳剂的类型的现象	①乳化剂性质改变②加入相反类型的乳化剂③两种乳化剂的量比大于转相临界点
酸败	指乳剂受外界因素及微生物的影响，使其中的油、乳化剂等发生变质的现象	/

（8）典型处方分析

处方名称	分析
布洛芬口服混悬剂	甘油为润湿剂，羟丙甲基纤维素为助悬剂，山梨醇为甜味剂，枸橼酸为 pH 调节剂
复方磺胺甲噁唑混悬液	琼脂和糖浆为助悬剂，糖浆兼有矫味剂的作用，枸橼酸钠为絮凝剂，羟苯乙酯为防腐剂
鱼肝油乳剂	鱼肝油为药物、油相，阿拉伯胶为乳化剂，西黄蓍胶为稳定剂，糖精钠、杏仁油为矫味剂，羟苯乙酯为防腐剂
榄香烯口服乳剂	榄香烯为主药，是温莪术（郁金）提取物，并与大豆磷脂、胆固醇、大豆油组成油相，其中胆固醇、大豆磷脂为乳化剂

五、其他口服溶液型液体制剂

类型	特点	典型处方
合剂	饮片用水或其他溶剂，采用适宜的方法提取制成的口服液体制剂	玉屏风口服液
芳香水剂	芳香挥发性药物（多为挥发油）的饱和或近饱和水溶液	薄荷水 金银花露
醑剂	挥发性药物的浓乙醇溶液	薄荷醑
酊剂	原料药物用规定浓度的乙醇提取或溶解而制成的澄清液体制剂	颠茄酊 橙皮酊
酏剂	药物溶解于稀醇中，形成澄明香甜的口服溶液剂	地高辛酏剂
糖浆剂	含有原料药物的浓蔗糖水溶液	复方磷酸可待因糖浆 硫酸亚铁糖浆
高分子溶液剂	高分子化合物（如胃蛋白酶、聚乙烯吡咯烷酮、羧甲基纤维素钠等）以单分子形式分散于分散介质中形成的均相体	胃蛋白酶合剂
溶胶剂（疏水胶体）	固体药物以多分子聚集体形式分散在水中形成的非均相液体制剂	氢氧化铝凝胶

高分子溶液剂与溶胶剂的比较

类别	高分子溶液剂	溶胶剂
分散相	高分子化合物	固体药物
分散形式	单分子	多分子聚集体
分散体系	均相、热力学稳定体系	非均相、热力学不稳定体系
特点	电荷性	稳定性
	渗透压	动力学性质
	黏度	光学性质
	高分子的聚结特性	电学性质
	胶凝性	/
基本性质	稳定性：水化作用	双电层结构 水化膜
	陈化现象：外界因素引起	添加剂影响 { 电解质 高分子化合物 溶胶相互作用

必备考点精编

1. 具有较强的结合力与良好的可压性，亦有"干黏合剂"之称为：微晶纤维素。

2. 片剂的辅料中常用的润湿剂有：纯化水和乙醇。

3. 片剂辅料中的崩解剂是：交联羧甲基纤维素钠、交联聚维酮、羧甲基淀粉钠。

4. 可作为黏合剂使用和胃溶型薄膜包衣的辅料是：羟丙基纤维素。

5. 片剂处方中羧甲淀粉钠可作为：崩解剂。

6. 粉末直接压片常选用的助流剂是：微粉硅胶。

7. 可作为片剂润滑剂的是：滑石粉、月桂醇硫酸镁、硬脂酸镁、氢化植物油。

8. 属于肠溶型高分子材料的是：醋酸纤维素酞酸酯、

丙烯酸树脂 I 号。

9. 用于制备包衣片剂的不溶型包衣材料是：乙基纤维素。

10. 片剂包衣时包隔离层的目的是：防止水分透入片芯。

11. 散剂的分散度较大，不宜制成散剂的药物为：对光、湿、热敏感的药物。

12. 散剂的包装与贮存重点在于：防潮。

13. 颗粒剂需检查，散剂不用检查的项目：溶化性。

14. 维生素 C 泡腾颗粒剂中枸橼酸、碳酸氢钠的作用为：泡腾崩解剂。

15. 咀嚼片应选择作填充剂和黏合剂的辅料为：甘露醇、山梨醇、蔗糖等。

16. 可避免肝脏的首过效应的片剂是：舌下片。

17. 片剂中加入过量的辅料，很可能会造成片剂崩解迟缓的是：硬脂酸镁。

18. 分散片、舌下片、糖衣片、薄膜衣片的崩解时限分别是：3 分钟，5 分钟，1 小时，30 分钟。

19. 不宜制成胶囊剂的药物是：药物是水溶液，药物稀乙醇溶液，风化性药物，吸湿性很强的药物。

20. 硬胶囊剂和软胶囊剂的崩解时限分别为：30 分钟，60 分钟。

21. 口服滴丸剂的水溶性基质有：聚乙二醇类、硬脂酸钠、甘油明胶、泊洛沙姆、聚氧乙烯单硬脂酸酯。

22. 口服液体制剂属于均相液体制剂的是：低分子溶液剂、高分子溶液剂。

23. 液体制剂的常用溶剂中极性溶剂包括：水、甘油、二甲基亚砜等。

24. 属于非极性溶剂的是：脂肪油、液状石蜡、油酸乙酯、乙酸乙酯等。

25. 增溶剂的最适亲水亲油平衡值（HLB值）为：15～18。

26. 能与水形成潜溶剂的有：乙醇、丙二醇、甘油、聚乙二醇等。

27. 具有防腐作用的物质有：苯甲酸，对羟基苯甲酸酯，山梨酸，苯扎溴铵。

28. 含聚山梨酯类的药液中不宜选用的防腐剂是：尼泊金类。

29. 能使液体的表面张力显著下降的物质：表面活性剂。

30. 表面活性剂的毒性顺序为：阳离子表面活性剂>阴离子表面活性剂>非离子表面活性剂。

31. 属于非离子型表面活性剂的是：司盘类（脂肪酸山梨坦类）、吐温类（聚山梨酯）。

32. 属于阴离子型表面活性剂的是：肥皂类、硫酸化物、磺酸化物。

33. 吐温类亲水性强，可用作：增溶剂，油/水型乳化剂，润湿剂。

34. 阳离子性表面活性剂的作用：杀菌、外用消毒、防腐剂。

35. 吐温类的溶血作用顺序：吐温20>吐温60>吐温40>吐温80。

36. 适用作W/O型乳化剂是：HLB值3～8。

37. 用作润湿剂的表面活性剂：HLB值7～9。

38. 芳香水剂系指：芳香挥发性药物（多为挥发油）的饱和或近饱和水溶液。

39. 醑剂乙醇的浓度一般为：60%～90%。

40. 酊剂中的药物浓度除另有规定外，含剧毒药品的酊剂：每100ml相当于原药物10g。

41. 制备难溶性药物溶液时，加入吐温的作用是：增溶剂。

42. 制备复方碘溶液时碘化钾的作用：助溶剂。

43. 复方磷酸可待因糖浆中维生素C的作用：抗氧化剂。

44. 高分子溶液在放置过程中也会自发地聚集而沉淀，称为：陈化现象。

45. 混悬剂中增加分解介质黏度的附加剂是：助悬剂。

46. 混悬剂中使微粒ζ电位降低的电解质是：絮凝剂。

47. 药物以离子状态分散在分散介质中所构成的体系属于：溶液型液体药剂。

48. 乳剂属于热力学不稳定的非均相分散体系，制成后在放置过程中出现不稳定的现象：分层、合并、破裂、絮凝、转相、酸败等。

49. 乳析指：乳剂放置后出现分散相粒子上浮或下沉的现象，是一个可逆过程。

50. 造成乳剂不稳定现象出现分层的原因：分散相与分散介质存在密度差。

51. 标准型肠内营养粉剂的适用人群是：大多数需要均衡营养支持的患者（如术后康复、轻中度营养不良）。

52. 高蛋白型肠内营养粉剂的蛋白质含量及适用人群是：烧伤、术后恢复等高代谢状态患者。

53. 低脂型肠内营养粉剂的脂肪含量及适用疾病是：脂肪吸收不良、胰腺疾病（如慢性胰腺炎）患者。

54. 纤维增强型肠内营养粉剂的主要功能是：含膳食

纤维，帮助维持肠道健康。

55. 肠内营养粉剂的免疫支持成分包括：谷氨酰胺、鱼油、特定氨基酸（如精氨酸）。

56. 糖尿病患者专用肠内营养粉剂的配方特点是：低碳水化合物、膳食纤维、含控糖微量元素（铬、镁）。

57. 缓释制剂与控释制剂的根本区别是：缓释制剂释放药物为非恒速（一级动力学），控释制剂为恒速（零级动力学）。

58. 缓控释制剂的临床优势包括：减少服药频率、血药浓度平稳（降低峰谷现象）、降低毒副作用、提高患者依从性。

59. 渗透泵片的释药动力来源是：渗透压差。

60. 膜控型缓释制剂的致孔剂常用物质：PEG、PVP、十二烷基硫酸钠、糖/盐类。

61. 亲水凝胶骨架片的常用材料是：HPMC、CMC-Na、卡波姆、海藻酸盐。

62. 溶蚀型骨架片的典型材料是：蜂蜡、硬脂醇、氢化植物油。

63. 盐酸二甲双胍缓释片的骨架材料是：HPMC K100M 和 HPMC E5M（亲水凝胶骨架）。

64. 茶碱微孔膜缓释小片的致孔剂是：聚山梨酯20。

第八章 注射剂与临床应用

第一节 注射剂的质量控制

一、注射剂的一般要求

灭菌制剂：用某一物理、化学方法杀灭或除去制剂中所有活的微生物的一类药物制剂。

无菌制剂：在无菌环境中采用无菌操作法或无菌技术制备不含任何活的微生物的一类制剂。

1. 注射剂的分类与特点

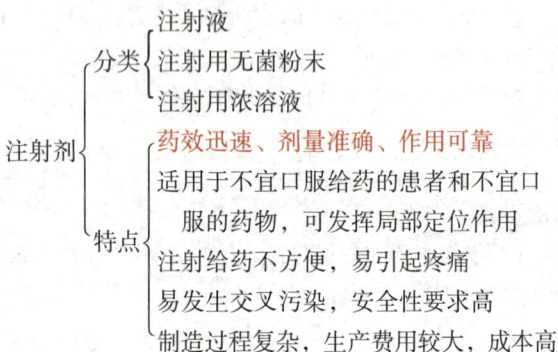

$$
注射剂
\begin{cases}
分类
\begin{cases}
注射液 \\
注射用无菌粉末 \\
注射用浓溶液
\end{cases} \\[2em]
特点
\begin{cases}
药效迅速、剂量准确、作用可靠 \\
适用于不宜口服给药的患者和不宜口 \\
\quad 服的药物，可发挥局部定位作用 \\
注射给药不方便，易引起疼痛 \\
易发生交叉污染，安全性要求高 \\
制造过程复杂，生产费用较大，成本高
\end{cases}
\end{cases}
$$

2. 注射剂的质量要求

项目	具体要求
pH	应和血液 pH 相等或相近，一般为 4～9
渗透压	用量大、供静脉注射应与血浆渗透压相同或略偏高
稳定性	必要的物理稳定性和化学稳定性
安全性	对机体无毒性、无刺激性，降压物质必须符合规定
澄明	溶液型注射液应澄明

续表

项目	具体要求
无菌	不应含有任何活的微生物
无热原	不应含热原，热原检查必须符合规定

二、常见溶剂与附加剂

1. 注射剂常用溶剂

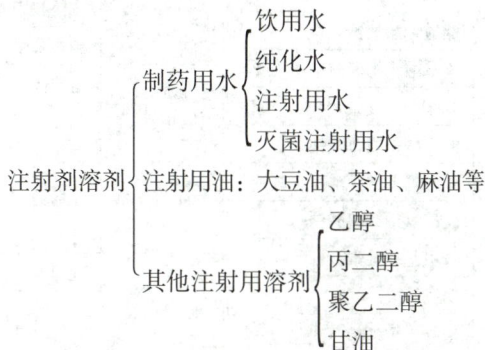

注射剂溶剂
- 制药用水
  - 饮用水
  - 纯化水
  - 注射用水
  - 灭菌注射用水
- 注射用油：大豆油、茶油、麻油等
- 其他注射用溶剂
  - 乙醇
  - 丙二醇
  - 聚乙二醇
  - 甘油

2.《中国药典》所收载的制药用水的分类

种类	来源	应用
饮用水	天然水经净化处理所得的水	可作为饮片的提取溶剂
纯化水	饮用水经蒸馏法、离子交换法、反渗透法或其他适宜方法制得的制药用水	用于普通药物制剂的溶剂，不得用于注射剂的配制与稀释
注射用水	纯化水经蒸馏所得的水	作为注射剂、滴眼剂等的溶剂或稀释剂及容器的清洗溶剂
灭菌注射用水	注射用水按照注射剂生产工艺制备所得，不含任何添加剂	用于注射用灭菌粉末的溶剂或注射剂的稀释剂

3. 注射剂常用的附加剂

种类	名称	种类	名称
抗氧剂	焦亚硫酸钠	抑菌剂	苯酚
	亚硫酸氢钠		尼泊金类
	亚硫酸钠		甲酚
	硫代硫酸钠		氯甲酚
金属螯合剂	乙二胺四乙酸二钠（EDTA·2Na）		苯甲醇
			三氯叔丁醇
缓冲剂	醋酸，醋酸钠		硝酸苯汞
	枸橼酸，枸橼酸钠	局麻剂（止痛剂）	盐酸普鲁卡因
	乳酸		利多卡因
	酒石酸，酒石酸钠	等渗调节剂	氯化钠
	磷酸氢二钠，磷酸二氢钠		葡萄糖
	碳酸氢钠，碳酸钠		甘油
助悬剂	羧甲基纤维素	填充剂	乳糖
	明胶		甘露醇
	果胶		甘氨酸
增溶剂、润湿剂或乳化剂	聚氧乙烯蓖麻油	保护剂	乳糖
	聚山梨酯20（吐温20）		蔗糖
	聚山梨酯40（吐温40）		麦芽糖
	聚山梨酯80（吐温80）		人血红蛋白
	聚乙烯吡咯烷酮		
	聚乙二醇-40-蓖麻油		
	卵磷脂		
	脱氧胆酸钠		
	泊洛沙姆188（普朗尼克F-68）		

三、热原

类别	热原
概念及组成	①微生物产生的一种内毒素 ②大多数细菌都能产生，革兰阴性杆菌致热活性最强

续表

类别	热原	
性质	①水溶性；②不挥发性；③耐热性；④可滤性；⑤不耐酸碱性	
污染途径	①溶剂带入：主要是注射用水 ②原辅料带入 ③容器或用具带入 ④制备过程带入 ⑤使用过程带入	
除去方法	容器、用具上	①高温法：180℃2小时；250℃30分钟 ②酸碱法
	药液或溶剂中	①吸附法 ②离子交换法 ③凝胶滤过法 ④超滤法 ⑤反渗透法 ⑥其他：两次以上灭菌或微波法

四、无菌及灭菌方法

无菌和灭菌相关概念

（1）无菌：指在任一指定物、介质或环境中，不得存在任何活的微生物。

（2）灭菌：用物理或化学方法杀灭或除去所有致病和非致病微生物繁殖体和芽孢的手段。

灭菌法是指杀灭或除去所有微生物繁殖体和芽孢的方法或技术。无菌物品系指物品中不含任何活的微生物。

（3）灭菌法的分类

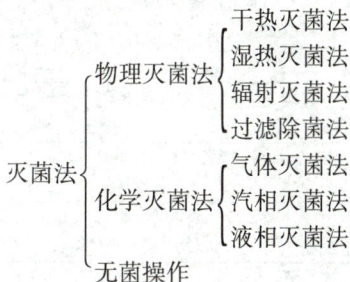

灭菌法
- 物理灭菌法
  - 干热灭菌法
  - 湿热灭菌法
  - 辐射灭菌法
  - 过滤除菌法
- 化学灭菌法
  - 气体灭菌法
  - 汽相灭菌法
  - 液相灭菌法
- 无菌操作

五、注射剂的配伍

1. **注射剂的配伍及配伍禁忌** 输液作为一种特殊注射剂，常与其他注射液配伍，不能与其配伍的注射剂有：①血液；②甘露醇；③静脉注射用脂肪乳剂。

2. **注射剂配伍变化的主要原因及实例**

主要原因	实例
溶剂组成改变	地西泮注射液与5%葡萄糖或0.9%氯化钠或0.167mol/L乳酸钠注射液配伍易析出沉淀
pH值改变	新生霉素与5%葡萄糖，诺氟沙星与氨苄西林配伍会发生沉淀；磺胺嘧啶钠、谷氨酸钠（钾）、氨茶碱等碱性药物可使肾上腺素变色
缓冲容量	5%硫喷妥钠加入生理盐水或林格液中不发生变化，但加入含乳酸盐的葡萄糖注射液中则会析出沉淀
离子作用	乳酸根离子能加速氨苄西林钠和青霉素G的水解
直接反应	四环素与含钙盐产生不溶性螯合物。除Ca^{2+}外，四环素与Fe^{3+}形成红色、Al^{3+}形成黄色、Mg^{2+}形成绿色的螯合物
盐析作用	两性霉素B注射液只能加入5%葡萄糖注射液中静脉滴注，在大量电解质的输液中产生沉淀
配合量	浓度为300mg/L氢化可的松琥珀酸钠与200mg/L重酒石酸间羟胺混合时则出现沉淀；如氨苄西林钠1g、2g与3g室温时在5%葡萄糖注射液中的降解速度为3g>2g>1g
混合顺序	1g氨茶碱与300mg烟酸配合，先将氨茶碱用输液稀释，再慢慢加入烟酸可得澄明溶液，反之则析出沉淀
反应时间	磺胺嘧啶钠注射液与葡萄糖输液混合后，约在2小时左右出现沉淀
氧与二氧化碳的影响	苯妥英钠、硫喷妥钠注射液因吸收空气中的二氧化碳，也可能析出沉淀
光敏感性	两性霉素B、磺胺嘧啶钠、维生素B_2、四环素类、雌性激素等药物避光
成分的纯度	氯化钠原料中若含有微量的钙盐，与枸橼酸钠注射液配伍产生沉淀

六、包装与贮藏

1. 安瓿的玻璃材质类别

种类	适用情况	举例
中硼酸硅盐玻璃	近中性或弱酸性	输液、葡萄糖注射液、注射用水等
含钡玻璃	碱性较强的注射液	磺胺嘧啶钠注射液
含锆玻璃	耐酸、碱	乳酸钠、碘化钠、磺胺嘧定钠、酒石酸锑钠等

2. 安瓿的干燥与灭菌

种类	条件
一般情况	120～140℃烘箱内
无菌操作或低温灭菌	180℃干热灭菌 1.5 小时
生产中	采用隧道式烘箱，温度为200℃左右
远红外线加热技术	250～300℃

七、药液配制

（1）投料计算

原料(附加剂)用量 = 实际配液量 × 成品含量%

实际配液量 = 实际灌注量 + 实际灌注时损耗量

（2）配液方法：①浓配法；②稀配法。

（3）灌装与封口及灭菌与检漏

类别	内容
注射剂的滤过	采用二级过滤：微孔滤膜
注射剂的灌封	封口方法：①拉封；②顶封
	注意：①剂量准确；②药液不沾瓶口；③通惰性气体时要避免药液溅至瓶颈，将安瓿内空气除尽
灭菌	从配制到灭菌不超过 12 小时。采用湿热灭菌法，灭菌条件为121℃ 15min 或116℃ 40min
安瓿检漏	0.05% 曙红或亚甲蓝溶液

第二节　普通注射剂

一、溶液型注射液

1. 临床应用　主要给药方式有皮内注射、皮下注射、肌内注射及静脉注射等。通常在以下情况需使用注射液：

类别	举例
患者存在吞咽困难或明显的吸收障碍	如呕吐、严重腹泻、胃肠道病变、手术后不能进食
口服生物利用度低的药物	如口服吸收较差的庆大霉素，除治疗胃肠道相关疾病外
患者疾病严重、病情进展迅速	
没有合适的口服剂型的药物	如氨基酸类或胰岛素制剂

2. 典型处方分析

处方举例	处方分析
维生素C注射液	碳酸氢钠或碳酸钠止痛；碳酸氢钠增强稳定性；依地酸二钠防止氧化；亚硫酸氢钠是还原剂（抗氧剂）
苯妥英钠注射液	丙二醇和乙醇为混合溶媒，延缓苯妥英钠水解作用；为避免药物溶液吸收二氧化碳引起水解，需采用新鲜煮沸并放冷的注射用水溶解
己烯雌酚注射液	己烯雌酚为主药，注射用油为溶剂，苯甲醇为抑菌剂

二、输液

1. 分类和特点

（1）分类：①电解质输液；②营养输液；③胶体输液；④含药输液。

（2）特点：①补充营养、热量和水分，纠正体内电解质代谢紊乱；②维持血容量以防治休克；③调节体液酸碱平衡；④解毒，稀释毒素、促使毒物排泄；⑤抗生素、强心药、升压药等多种注射液加入输液中静脉滴注，起效迅速，疗效好，避免高浓度药液静脉推注对血管的刺激。

2. 质量要求 ①无菌、热原及细菌内毒素、不溶性微粒；②pH与血浆相近；③渗透压应为等渗或偏高渗；④不得添加任何抑菌剂，并在贮存过程中质量稳定；⑤使用安全。

按照《中国药典》大体积注射液项下质量要求，质量检查项目有：①可见异物；②不溶性微粒检查；③热原或细菌内毒素检查；④无菌检查；⑤含量测定；⑥pH测定；⑦渗透压。

3. 输液存在的主要问题及解决方法

存在的问题	现象及原因	解决方法
染菌问题	输液剂出现浑浊、霉团、云雾状、产气等	尽量减少制备生产过程中的污染，严格灭菌条件，严密包装
热原问题	/	
可见异物与不溶性微粒的问题	原料与附加剂质量问题	严格控制原辅料的质量
	胶塞与输液容器质量问题	提高胶塞及输液容器质量
	工艺操作中的问题	加强工艺过程管理
	医院输液操作以及静脉滴注装置的问题	安置终端过滤器，减少使用过程中微粒污染

4. 临床应用与注意事项 静脉输液速度随临床需求而改变，例如静滴氧氟沙星注射液速度宜慢，24～30滴/分，否则易发生低血压；复方氨基酸滴注速度过快可致恶心呕吐；林可霉素类滴注时间要维持1小时以上等。

一般提倡临床前配制以保证疗效和减少不良反应。

5. 营养输液和血浆代用液的种类、作用与质量要求

（1）种类和作用

种类	品种	作用
营养输液	复方氨基酸输液	氨基酸是构成蛋白质的成分在生命体内具有特殊的生理作用
	静脉注射脂肪乳剂	用于不能口服的危重患者
	维生素和微量元素	此种营养液中需维生素 13 种，其中水溶性的 9 种，脂溶性的 4 种。人体需 14 种微量元素
血浆代用液	右旋醣酐注射液	在有机体内有代替血浆的作用，但不能代替全血
	羟乙基淀粉注射液	

（2）质量要求：对于血浆代用液的质量，除符合注射剂有关质量要求外，符合：①应不妨碍血型试验；②不妨碍红细胞的携氧功能；③在血液循环系统内，可保留较长时间；④易被机体吸收；⑤不得在脏器组织中蓄积。

三、乳状液型注射剂

1. 特点

（1）乳剂中液滴的分散度大，吸收快、药效迅速及生物利用度高。

（2）减少药物的刺激性及毒副作用。

（3）可增加难溶性药物的溶解度。

（4）静脉注射乳剂，具有靶向作用，提高疗效。

2. 质量要求

（1）静脉用乳状液型注射液中 90% 的乳滴粒径应在 $1\mu m$ 以下，不得有大于 $5\mu m$ 的乳滴。

（2）成品耐受高压灭菌，在贮存期内乳剂稳定。

（3）无副作用，无抗原性，无降压作用与溶血作用。

3. 原料与乳化剂的选择

类别	选用种类
原料	植物油：大豆油、麻油、红花油等
乳化剂	卵磷脂、豆磷脂及泊洛沙姆 F-68（普朗尼克 F-68）等，一般以卵磷脂为好
稳定剂	油酸钠

4. 临床应用与注意事项 乳状液型注射剂在贮藏过程中稳定性易受影响，出现分层、破乳或酸败等现象；乳状液型注射剂中加入其他药物配伍应慎重，有可能引起粒子的粒径增大，或产生破乳；乳状液型注射液不得有相分离现象，不得用于椎管注射。

5. 典型处方分析

处方举例	处方分析
罗拉匹坦乳状液型注射液	精制大豆油为油溶剂；卵磷脂、泊洛沙姆为乳化剂；油酸钠维持稳定性；甘油为渗透压调节剂
氟比洛芬酯乳状液型注射液	精制大豆油为油溶剂；卵磷脂为乳化剂；二油酰基磷脂酰丝氨酸为稳定剂；甘氨酸为渗透压调节剂。pH 调节剂将初乳 pH 调至 6.0~7.0，防止药物水解

四、混悬型注射剂

1. 特点

（1）药物的结晶状态与粒径大小会影响药物吸收的快慢，微粉化可减小颗粒粒径，增加药物溶出速度。

（2）长效混悬型注射剂给药后可在局部形成贮库，缓慢释放药物，以达到长效目的。

（3）无适当溶媒可溶解的不溶性固体药物、需制成长效制剂或高含量的药物，常制成水或油的混悬型注射剂。

2. 质量要求 除应符合注射剂各项规定外，还必须符合：①原料药物粒径应控制在 15μm 以下，含 15~20μm

（间有个别 20~50μm）者，不应超过 10%；②若有可见沉淀，振摇后应分散均匀；③肌内混悬型注射剂，所用溶剂有水、复合溶剂或油等，容量一般为 2~5ml。

3. 临床应用与注意事项

混悬型注射剂临用前需充分分散混匀，保证剂量的准确性；混悬型注射液不得用于静脉注射或椎管内注射。

4. 典型处方分析

处方举例	处方分析
黄体酮混悬型注射剂	PEG 4000 为初级稳定剂，用于增加制剂稳定性；吐温 80 为次级稳定剂；氯化钠为渗透压调节剂
罗替戈汀混悬型注射剂	吐温 20 为润湿剂；PEG 4000 为助悬剂；磷酸二氢钠为 pH 调节剂；甘露醇为渗透压调节剂；柠檬酸为稳定剂

五、注射用无菌粉末

1. 分类、特点与质量要求

（1）分类

分类	制法	应用
注射用无菌粉末直接分装制品	将通过喷雾干燥法或者灭菌溶剂法精制所得无菌药物粉末在无菌条件下直接分装所得	抗生素药品，如青霉素
注射用冻干无菌粉末制品	将灌装药液经冷冻干燥后所得	生物制品，如辅酶类等

（2）特点：主要适用于水中不稳定药物，尤其是对湿热敏感的抗生素和生物制品。

（3）质量要求：①粉末无异物，配成溶液后可见异物检查合格；②粉末细度或结晶度需适宜，便于分装；③无菌、热原或细菌内毒素；④冻干制品是完整块状物或海绵状物；⑤外形饱满，色泽均一，多孔性好，水溶解后能快速恢复冻干前状态；⑥不溶性微粒、装量差异、含量均匀度等检查符合规定。

2. 冻干制剂常见问题及产生原因

常见问题	产生原因
含水量偏高	①装入液层过厚 ②真空度不够 ③干燥时供热不足 ④干燥时间不够 ⑤冷凝器温度偏高
喷瓶	①预冻温度过高或时间太短 ②产品冻结不实 ③升华供热过快、局部过热
产品外观不饱满或萎缩	①冻干过程形成的外壳结构较致密 ②黏度较大的样品

3. 临床应用　适用于水溶液中不稳定的药物，特别是对湿热十分敏感的抗生素类药物（如青霉素 G、先锋霉素类）及酶（如胰蛋白酶、辅酶 A 等）或血浆等生物制品。

4. 典型处方分析

处方举例	处方分析
注射用辅酶 A	水解明胶、甘露醇、葡萄糖酸钙为填充剂；半胱氨酸为稳定剂
注射用细胞色素 C	葡萄糖为填充剂；亚硫酸钠、亚硫酸氢钠为抗氧剂；氢氧化钠为 pH 调节剂

六、注射用浓溶液

注射用浓溶液
- 特点
  - 适用于水溶液中不稳定和（或）水溶液中溶解度低的药物
  - 可解决水的引入导致的药物异构化或有关物质增多的问题
  - 扩大药物在临床上的适用范围
- 典型处方：丹参酮 ⅡA 磺酸钠浓溶液

第三节　微粒制剂

一、微粒制剂的一般要求

1. 定义与特点

微粒制剂
- 定义：也称微粒给药系统，系指药物或与适宜载体（一般为生物可降解材料），经过一定的分散包埋技术制得具有一定粒径（微米级和纳米级）的微粒组成的固态、液态或气态药物制剂
- 特点
  - 掩盖药物的不良气味与口味
  - 液态药物固态化
  - 减少复方药物的配伍变化
  - 提高难溶性药物的溶解度
  - 提高药物的生物利用度
  - 改善药物的稳定性
  - 降低药物不良反应
  - 延缓药物释放
  - 提高药物靶向性

2. 分类　根据分散系统分类原则，将直径在 10^{-4} ~ 10^{-9} m 范围的分散相构成的分散体系统称为微粒分散体系。

类别	分散相粒径	剂型
粗（微米）分散体系	1 ~ 500 μm	微囊、微球、亚微乳等
纳米分散体系	< 1000 nm	脂质体、纳米乳、纳米粒、聚合物胶束等

二、脂质体

脂质体是指将药物包封于类脂质双分子层内而形成的微小囊泡，又称类脂小球、液晶微囊。

1. 分类、性质与特点

（1）分类

类别	分类		特点
按结构分类	小单室脂质体		粒径 20～80nm，单层双分子膜
	大单室脂质体		粒径 100～1000nm，单层双分子膜
	多室脂质体		粒径 1～5μm，多层类脂质同心双分子层
按性能分类	常规脂质体		由磷脂和胆固醇组成
	特殊性能	温敏脂质体	药物的释放对温度具有敏感性
		pH 敏感脂质体	对 pH（特别是低 pH）敏感
		免疫脂质体	具有抗体-抗原特异性结合（靶向）作用
		超声波敏感脂质体、光敏脂质体、磁性脂质体、配体（多肽或多糖等）修饰的脂质体	
按荷电性分类	中性脂质体		不含离子的脂质体
	负电性（酸性）脂质体		带负电性，如磷脂酸和磷脂酰丝氨酸
	正电性脂质体		含碱基（氨基）脂质如十八胺脂质

（2）**理化性质**：①相变温度；②荷电性。

（3）特点：脂质体作为一种具有多种功能的药物载体，可包封水溶性和脂溶性两种类型的药物。①靶向性和淋巴定向性；②细胞亲和性与组织相容性；③降低药物毒性。

2. 常见新型脂质体

种类	特点
前体脂质体	脂质吸附在极细的水溶性载体上，适合包封脂溶性药物
长循环脂质体	PEG 修饰可增加脂质体的柔顺性和亲水性

续表

种类	特点
免疫脂质体	表面联接抗体，对靶细胞进行识别
温敏脂质体	相变温度时，脂质体的类脂质双分子层从胶态过渡到液晶态
pH 敏感脂质体	选对 pH 敏感的类脂材料

3. 脂质体的组成、结构和膜材料

类别	内容	
组成	由类脂质双分子层膜构成，磷脂与胆固醇是共同构成细胞膜的基础物质	
结构	类似生物膜，又被称为"人工生物膜"。在电镜下，脂质体的外形常见有球形、椭圆形等，直径在几十纳米到几微米之间	
膜材料	磷脂	天然的卵磷脂、大豆磷脂及合成磷脂
	胆固醇	调节膜流动性作用，是脂质体的"流动性缓冲剂"

4. 质量要求

项目	内容	
形态、粒径及其分布	形态可采用扫描或透射电镜等观察，粒径大小采用扫描电镜、激光散射法或激光扫描法测定，且分布均匀，呈正态性，跨距小	
包封率	$包封率 = \dfrac{脂质体中的药量}{介质中的药量 + 脂质体中的药量} \times 100\%$ 通常要求脂质体的药物包封率达 80% 以上	
载药量	$载药量 = \dfrac{脂质体中药物量}{(脂质体中药量 + 载体总量)} \times 100\%$	
脂质体的稳定性	物理稳定性	$渗漏率 = \dfrac{贮存后渗漏到介质中的药量}{贮存前包封的药量} \times 100\%$
	化学稳定性	磷脂氧化指数：应小于 0.2
		磷脂量的测定
		防止氧化的措施：充入氮气，添加抗氧剂等

5. **作用机制**　脂质体与细胞之间存在吸附、脂交换、内吞、融合、渗漏和扩散等相互作用，该作用与粒径大小、表面性质、给药途径密切相关。

6. **脂质体作为药物载体的应用**　可作为抗肿瘤药物、抗寄生虫药物、抗生素类药物、抗结核药物、激素类药物、酶类药物、解毒药物、免疫增强剂类药物及基因治疗药物载体。

7. **脂质体存在的问题**　①靶向性问题；②稳定性问题。

8. **典型处方分析**

处方举例	处方分析
注射用紫杉醇脂质体	以卵磷脂与胆固醇为脂质体制备材料，脂质体作为药物载体，具有靶向性，增强药物治疗作用，减低药物毒性
注射用两性霉素 B 脂质体	氢化大豆卵磷脂（HSPC）与二硬脂酰磷脂酰甘油为脂质体制备材料，胆固醇用于改善脂质体膜流动性，提高制剂稳定性。维生素 E 为抗氧化剂，蔗糖和六水琥珀酸二钠为冻干保护剂
阿霉素脂质体	HSPC 和胆固醇是脂质体的组成材料；MPEG-DSPE 使脂质体发挥长循环的作用，增加脂质体的稳定性

三、微球

微球是指药物溶解或分散在高分子材料基质中形成的微小球状实体，属于基质型骨架微粒。

微球粒径范围一般为 $1 \sim 250 \mu m$，而粒径在 $0.1 \sim 1 \mu m$ 之间的称亚微球，粒径在 $10 \sim 100 nm$ 之间的称纳米球。

（一）分类、特点与质量要求

类别		内容
根据靶向性原理分类	普通注射微球	$1 \sim 15 \mu m$ 微球静脉或腹腔注射被网状内皮系统巨噬细胞吞噬
	栓塞性微球	随血流阻滞在流体周围的毛细血管内

续表

类别		内容	
根据靶向性原理分类	磁性微球	用空间磁场在体外定位，具靶向性	
	生物靶向性微球	经表面修饰后具有生物靶向性，带负电荷被肝摄取，而带正电荷聚集于肺，疏水性微球可被巨噬细胞摄取	
特点	缓释性	/	
	靶向性	<1.4μm	肺循环
		7~14μm	肺部
		3μm以下	肝、脾部
	降低毒副作用	/	
质量要求	粒子大小与粒度分布	检测方法有：显微镜法、电子显微镜法、激光散射法、库尔特计数法等	
	载药量	微球的含药量	
	有机溶剂残留检查	残留有机溶剂可以导致毒副作用	
	体外释放度	/	

（二）载体材料和用途

1. 载体材料　作为埋植型或注射型缓释微球制剂的可生物降解的骨架材料主要有两大类：

类别	具体品种
天然聚合物	淀粉、白蛋白、明胶、壳聚糖、葡聚糖等
合成聚合物	聚乳酸（PLA）、聚丙交酯、聚乳酸-羟乙酸（PLGA）、聚丙交酯-乙交酯（PLCG）、聚己内酯、聚羟丁酸等

2. 药物在微球中的分散状态　①溶解在微球内；②以结晶状态镶嵌在微球内；③吸附或镶嵌在微球表面。

3. **临床应用**

类别	实例
抗肿瘤药物载体	阿霉素明胶微球、丝裂霉素明胶微球、顺铂聚乳酸微球、甲氨蝶呤明胶微球、阿霉素聚乳酸微球等
蛋白多肽类药物载体	注射用亮丙瑞林、奥曲肽、生长激素、曲普瑞林等生物技术药物的微球制剂或埋植剂
疫苗载体	类毒素疫苗如白喉、破伤风、气性坏疽、霍乱等，病毒疫苗如乙肝疫苗等，核酸疫苗及人工合成疫苗等
局部麻醉药	聚乳酸、聚乙醇酸及聚乳酸-2-乙醇酸共聚物微球

4. **存在的问题** 微球载药量有限，对用药量大的药物不宜制成微球注射剂。载体材料和药物本身性质，以及制备工艺会影响微球质量。微球产业化问题，如无菌或灭菌条件，突释现象的控制，有机溶剂残留等。

5. **典型处方分析** 注射用利培酮微球

【处方】利培酮，PLGA。

【注解】利培酮为主药，PLGA 为生物可降解载体材料。利培酮是抗精神病药物的代表药，注射用利培酮微球具有长效缓释作用，可以减少用药次数，便于临床用药。

四、微囊

（一）分类、特点及质量要求

1. **分类**

微囊
┌ 定义：将固态或液态药物（称为囊心物）包裹在天然的或合成的高分子材料（称为囊材）中而形成的微小囊状物，称为微型胶囊，简称微囊
└ 分类 ┌ 微囊：粒径为 1~250μm
　　　　├ 亚微囊：粒径为 0.1~1μm
　　　　└ 纳米囊：粒径为 10~100nm

微囊可进一步制成片剂、胶囊、注射剂等制剂，用微囊制成的制剂称为微囊化制剂。

2. 微囊的特点

特点	实例
提高药物的稳定性	β-胡萝卜素、阿司匹林、挥发油类等药物
掩盖药物的不良臭味	大蒜素、鱼肝油、氯贝丁酯
防止药物在胃内失活或减少对胃的刺激性	尿激酶、红霉素、氯化钾等
控制药物的释放	复方甲地孕酮微囊、美西律微囊骨架片等
使液态药物固态化	油类、香料和脂溶性维生素
减少药物的配伍	阿司匹林与氯苯那敏
使药物浓集于靶区	抗肿瘤药

3. 质量要求

类别	质量控制内容
囊形	应为圆球形或类球形的密封囊状物
粒径	不同微囊制剂对粒径的要求不同
载药量与包封率	微囊的载药量 $= \dfrac{微囊内的药量}{微囊的总重量} \times 100\%$
	包封率 $= \dfrac{微囊内的药量}{微囊的总重量 + 介质中的药量} \times 100\%$
	药物的收率（包封产率）$= \dfrac{微囊内的药量}{投药量} \times 100\%$
	微囊的收率 $= \dfrac{微囊重量}{投料量 + 投材料量} \times 100\%$
微囊中药物释放速量	一般采用桨法进行测定，亦可转篮法、流通池法

（二）载体材料和用途

囊材分类		常用品种
天然高分子		明胶、阿拉伯胶、海藻酸盐、壳聚糖等
半合成高分子		羧甲基纤维素钠（CMC-Na）、醋酸纤维酞酸酯（CAP）、乙基纤维素（EC）、甲基纤维素（MC）、羟丙基甲基纤维素（HPMC）
合成高分子	非生物降解	不受 pH 值影响：聚酰胺、硅橡胶等
		可在一定 pH 条件下溶解的囊材：聚丙烯酸树脂、聚乙烯醇
	生物降解	聚酯类如聚碳酯、聚氨基酸、聚乳酸（PLA）、丙交酯-乙交酯共聚物（PLGA）、聚乳酸-聚乙二醇嵌段共聚物等（其中：PLA 和 PLGA 是被 FDA 批准的可降解材料）

（三）微囊中药物的释放

1. 微囊中药物释药机制

类型	类型	释药机制
药物透过囊壁扩散	物理过程	进入体内后，体液向微囊中渗透而逐渐使微囊中药物溶解透过囊壁扩散
囊壁的消化降解	生化过程	进入胃肠道后，囊壁受胃肠道酶的消化，囊膜逐渐被溶化而使药物释放出来
囊壁的破裂或溶解	物理化学过程	囊壁溶解，或因外力或摩擦引起囊壁的裂缝和破裂，而使药物释放

2. 影响微囊中药物释放速率的因素

类别	因素
药物的理化性质	囊材相同时，药物溶解度愈小，释放愈慢
囊材的类型及组成	明胶＞乙基纤维素＞苯乙烯-马来酸酐共聚物＞聚酰胺
微囊的粒径	粒径越小，表面积越大，释药越快
囊壁的厚度	囊材相同时，囊壁越厚释药越慢
工艺条件	不同工艺条件制得微囊，其释药速率也不相同
释放介质	介质 pH 或离子强度会影响囊壁溶解或降解速度

（四）典型处方分析

复方甲地孕酮微囊注射液

【处方】甲地孕酮、戊酸雌二醇、阿拉伯胶粉、明胶、羧甲基纤维素钠、硫柳汞（注射用）。

【注解】甲地孕酮与戊酸雌二醇配伍为囊心物，用明胶和阿拉伯胶作囊材，以复凝聚法包囊，羧甲基纤维素钠作助悬剂，硫柳汞作抑菌剂。

五、其他微粒制剂

1. 纳米粒及白蛋白结合型纳米粒

类别	内容
定义	药物或与载体辅料经纳米化技术分散形成的粒径 <500nm 的固体粒子
特点	粒径 10～100nm，药物可溶解或被包裹于载体材料，制备方法包括液中干燥法、凝聚法、聚合法
	生理相容性、生物降解性、靶向性、细胞渗透性及良好的载药能力等
	白蛋白作为药物载体形成的纳米粒称白蛋白纳米粒
典型处方分析	紫杉醇白蛋白纳米粒：以有机溶剂溶解紫杉醇，与白蛋白水溶液高压均质化，去除溶剂，冷冻干燥，即得

2. 亚微乳与纳米乳

类别	亚微乳	纳米乳
定义	将药物溶于脂肪油/植物油中经磷脂乳化分散于水相中形成	
特点	粒径在 100～600nm 范围	粒径在 50～100nm 范围
	通常用高压均质机制备，外观不透明或呈乳剂	可自发形成，无须外力做功；具有各向同性、外观澄清，热力学稳定
	稳定性介于纳米乳与普通乳之间	能保持热力学稳定，经热压灭菌或离心后仍不分层
	/	纳米乳内部同时存在的亲水、亲油区域，增加药物溶解度

续表

类别	亚微乳	纳米乳
给药途径	口服、鼻腔、眼部、皮肤及静脉注射	
纳米乳典型处方分析	前列地尔乳状液型注射液：前列地尔，注射用大豆油，泊洛沙姆188，注射用卵磷脂，注射用水	前列地尔为主药，因其水溶性差。采用乳化手段包封入纳米乳滴，使其可选择性地在创伤部位蓄积，达到靶向作用
	16-妊娠双烯醇酮乳状液型注射液：16-妊娠双烯醇酮，大豆油，蛋黄卵磷脂E-80，维生素E，泊洛沙姆，注射用甘油，注射用水	作为给药载体，脂肪亚微乳可保护被包封药物16-妊娠双烯醇酮，载药量高、稳定性好、延长药物作用时间、降低毒副作用、使药物具有缓控释和靶向等作用

第四节　生物技术药物注射剂

（一）分类及特点

1. 分类

分类依据	名称	举例
化学结构	多肽/蛋白类	胸腺五肽、奥曲肽、人血白蛋白、神经生长因子等
	多糖类	肝素、多糖疫苗等
	核酸类	小干扰RNA（siRNA）、mRNA、辅酶A、三磷酸腺苷（ATP）等
作用类型	细胞因子类/激素类	重组人粒细胞刺激因子非格司亭、重组人红细胞生成素阿法依泊汀、胰岛素等
	单抗类	利妥昔单抗、曲妥珠单抗、阿达木单抗、贝伐珠单抗等；PD-1/PD-L1单抗类药物，如已上市的纳武单抗、帕博利珠单抗
	双特异性抗体类	一个抗体分子可与两个不同抗原或同一抗原的两个不同抗原表位结合

续表

分类依据	名称	举例
作用类型	抗体-药物偶联物类	将具有高效细胞毒性的药物与单克隆抗体偶联，利用抗体特异性靶向作用，将连接的药物靶向递送至作用部位
	siRNA 类	以脂质纳米粒为载体的 Onpattro，通过 N-乙酰半乳糖胺修饰的 siRNA 药物如 Givlaari 和 Oxlumo 等
	疫苗类	由 mRNA 构建的疫苗，如各类 COVID-19 mRNA 疫苗
	嵌合抗原受体修饰类	嵌合抗原受体 T 细胞治疗（简称为 CAR-T）属细胞治疗领域

2. 生物技术药物的特点 ①分子量大；②药物结构和性质与体内的内源性生物分子相似；③结构复杂，分析方法独特。

（二）临床应用与注意事项

1. 临床应用 市售销量好的有伊那西普冻干粉针剂、英夫利昔单抗冻干粉针剂、贝伐珠单抗注射液、利妥昔单抗注射液、阿达木单抗注射液、阿法依伯汀注射液、曲妥珠单抗冻干粉针剂、甘精胰岛素注射液、培非司亭注射液等。

2. 注意事项 ①溶液的 pH 和缓冲盐；②加入小分子稳定剂和抗氧化剂；③使用表面活性剂。

（三）典型处方分析

名称	注解
胰岛素注射液	中性胰岛素为主药，氯化锌为金属离子螯合剂，甘油为等渗调节剂，氢氧化钠和盐酸为 pH 调节剂，间甲酚为抑菌剂
注射用重组人白介素-2	采用冻干工艺制备的粉针。重组人白介素-2 为主药，磷酸盐缓冲液为 pH 调节剂，甘露醇为冻干保护剂，聚山梨酯 80 为稳定剂

第五节 中药注射剂

（一）中药注射剂处方设计与质量要求

类别	内容
定义	采用现代科学技术和方法，从中药或天然药物的单方或复方中提取的有效物质制成的无菌溶液、混悬液或临用前配成溶液的灭菌粉末供注入体内的制剂
处方设计	处方组成分为单方和复方，处方宜少而精，可以是有效成分、有效部位、净药材等
质量要求	性状	包括色泽等
	鉴别	全部药味均应作主要成分的鉴别，也可选用能鉴别的特征图谱
	检查	除按《中国药典》中规定项目检查外，还应控制工艺过程可能引入的其他杂质
	含量测定	注射剂中所含成分应基本清楚

（二）影响疗效和安全性的因素

（1）原料质量

（2）剂量与工艺

（三）临床应用与注意事项

（1）应严格掌握适应证，合理选择给药途径。

（2）辨证施药，严格掌握功能主治。

（3）严格掌握注射剂用法用量及疗程。

（4）中药注射剂应单独使用，不得与其他药品混合配伍使用。

（5）用药前应仔细询问患者过敏史。

（6）特殊人群和初次使用应慎重并加强监测。

（7）加强用药监护。

（8）了解中药注射剂常见的不良反应。

成分	药材	不良反应
绿原酸	金银花、鱼腥草、茵陈、栀子等	可诱发类过敏反应
动物蛋白	水蛭、地龙等；渗透压调节剂、表面活性剂和助溶剂等	可诱发过敏反应
毒性中药材	蟾酥、鸦胆子等	心脏毒性和消化系统毒性

（四）典型处方分析

处方名称	注解
复方柴胡注射液	北柴胡、细辛为主药，吐温80是增溶剂，增加挥发油在水中的溶解度。氯化钠起到调节等渗的作用
注射用双黄连（冻干）	本品为金银花、连翘、黄芩提取物制成的无菌水溶液经冷冻干燥制备而成的无菌粉末。本品与氨基糖苷类及大环内酯类等配伍时易产生浑浊或沉淀，勿配伍使用

高频考点速记

1. 注射剂的优点包括：药效迅速、剂量准确、作用可靠；适用于不宜口服给药的患者和不宜口服的药物；可发挥局部定位作用。

2. 注射剂的质量要求：无菌；无热原；pH与血液相等或相近；渗透压与血浆的渗透压相等或相近；安全；稳定；澄明。

3. 《中国药典》规定注射用水应该是：无热原的蒸馏水。

4. 注射用灭菌粉末的溶剂或注射剂的稀释剂为：灭菌注射用水。

5. 饮用水经蒸馏法、离子交换法、反渗透法或其他适宜方法制得的制药用水为：纯化水。

6. 注射剂中常用的水溶性抗氧剂有：焦亚硫酸钠、亚硫酸氢钠、亚硫酸钠、硫代硫酸钠。

7. 注射剂中常用的金属螯合剂为：EDTA·2Na。

8. 热原是微生物产生的一种内毒素，致热能力最强的是：革兰阴性杆菌。

9. 热原的性质包括：水溶性；不挥发性；耐热性；过滤性；被强酸、强碱、强氧化剂破坏。

10. 热原的污染途径包括：由溶剂带入；原辅料带入；容器或用具带入；制备过程带入；使用过程带入。

11. 除去容器或用具上热原的方法：高温法；酸碱法。

12. 增加药物溶解度的方法：加入增溶剂；加入助溶剂；制成盐类；使用混合溶剂；制成共晶。

13. 苯巴比妥在90%乙醇中溶解度最大，90%的乙醇溶液是：潜溶剂。

14. 增加药物溶出速度的方法：减小粒径；升高温度；减小扩散层厚度。

15. 地西泮注射液与5%葡萄糖注射液配伍时容易析出沉淀的原因是：溶剂组成改变。

16. 氨苄青霉素在含乳酸钠的复方氯化钠输液中4小时损失20%，是由于：离子作用。

17. 两性霉素B注射液加入5%葡萄糖注射液中静脉滴注，在大量电解质的输液中出现沉淀是由于：盐析作用。

18. 5%硫喷妥钠10ml加入生理盐水或林格液500ml中不发生变化，但加入含乳酸盐的葡萄糖注射液中则会析出沉淀，是由于：缓冲容量。

19. 安瓿的干燥与灭菌一般情况下采用的条件：120～140℃烘箱内。

20. 注射剂大都采用湿热灭菌法进行灭菌，常用的灭菌条件为：121℃ 15min 或 116℃ 40min。

21. 维生素C注射液处方中：碳酸氢钠为pH调节剂；

依地酸二钠为金属离子螯合剂；亚硫酸氢钠为抗氧剂。

22. 苯妥英钠注射液中加入 40% 丙二醇和 10% 乙醇作为：混合溶媒。

23. 氟比洛芬酯乳状液型注射液中常用的乳化剂为：卵磷脂。

24. 混悬型注射剂临用前需充分分散混匀，不得用于的给药方式：静脉注射或椎管内注射。

25. 黄体酮混悬型注射液中：PEG 4000 为初级稳定剂，用于增加制剂稳定性；吐温 80 为次级稳定剂；氯化钠为渗透压调节剂。

26. 适用于水中不稳定药物，尤其是对湿热敏感的抗生素和生物制品的注射剂类型为：注射用无菌粉末。

27. 营养输液包括：复方氨基酸输液；静脉注射脂肪乳剂；维生素和微量元素。

28. 血浆代用液最常用的有：右旋醣酐注射液、羟乙基淀粉注射液等。

29. 静脉注射用脂肪乳处方中：精制大豆磷脂是乳化剂，注射用甘油是等渗调节剂。

30. 输液剂的分类：电解质输液；营养输液；胶体输液；含药输液。

31. 根据药剂学分散系统分类原则，微粒分散体系的粒子直径范围：$10^{-4} \sim 10^{-9}$ m。

32. 药物被脂质体包封后的特点：靶向性和淋巴定向性；缓释和长效性；细胞亲和性与组织相容性；降低药物毒性；提高药物稳定性。

33. 脂质体按性能分类：常规脂质体；温敏脂质体；pH 敏感脂质体；免疫脂质体。

34. 脂质体的理化性质：相变温度；荷电性。

35. PEG 修饰可增加脂质体的柔顺性和亲水性，从而降低与单核 - 巨噬细胞的亲和力，延长循环时间，称为：长循环脂质体。

36. 表面连接上某种抗原或抗体的脂质体是：免疫脂质体。

37. 制备脂质体常用的材料是：磷脂；胆固醇。

38. 脂质体稳定性包括物理稳定性和化学稳定性，分别表示的参数为：渗漏率；磷脂氧化指数，磷脂量。

39. 脂质体包封率的计算公式：包封率＝[脂质体中的药量/(介质中的药量 + 脂质体中的药量)] × 100%，通常要求脂质体的药物包封率达：80% 以上。

40. 微球指：药物溶解或者分散在高分子材料基质中形成的微小球状实体。

41. 微球的特点：缓释性；靶向性；降低毒副作用。

42. 微球粒径小于 $3\mu m$，静注后的靶部位为：肝、脾。

43. 注射用利培酮微球处方中 PLGA 的作用：为生物可降解载体材料。

44. 将 β-胡萝卜素制成微囊的目的：提高药物的稳定性。

45. 微囊的质量要求：微囊的囊形；粒径；载药量与包封率；微囊中药物释放速率。

46. 属于天然高分子材料的囊材有：明胶、阿拉伯胶、海藻酸盐、壳聚糖类。

47. 属于生物可降解材料的囊材有：聚碳酯、聚氨基酸、聚乳酸（PLA）、丙交酯 - 乙交酯共聚物（PLGA）。

48. 属于半合成高分子材料的囊材有：羧甲基纤维素钠（CMC-Na）、醋酸纤维酞酸酯（CAP）、乙基纤维素（EC）、甲基纤维素（MC）、羟丙基甲基纤维素（HPMC）。

49. 影响微囊中药物释放速率的因素有：药物的理化性质；囊材的类型及组成；微囊的粒径；囊壁的厚度；制备工艺条件；释放介质。

50. 纳米乳系由油、水、乳化剂和助乳化剂组成的外观澄清的热力学稳定体系，其粒径为：小于100nm。

51. 生物技术药物主要是：一些蛋白或多肽类分子。

52. 生物技术药物的特点：分子量大；药物的结构和性质大多与体内的内源性生物分子相似；结构非常复杂。

53. 生物技术药物组成蛋白质的部分氨基酸易被氧化，加入小分子的稳定剂常用：蔗糖。

第九章　皮肤和黏膜给药途径制剂与临床应用

第一节　皮肤给药制剂

一、皮肤给药制剂的一般要求

皮肤给药制剂系指药物经皮肤给药起局部作用或吸收进入体循环而起全身治疗作用的制剂。

1. 分类

种类	剂型
局部作用的传统制剂	软膏剂、乳膏剂、糊剂、凝胶剂、贴膏剂、涂膜剂、搽剂、洗剂、涂剂、酊剂、气雾剂、喷雾剂等
现代经皮给药系统（TDDS）	贴剂

2. 特点

产生全身治疗作用的贴剂

- 可直接作用于疾病部位，发挥局部治疗作用（产生局部作用的皮肤给药制剂）
- 避免肝脏的首过消除和胃肠因素的干扰
- 避免药物对胃肠道的副作用
- 避免峰-谷现象，降低药物的不良反应
- 减少给药次数，提高患者的用药顺应性
- 发现副作用时可随时中断给药
- 可通过给药面积调节给药剂量，提高治疗剂量的准确性

3. 局部治疗用皮肤给药制剂的应用原则

类别	表现	制剂选用原则	
皮肤疾病急性期	红斑丘疹、红肿和水疱为主，可伴有不同程度的水肿和渗出	无渗液	洗剂或粉雾剂，不能使用糊剂及软膏剂
		有大量渗液	用溶液湿敷
皮肤疾病亚急性期	炎症趋向消退，但未完全消退	皮肤糜烂，有少量渗液	外用糊剂
		皮损呈丘疹或小片增厚，无渗液	乳膏剂、洗剂与软膏剂
		有痂皮时	软膏剂软化后拭去，再外用药物
皮肤疾病慢性期	皮肤增厚、角化、干燥和浸润	浸润增厚为主	乳膏剂、软膏剂
		苔藓样变为主	软膏剂、酊剂

二、软膏剂、乳膏剂与糊剂

软膏剂系指原料药物与油脂性或水溶性基质混合制成均匀的半固体外用制剂。

乳膏剂系指原料药物溶解或分散与乳状液型基质中形成的均匀的半固体制剂。

糊剂系指大量的原料药物固体粉末（一般 25% 以上）均匀地分散在适宜的基质中所组成的半固体外用制剂。

1. 分类、特点与质量要求

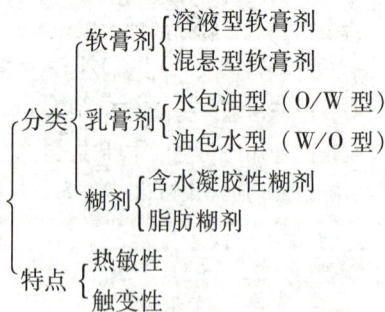

$$
\begin{cases}
分类
\begin{cases}
软膏剂
\begin{cases}
溶液型软膏剂 \\
混悬型软膏剂
\end{cases} \\
乳膏剂
\begin{cases}
水包油型（O/W 型）\\
油包水型（W/O 型）
\end{cases} \\
糊剂
\begin{cases}
含水凝胶性糊剂 \\
脂肪糊剂
\end{cases}
\end{cases} \\
特点
\begin{cases}
热敏性 \\
触变性
\end{cases}
\end{cases}
$$

基质均匀、细腻,无刺激性

粒度符合规定

适当的黏稠度

性质稳定

质量要求 必要时可加入附加剂

无刺激性、过敏性,无配伍禁忌

用于烧伤、创面与眼用乳膏剂应无菌

软膏剂应避光密封贮存

乳膏剂、糊剂应避光密闭置25℃以

下贮存,不得冷冻

2. 常用基质、附加剂种类与作用

(1) 软膏剂常用基质与附加剂种类

类别	种类	常用品种	特点	应用
油脂性基质	烃类	凡士林	润滑、无刺激性,涂于皮肤能形成封闭性油膜,促进皮肤水合作用,对皮肤有保护软化作用,能与较多药物配伍	适用于表皮增厚、角化、皲裂等慢性皮损和某些感染性皮肤病的早期,不适用于有渗出液的皮肤损伤
		石蜡		
		液状石蜡		
	动植物油脂	植物油		
	类脂	羊毛脂		
		蜂蜡		
	硅酮类	硅油		
水溶性基质		聚乙二醇	无油腻性,能与水性物质或渗出液混合,易洗除,药物释放快	多用于湿润糜烂创面,有利于分泌物的排出
		甘油		
		明胶		
		卡波姆		

(2) 乳膏剂常用基质与附加剂种类

类别	常用品种
油相基质	硬脂酸、石蜡、蜂蜡、高级脂肪醇、凡士林、液状石蜡、植物油等

续表

类别		常用品种
乳化剂	O/W 型	钠皂、三乙醇胺皂类、脂肪醇硫酸（酯）钠类（十二烷基硫酸钠）和聚山梨酯类等
	W/O 型	钙皂、羊毛脂、单硬脂酸甘油酯、脂肪醇等

3. 临床应用与注意事项

类别	适用情况		
油脂性基质软膏剂	①保护、滋润皮肤，并对皮肤有保温作用 ②保护创面、促进肉芽生长、恢复上皮和消炎收敛作用，适用于分泌物不多的浅表性溃疡 ③防腐杀菌、软化痂皮 ④忌用于糜烂渗出性及分泌物较多的皮损		
水溶性基质软膏剂	多用于润湿及糜烂创面，也常用作腔道黏膜给药途径制剂		
乳膏剂	各种急、慢性炎症性皮肤病	油/水：炎热天气或油性皮肤
		水/油：寒冷季节或干性皮肤
糊剂	痂皮脓疱性、鳞屑性皮肤病，以及亚急性或慢性炎症性皮肤损害		

4. 典型处方分析

处方举例	处方分析
冻疮软膏	①油脂性基质软膏 ②樟脑与薄荷脑共研即可液化，加入少量液状石蜡有助于分散均匀，而使软膏更细腻
水杨酸乳膏	①O/W 型乳膏，液状石蜡、硬脂酸和白凡士林为油相成分，十二烷基硫酸钠及硬脂酸甘油酯（1：7）为混合乳化剂 ②白凡士林有润滑作用 ③甘油为保湿剂，羟苯乙酯为防腐剂 ④加入水杨酸时，基质温度宜低，以免挥发损失，而且温度过高，冷凝后将会析出粗大药物结晶；还应避免与铁或其他重金属器皿接触，以防水杨酸变色

续表

处方举例	处方分析
氧化锌糊	①固体粉末成分占50%，可用于亚急性皮炎与湿疹 ②处方中的羊毛脂可使成品细腻，也有吸收分泌物的作用 ③采用热熔法配制；温度不能超过60℃，以防淀粉糊化降低吸水性

三、凝胶剂

凝胶剂系指原料药物与能形成凝胶的辅料制成的具凝胶特性的稠厚液体或半固体制剂。除另有规定外，凝胶剂限局部用于皮肤及体腔黏膜给药如鼻腔、阴道和直肠。

1. 分类、基质、特点与质量要求

（1）分类

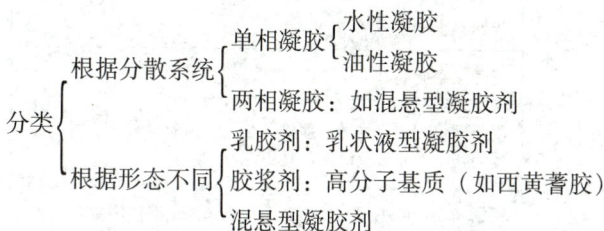

（2）基质

分类	组成
水性凝胶基质	水、甘油或丙二醇与纤维素衍生物、卡波姆和海藻酸盐、西黄蓍胶、明胶、淀粉等
油性凝胶基质	液状石蜡与聚乙烯或脂肪油与胶体硅或铝皂、锌皂等

（3）特点

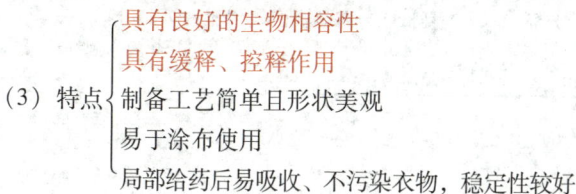

（4）质量要求

- 应均匀、细腻
- 混悬型凝胶剂中胶粒应分散均匀，不应下沉、结块
- 根据需要可加入附加剂
- 一般应检查 pH
- 基质与药物间均不应发生相互作用
- 应避光，密闭贮存，并应防冻

2. 临床应用、注意事项与典型处方分析

类别	内容
临床应用	根据给药途径不同，凝胶剂的具体使用方法也不同，常用于无渗出的急、慢性皮肤损害的外用制剂
注意事项	皮肤破损处不宜使用
	避免接触眼睛和其他黏膜（如口、鼻等）
	用药部位如有烧灼感、瘙痒、红肿等情况应停药，并将局部药物洗净，必要时向医师咨询
	根据药品说明书规定的用药途径和部位正确使用凝胶剂
	皮肤外用凝胶剂使用前需先清洁皮肤表面患处，按痛处面积使用剂量，用手指轻柔反复按摩直至均匀涂展开
	当凝胶剂性质发生改变时禁止使用
典型处方分析	吲哚美辛凝胶	①PEG 4000 为透皮吸收促进剂 ②SDB－L400 是一种高吸水性树脂材料，具有保湿、增稠、皮肤浸润等作用 ③甘油为保湿剂，苯扎溴铵为防腐剂

四、贴剂

贴剂：亦称经皮给药系统（TDDS 或 TTS），系指药物与适宜的材料制成的供贴敷在皮肤上的，可产生全身性或局部作用的一种薄片状柔性制剂。

1. 特点与质量要求

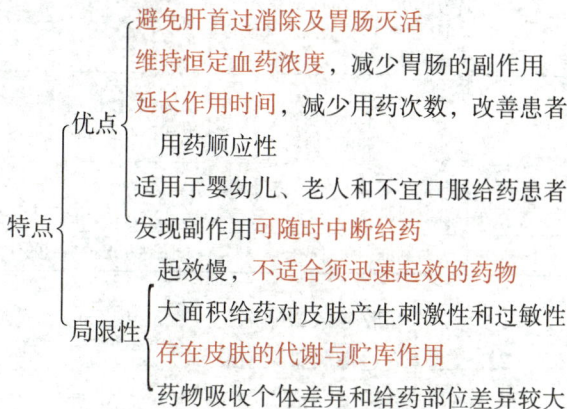

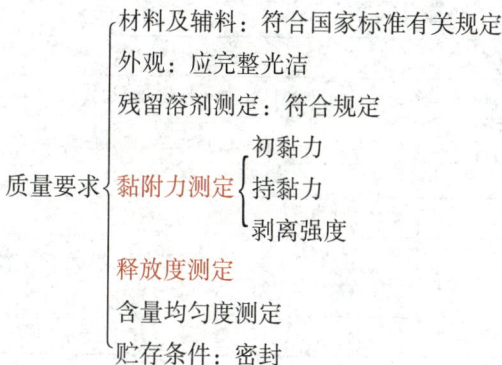

特点 ┫

优点 ┫
- 避免肝首过消除及胃肠灭活
- 维持恒定血药浓度，减少胃肠的副作用
- 延长作用时间，减少用药次数，改善患者用药顺应性
- 适用于婴幼儿、老人和不宜口服给药患者
- 发现副作用可随时中断给药

局限性 ┫
- 起效慢，不适合须迅速起效的药物
- 大面积给药对皮肤产生刺激性和过敏性
- 存在皮肤的代谢与贮库作用
- 药物吸收个体差异和给药部位差异较大

质量要求 ┫
- 材料及辅料：符合国家标准有关规定
- 外观：应完整光洁
- 残留溶剂测定：符合规定
- 黏附力测定 ┫
  - 初黏力
  - 持黏力
  - 剥离强度
- 释放度测定
- 含量均匀度测定
- 贮存条件：密封

2. 基本结构、类型与处方组成

（1）基本结构

结构	组成	作用
背衬层	不易渗透的铝塑复合膜、玻璃纸、尼龙或醋酸纤维素等	防止药物挥发和流失
药物贮库层	为 0.01～0.7mm 的聚乙烯醇或聚醋酸乙烯酯或其他高分子材料制成	药物能透过这层膜缓慢地向外释放
控释膜	是透皮贴剂的关键组成部分	具有渗透性，利用渗透性和膜的厚度控制释放速率
胶黏膜	黏合剂组成，如天然树胶、合成树脂等	黏性作用
保护层	为防黏纸，塑料或金属材料	起防黏和保护制剂的作用

（2）类型 ⎰ 黏胶分散型贴剂
　　　　　⎨ 周边黏胶骨架型贴剂
　　　　　⎩ 贮库型贴剂

（3）处方组成

处方组成		常用材料
骨架材料		疏水性的聚硅氧烷、亲水性的聚乙烯醇
控释膜材料		均质膜：乙烯-醋酸乙烯共聚物和聚硅氧烷等 微孔膜：聚丙烯拉伸微孔膜等
压敏胶		聚异丁烯类、聚丙烯酸类和硅橡胶
其他材料	背衬材料	多层复合铝箔，其他材料包括聚对苯二甲酸二乙酯、高密度聚乙烯、聚苯乙烯等
	防黏材料	聚乙烯、聚苯乙烯、聚丙烯、聚碳酸酯等高聚物
	药库材料	可以用单一材料，也可用多种材料配制的油膏、软膏、水凝胶、乳剂、溶液等，如卡波姆、羟丙基甲基纤维素、聚乙烯醇等均较为常用

3. 临床应用、注意事项与典型处方分析

项目	内容
临床应用	按每种产品说明书中推荐的皮肤部位使用，并注意轮换用药部位，避免对皮肤的刺激性
注意事项	①给药部位应当为清洁、干燥、几乎无毛发的皮肤，避免使用皮肤洗剂 ②贴剂使用前不可撕破或割破单位剂量 ③透皮贴剂应当贴在不被衣服经常摩擦或移动的位置 ④根据说明书所示的推荐使用时间，到时立即除去 ⑤有过敏、不能耐受或有较强刺激时，当暂时中断使用 ⑥不可切割使用
典型处方分析	可乐定控释贴剂：为贮库型透皮贴剂。聚异丁烯为压敏胶和贮库材料，液状石蜡与液态二氧化硅为贮库材料，庚烷为溶剂

五、贴膏剂

贴膏剂系指将原料药物与适宜的基质制成膏状物、涂布于背衬材料上供皮肤贴敷，可产生全身性或局部作用的一种薄片状柔性制剂。

1. 分类、基质和特点

（1）分类与基质

分类	常用基质
凝胶贴膏 （巴布膏剂或凝胶膏剂）	聚丙烯酸钠、羧甲基纤维素钠、明胶、甘油和微粉硅胶等
橡胶贴膏	橡胶、热可塑性橡胶、松香、松香衍生物、凡士林、羊毛脂和氧化锌等

（2）特点
- 具有良好的皮肤生物相容性、透气性、无致敏性以及刺激性
- 载药量大、释药性能好、血药浓度平稳
- 使用方便，生产过程不使用有机溶剂

2. 临床应用、注意事项与典型处方分析

项目		内容
临床应用	全身治疗作用	通络止痛、祛风散寒，多用于跌打损伤、风湿痹痛等
	局部治疗作用	神经性皮炎、慢性湿疹、结节性痒疹、局限性银屑病、扁平苔藓等病症
		局限性、孤立性、角化性皮肤病，如鸡眼、疣、胼胝等
注意事项		禁用于急性、亚急性炎症及糜烂渗出性皮肤病，以及水疱、结痂和溃疡性病变等。多毛部位不宜使用
典型处方分析		伤湿止痛膏：为橡胶膏剂，薄荷脑、冰片和樟脑具有促进药物透皮吸收作用，贴膏基质为基质

六、皮肤用其他液体制剂

剂型	定义	处方及质量要求	典型处方分析
搽剂	原料药用乙醇、油或适宜的溶剂制成的溶液、乳状液或混悬液，供无破损皮肤揉擦用的液体制剂	常用的溶剂有水、乙醇、液状石蜡、甘油或植物油等	复方苯海拉明搽剂
涂剂	含原料药物的水性或油性溶液、乳状液、混悬液，供临用前用消毒纱布或棉球等柔软物料蘸取涂于皮肤或口腔与喉部黏膜的液体制剂	多为消毒或消炎药物的甘油溶液，也可用乙醇、植物油等作溶剂	地塞米松涂剂
涂膜剂	原料药溶解或分散于含有膜材料溶剂中，涂搽患处形成成薄膜的外用液体制剂	①成膜材料：聚乙烯醇、聚乙烯吡咯烷酮、乙基纤维素和聚烯醇缩甲乙醛等；②增塑剂：甘油、丙二醇、乙酸甘油酯等；③溶剂：乙醇等	痤疮涂膜剂

续表

剂型	定义	处方及质量要求	典型处方分析
洗剂	含原料药的溶液、乳状液、混悬液，供清洗或涂抹无破损皮肤或腔道用的液体制剂	①以水或稀乙醇为溶剂 ②在贮藏时，乳状液、混悬液出现分层、沉淀，应振摇确保给药剂量的准确	复方硫黄洗剂
冲洗剂	用于冲洗开放性伤口或腔体的无菌溶液	①冲洗剂应调节至等渗 ②应符合注射剂容器的规定	生理盐水溶液

第二节　黏膜给药制剂

一、黏膜给药制剂的一般要求

1. 分类

类别	作用部位	制剂类型
吸入制剂	肺部	吸入气雾剂
		吸入喷雾剂（无菌）
		吸入粉雾剂
		吸入液体制剂（无菌、pH 应在 3~10）
		可转变为蒸汽的制剂
眼用制剂	眼部	滴眼液、眼用膜剂、眼膏剂、眼用凝胶剂等（无菌）
直肠黏膜给药制剂	肛门	栓剂、灌肠剂
阴道黏膜给药制剂	阴道	阴道片、阴道栓、阴道泡腾片、阴道凝胶剂等
口腔黏膜给药制剂	口腔黏膜	溶液型或混悬型漱口水、气雾剂、膜剂、舌下片、黏附片、贴片等

续表

类别	作用部位	制剂类型
鼻用制剂	鼻腔	滴鼻剂、洗鼻剂、鼻用喷雾剂、鼻用软膏剂、鼻用凝胶剂、鼻用粉雾剂等
耳用制剂	耳部	滴耳剂、洗耳剂、耳塞、耳用喷雾剂、耳用软膏剂、耳用乳膏剂、耳用凝胶剂、耳用丸剂、耳用散剂等

2. **特点** ⎰ 避免药物的首过消除，提高药物生物利用度
　　　　　⎨ 实现局部定位给药，发挥局部或全身作用
　　　　　⎱ 减少药物给药剂量、降低药物不良反应

二、气雾剂

气雾剂系指原料药物或原料药和附加剂与适宜的抛射剂共同装封于具有特制阀门系统的耐压容器中，使用时借助抛射剂的压力将内容物呈雾状物喷至腔道黏膜或皮肤的制剂。

1. 分类、特点和质量要求

分类 ⎰ 按分散系统 ⎰ 溶液型气雾剂
　　　　　　　　　⎨ 混悬型气雾剂
　　　　　　　　　⎱ 乳剂型气雾剂
　　　　按给药途径 ⎰ 吸入气雾剂
　　　　　　　　　⎱ 非吸入气雾剂
　　　　按处方组成 ⎰ 二相气雾剂
　　　　　　　　　⎱ 三相气雾剂
　　　　按给药定量与否 ⎰ 定量气雾剂
　　　　　　　　　　　⎱ 非定量气雾剂

特点
- 优点
  - 简洁、便携、耐用、方便、多剂量
  - 比雾化器容易准备，治疗时间短，吸收迅速
    - 无首过消除
  - 良好的剂量均一性
  - 气溶胶形成与患者的吸入行为无关
  - 所有 MDIs 的操作和吸入方法相似
  - 高压下的内容物可防止病原体侵入
- 缺点
  - 若患者无法正确使用，造成肺部剂量较低
    - 和（或）不均一
  - 肺部沉积量通常较低
  - 无法递送大剂量药物
  - 大多数现有的 MDIs 没有剂量计数器

质量要求
- 无毒性、无刺激性
- 抛射剂为适宜的低沸点液体
- 释出的主药含量应准确、均一，喷出的
  - 雾滴（粒）应均匀
- 应进行泄漏检查
- 烧伤、创伤、溃疡用气雾剂应无菌
- 应置凉暗处保存，并避免暴晒、受热、
  - 敲打、撞击

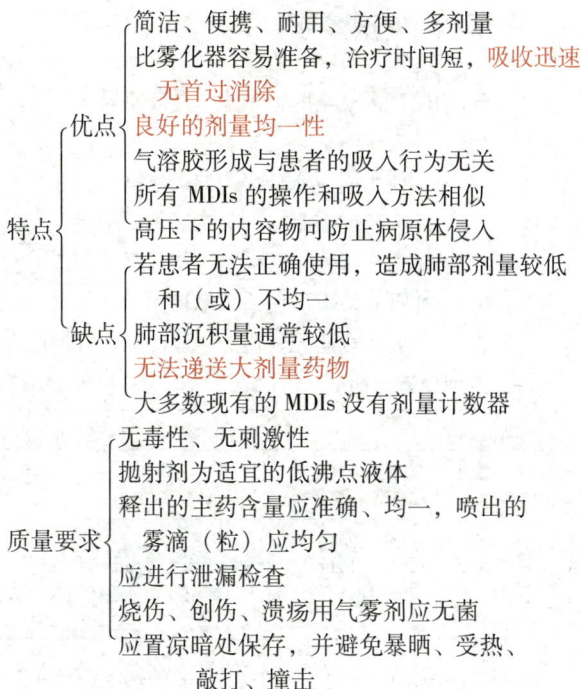

2. 抛射剂与附加剂

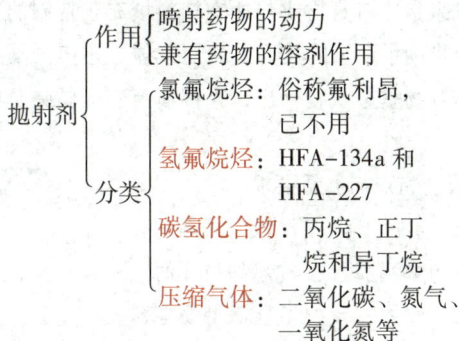

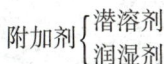

抛射剂
- 作用
  - 喷射药物的动力
  - 兼有药物的溶剂作用
- 分类
  - 氯氟烷烃：俗称氟利昂，
    - 已不用
  - 氢氟烷烃：HFA-134a 和
    - HFA-227
  - 碳氢化合物：丙烷、正丁
    - 烷和异丁烷
  - 压缩气体：二氧化碳、氮气、
    - 一氧化氮等

附加剂
- 潜溶剂
- 润湿剂

3. 临床应用与注意事项

临床应用 {
呼吸道吸入给药
直接喷至腔道黏膜、皮肤给药
空间消毒
}

注意事项 {
使用前应充分摇匀储药罐
吸药前需张口、头略后仰、缓慢呼气
垂直握住，用嘴唇包绕住吸入器口
吸入结束后用清水漱口
应注意避光、避热、避冷冻、避摔碰
}

4. 典型处方分析

处方	分析
丙酸倍氯米松气雾剂	①溶液型气雾剂 ②四氟乙烷为抛射剂，乙醇为潜溶剂
异丙托溴铵气雾剂	①溶液型气雾剂 ②HFA-134a 为抛射剂，无水乙醇为潜溶剂 ③枸橼酸调节体系 pH，抑制药物分解；加入少量水可降低药物因脱水引起的分解

三、喷雾剂

喷雾剂系指原料药物或与适宜辅料填充于特制的装置中，使用时借助手动泵的压力、高压气体、超声振动或其他方法将内容物呈雾状释出，直接喷至腔道黏膜及皮肤等的制剂。

1. 分类、特点与质量要求

分类 {
按内容物组成 {
溶液型喷雾剂
混悬型喷雾剂
乳状液型喷雾剂
}
按给药定量与否 {
定量喷雾剂
非定量喷雾剂
}
}

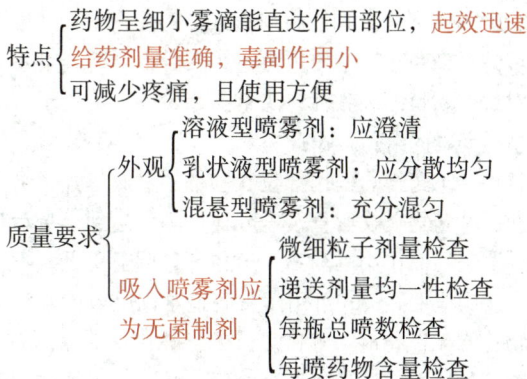

特点 {
药物呈细小雾滴能直达作用部位，**起效迅速**
给药剂量准确，毒副作用小
可减少疼痛，且使用方便
}

质量要求 {
外观 {
溶液型喷雾剂：应澄清
乳状液型喷雾剂：应分散均匀
混悬型喷雾剂：充分混匀
}
吸入喷雾剂应
为无菌制剂 {
微细粒子剂量检查
递送剂量均一性检查
每瓶总喷数检查
每喷药物含量检查
}
}

2. 临床应用、注意事项与典型处方分析

项目	内容	
临床应用	根据病情需要临时配制：①局部用药；②治疗全身性疾病	
注意事项	用于治疗全身性疾病，主要取决于雾粒的大小： ①肺的局部作用：雾化粒子以 3～10μm 大小为宜 ②全身作用：雾化粒径最好为 0.5～5μm 大小	
	用药前先擤鼻涕，并将药罐充分晃动 5 次以上	
典型处方分析	莫米松喷雾剂	①吐温 80 为润湿剂，注射用水为分散介质 ②混悬型喷雾剂，用于鼻腔给药 ③聚山梨酯 80 有利于主药的润湿

四、吸入制剂

吸入制剂系指原料药物溶解或分散于适宜介质中，**以气溶胶或蒸汽形式递送至肺部发挥局部或全身作用的液体或固体制剂。**

1. 分类与特点

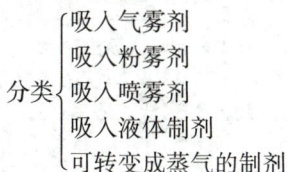

分类 {
吸入气雾剂
吸入粉雾剂
吸入喷雾剂
吸入液体制剂
可转变成蒸气的制剂
}

与吸入气雾剂比其他制剂优点：①**无抛射剂**，可避免对环境的污染和呼吸道的刺激；②**一般不含防腐剂及乙醇等**，对病变黏膜无刺激性；③**给药剂量大**，可用于多肽和蛋白质类药物的给药。

特点：①**药物的作用部位在肺部，吸收迅速，给药后起效快**；②**药物吸收后直接进入体循环**，达到全身治疗的目的；③起局部作用的药物，给药剂量明显降低，不良反应小；④顺应性好；⑤可用于胃肠道难以吸收的水溶性大的药物；⑥**无胃肠道降解作用、无肝脏首过消除**；⑦小分子药物尤其适用于呼吸道直接给药；⑧大分子药物的生物利用度可通过吸收促进剂或其他方法的应用来提高。

2. 吸入装置与一般要求

类别	吸入装置		一般要求
吸入气雾剂	耐压容器	金属容器	内壁涂聚乙烯或环氧树脂
		玻璃容器	外裹适宜厚度塑料防护层
	阀门系统		须对内容物惰性，阀门组件应精密加工
吸入粉雾剂	第一代胶囊型	金属刀片刺破胶囊的 Spinhaler	给药装置简单可靠、便于携带及可清洗，但仅单剂量给药
		靠装置转动分裂胶囊的 Rotahaler	
		通过小针刺破胶囊的 ISF haler 和 Berotec haler 等	
	第二代泡囊型	Diskhaler 和 Diskus 等	可供多剂量使用，患者使用过程中无须重新安装泡囊
	第三代贮库型	Turbuhaler 等	将多剂量贮存在装置中，使用时单位剂量的药物粉末进入吸入腔

续表

类别	吸入装置		一般要求
吸入喷雾剂	起喷射作用的喷雾装置	喷射雾化器	/
		超声雾化器	/
		振动筛雾化器	/
	装药液的容器	塑料瓶	不透明白色塑料、质轻、强度较高、便于携带
		玻璃瓶	多为棕色玻璃瓶、但强度差
吸入液体制剂	使用与吸入喷雾剂相似	/	雾化器是产生连续供吸入用气溶胶的动力系统

3. 临床应用与注意事项

临床应用
- 哮喘
  - 急性发作：短效 β_2 受体激动剂
  - 长期控制：吸入性糖皮质激素
  - 预防性用药
- 慢性阻塞性肺疾病（COPD）
  - 急性加重期
  - 维持治疗
- 其他呼吸系统疾病

注意事项
- 吸入技巧：吸入方式
- 口腔卫生：吸入性糖皮质激素后，应漱口
- 用药顺应性：不能随意停药或更改剂量
- 可能出现的副作用
  - 吸入糖皮质激素可能导致咽喉不适、声音嘶哑、口腔真菌感染等
  - β_2 受体激动剂可能引起心悸、震颤等症状

4. 典型处方分析

处方	分析
色甘酸钠粉雾剂	①胶囊型粉雾剂 ②色甘酸钠为主药，乳糖为载体 ③色甘酸钠在肺部吸收较好，吸入后 10~20 分钟血药浓度即可达峰

五、眼用制剂

1. 分类与质量要求

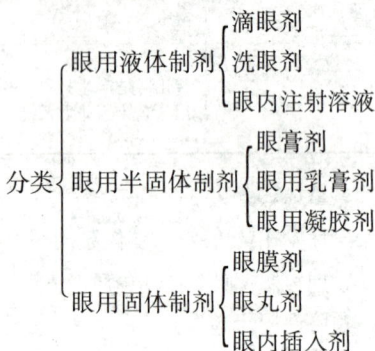

分类
- 眼用液体制剂
  - 滴眼剂
  - 洗眼剂
  - 眼内注射溶液
- 眼用半固体制剂
  - 眼膏剂
  - 眼用乳膏剂
  - 眼用凝胶剂
- 眼用固体制剂
  - 眼膜剂
  - 眼丸剂
  - 眼内插入剂

质量要求
- 可加入调节渗透压、pH 值、黏度等辅料
- 滴眼剂、洗眼剂和眼内注射溶液应与泪液等渗
- 多剂量一般应加入适宜的抑菌剂眼用半固体制剂应均匀、细腻
- 眼内注射溶液、眼内插入剂、供外科手术用和急救用均不得加入抑菌剂或抗氧剂或不适当的附加剂
- 滴眼剂装量不得超过 10ml；洗眼应不得超过 200ml
- 包装容器应无菌、不易破裂
- 应密封遮光，启用后最多可用 4 周

2. 附加剂的种类与作用

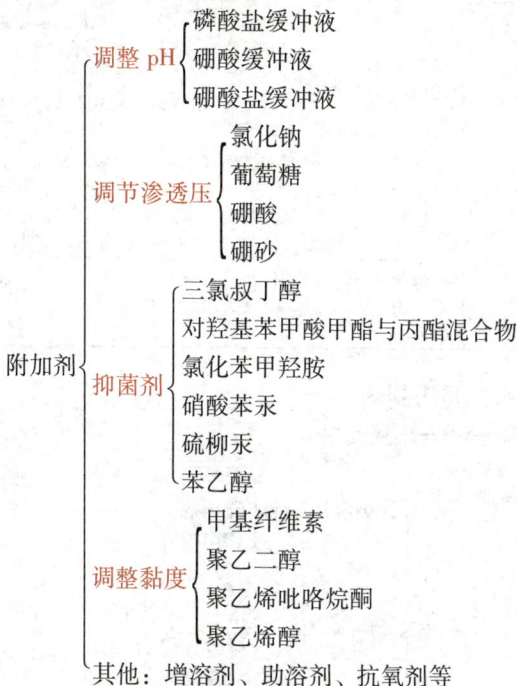

附加剂
- 调整 pH
  - 磷酸盐缓冲液
  - 硼酸缓冲液
  - 硼酸盐缓冲液
- 调节渗透压
  - 氯化钠
  - 葡萄糖
  - 硼酸
  - 硼砂
- 抑菌剂
  - 三氯叔丁醇
  - 对羟基苯甲酸甲酯与丙酯混合物
  - 氯化苯甲羟胺
  - 硝酸苯汞
  - 硫柳汞
  - 苯乙醇
- 调整黏度
  - 甲基纤维素
  - 聚乙二醇
  - 聚乙烯吡咯烷酮
  - 聚乙烯醇
- 其他：增溶剂、助溶剂、抗氧剂等

3. 临床应用、注意事项与典型处方分析

类别	内容
临床应用	尽量单独使用一种滴眼剂，若同时使用眼膏剂和滴眼剂需先使用滴眼剂
	主要用于治疗眼部疾病
注意事项	①使用滴眼剂前后需要清洁双手 ②眼用半固体制剂涂布之后需按摩眼球以便药物扩散 ③使用滴眼剂时需轻压泪囊区，减少药物引发全身效应 ④使用混悬型滴眼剂前需充分混匀 ⑤制剂性状发生改变时禁止使用 ⑥眼用制剂应一人一用

续表

类别		内容
典型处方分析	醋酸可的松滴眼液	为混悬型滴眼液。吐温 80 为润湿剂，羧甲基纤维素钠为助悬剂，不能加入阳离子型表面活性剂，因与羧甲基纤维素钠有配伍禁忌，硼酸为 pH 与等渗调节剂
	氧氟沙星眼膏	为凝胶型眼膏剂，卡波姆是凝胶基质，氢化硬化蓖麻油可调节基质的稠度，氯化钠是渗透压调节剂，硼酸是 pH 调节剂，丙二醇是保湿剂，透明质酸钠也具有保湿作用，羟苯乙酯是防腐剂
	莫磺酸钠眼用膜剂	聚乙烯醇是成膜剂，甘油为增塑剂，霉菌注射用水为溶剂，液状石蜡为脱模剂

六、耳用制剂

1. 分类与质量要求

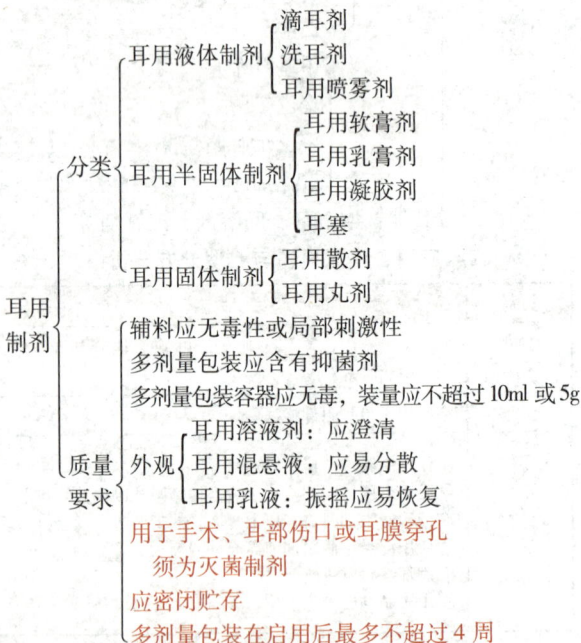

耳用制剂
- 分类
  - 耳用液体制剂
    - 滴耳剂
    - 洗耳剂
    - 耳用喷雾剂
  - 耳用半固体制剂
    - 耳用软膏剂
    - 耳用乳膏剂
    - 耳用凝胶剂
    - 耳塞
  - 耳用固体制剂
    - 耳用散剂
    - 耳用丸剂
- 质量要求
  - 辅料应无毒性或局部刺激性
  - 多剂量包装应含有抑菌剂
  - 多剂量包装容器应无毒，装量应不超过 10ml 或 5g
  - 外观
    - 耳用溶液剂：应澄清
    - 耳用混悬液：应易分散
    - 耳用乳液：振摇应易恢复
  - 用于手术、耳部伤口或耳膜穿孔须为灭菌制剂
  - 应密闭贮存
  - 多剂量包装在启用后最多不超过 4 周

2. 常用溶剂与附加剂

类别		品种
常用溶剂		常以水、乙醇、甘油为溶剂；也有以丙二醇、聚乙二醇为溶剂
附加剂	抗氧剂	依地酸二钠、亚硫酸氢钠等
	抑菌剂	硫柳汞、对羟基苯甲酸酯的混合物等
	药物分散剂	溶菌酶、透明质酸酶等

3. 临床应用、注意事项与典型处方分析

项目	内容
临床应用	用于耳内的清洁、消毒、止痒、收敛、抗感染、抗炎、止痛及润滑等作用
注意事项	①从外观看，包装完好，没有过期失效，变质 ②溶液型应澄清；混悬应细腻，分布均匀 ③应严格按说明书要求贮藏和保管滴耳剂，以保证质量 ④滴耳剂产生的灼烧感或刺痛感不应长于几分钟 ⑤含新霉素的滴耳剂应慎用
典型处方分析	醋酸为 pH 调节剂，甘油和 70% 乙醇为溶剂。氧氟沙星为两性物质，碱性较强，故加醋酸使其成盐溶解；本品的 pH 值为 4.5～6.0，有助于抑制炎症发展

七、鼻用制剂

1. 分类、特点与质量要求

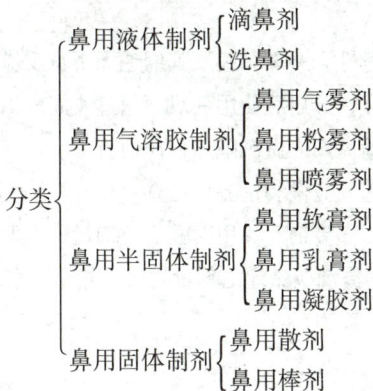

分类
├─ 鼻用液体制剂 ┬ 滴鼻剂
│   └ 洗鼻剂
├─ 鼻用气溶胶制剂 ┬ 鼻用气雾剂
│   ├ 鼻用粉雾剂
│   └ 鼻用喷雾剂
├─ 鼻用半固体制剂 ┬ 鼻用软膏剂
│   ├ 鼻用乳膏剂
│   └ 鼻用凝胶剂
└─ 鼻用固体制剂 ┬ 鼻用散剂
               └ 鼻用棒剂

特点
- 药物吸收迅速，起效快
- 可避免肝首过消除
- 给药方便，免除胃肠道的刺激，患者顺应性好
- 制剂可能会对鼻黏膜造成刺激
- 鼻腔给药的体积较小，限制了单次用药剂量

质量要求
- 可加入调节黏度、控制 pH 值等辅料
- 多剂量水性制剂应添加抑菌剂
- 多剂量应配有滴管或适宜给药装置
- 装量应不超过 10ml 或 5g
- 外观
  - 鼻用溶液：澄清，不得有沉淀和异物
  - 鼻用混悬液：可能含沉淀物，经振摇应易分散
  - 鼻用乳状液：若出现油相与水相分层，经振摇应易恢复
  - 鼻用半固体制剂：应柔软细腻，易涂布
- 粒度
  - 鼻用粉雾剂：30～150μm
  - 鼻用气雾剂和鼻用喷雾剂：应不大于 10μm
- 应无刺激性，对鼻黏膜及其纤毛无不良反应
- 密闭贮存，开启后使用一般不超过 4 周
- 混悬型滴鼻剂应做沉降体积比检查
- 单剂量包装应做装量差异检查
- 定量鼻用气雾剂、鼻用喷雾剂及剂量贮库型鼻用粉雾剂应做递送剂量均一性检查

2. 临床应用、注意事项与典型处方分析

类别		内容
临床应用	鼻腔急、慢性鼻炎和鼻窦炎	麻黄素滴鼻液等
	过敏性鼻炎	倍氯米松滴鼻液、左卡巴斯汀鼻喷剂、布地奈德鼻喷剂等
	萎缩性鼻炎、干性鼻炎	复方薄荷滴鼻剂、复方硼酸软膏等
	镇痛与解热镇痛药、心血管病、激素代谢紊乱等	舒马曲坦鼻腔喷雾剂：治疗急性偏头痛；布托啡诺鼻腔给药制剂：用于无征兆局部刺激止痛
注意事项	用药前应仔细阅读说明书，并检查制剂的质量，应符合要求	
	包装完好，没有过期失效，霉坏变质	
	使用某种滴鼻剂无效或发生过敏等不良反应，应停药	
	为避免鼻腔被污染，用同一容器给药的时间不应超过1周；为避免交叉感染，一支鼻剂（或一瓶鼻喷剂）仅供一位患者使用	
典型处方分析	盐酸麻黄碱滴鼻液：氯化钠为渗透压调节剂，羟苯乙酯为防腐剂，纯化水为溶剂。不宜长期使用，患有高血压、冠状动脉病和甲状腺功能亢进者以及萎缩性鼻炎患者忌用	
	富马酸酮替芬喷鼻剂：亚硫酸氢钠为抗氧剂，三氯叔丁醇为防腐剂	

八、口腔黏膜给药制剂

1. 分类、特点与质量要求

定义：通过口腔黏膜吸收发挥局部或全身治疗作用的制剂。

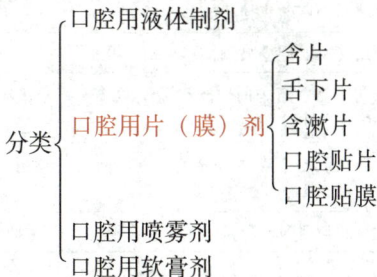

分类
- 口腔用液体制剂
- 口腔用片（膜）剂
  - 含片
  - 舌下片
  - 含漱片
  - 口腔贴片
  - 口腔贴膜
- 口腔用喷雾剂
- 口腔用软膏剂

特点
- 起效快，适用于急诊的治疗
- 具有较强的对外界刺激的耐受性
- 给药方便，可随时进行局部调整，患者顺应性高
- 可避开肝脏首过消除及胃肠道的破坏
- 即治疗局部病变，又发挥全身治疗作用

质量要求
- 使用方便，容易给药和无口腔异物感
- 药物及辅料应无毒性和刺激性
- 口腔贴片应体积小，柔性好且黏附性强
- 崩解时限：含片不应在 10min 内；舌下片 5min 内
- 口腔贴片（膜）应进行释放度检查
- 含片和口腔贴片（膜）按需要可加入矫味剂、芳香剂和着色剂

2. 临床应用及注意事项

类别		内容
临床应用	口腔用片剂	含片含于口中使其溶化，不要咀嚼或吞下
		舌下片应置于舌下，使药物迅速起效，不可吞服
		发挥局部作用，贴在口腔黏膜的患处；发挥全身作用，需在给药部位保留较长时间
	口腔用喷雾剂	将喷雾剂瓶盖直接拔出
		使用前不要摇动喷剂，垂直拿住喷瓶，喷头向上
		在向口腔喷药之前，按动喷头数下，将药液喷向空中至喷出均匀喷雾
		将喷头上的喷嘴尽量靠近口腔，向舌下喷射，每次间隔 30s（剂量遵医嘱）
		向口腔喷射时，尽量屏住呼吸，不要将药液吸入

续表

类别		内容
临床应用	口腔用软膏剂	将药膏少量挤出，置于清洁的棉棒上
		小心涂于口腔患处，使完全覆盖而形成一薄层
		应在睡前使用，如症状严重，有时一日需涂搽2～3次（以餐后为宜）
注意事项		用药前应仔细阅读说明书，并检查制剂质量
		严格按说明书要求贮藏和保管好各类制剂
		用药过程中如发现过敏或刺激症状，应停药

3. 典型处方分析

处方	分析
复方硼砂漱口液	采用化学反应法制备。硼砂与甘油反应生成硼酸甘油（酸性）；硼酸甘油再与碳酸氢钠反应生成甘油硼酸钠。甘油硼酸钠与液化苯酚具有消毒作用；可加适量1%伊红着色，以警示不可内服，仅供含漱用
硝酸甘油舌下片	硝酸甘油为主药，微晶纤维素、乳糖为稀释剂，聚乙烯吡咯烷酮为黏合剂，含水乙醇为溶剂，硬脂酸镁为润滑剂

九、栓剂

1. 分类、特点与质量要求

（1）定义与分类

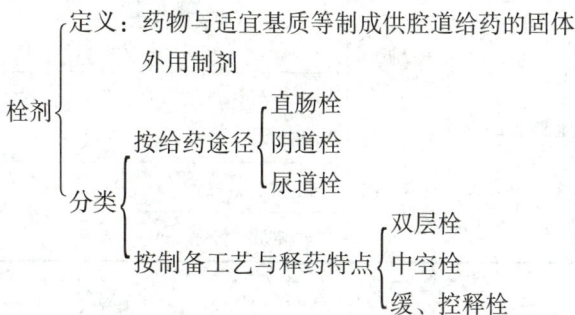

栓剂 ⎰ 定义：药物与适宜基质等制成供腔道给药的固体外用制剂

分类 ⎰ 按给药途径 ⎰ 直肠栓 / 阴道栓 / 尿道栓

按制备工艺与释药特点 ⎰ 双层栓 / 中空栓 / 缓、控释栓

（2）特点

类别	作用	实例
局部作用	滑润、收敛、抗菌消炎、杀虫、止痒、局麻等	甘油栓、蛇黄栓
全身作用	主要途径是直肠栓，镇痛、镇静、兴奋、扩张支气管和血管、抗菌	吗啡栓、苯巴比妥钠栓等

（3）质量要求

- 外形应完整光滑，无刺激性
- 塞入腔道后，应能融化、软化或溶解，产生局部或全身作用
- 有适宜的硬度
- 供制备用的固体药物，应预先用适宜的方法制成细粉或最细粉
- 所用内包装材料应无毒性
- 阴道膨胀栓内芯应符合有关规定
- 栓剂应进行重量差异、融变时限检查
- 阴道膨胀栓应进行膨胀值检查
- 微生物限度应符合规定
- 30℃以下密闭贮存和运输

2. 常用基质与附加剂种类、作用

（1）基质的分类

类别	常用品种	特点
油脂性基质	可可豆脂	常温下为白色或淡黄色，熔点 30～35℃，10～20℃时易碎成粉末
		同质多晶型
	半合成或全合成脂肪酸甘油酯	椰油酯
		棕榈酸酯
		混合脂肪酸甘油酯

续表

类别	常用品种	特点
水溶性基质	甘油明胶	有弹性，不易折断，但塞入腔道后可缓慢溶于分泌液中
		易滋长霉菌等微生物，需加抑菌剂
		凡与蛋白质产生配伍变化的药物，如鞣酸、重金属盐等均不能用
	聚乙二醇	易溶于水，为难溶性药物的常用载体
		不需冷藏，贮存方便
		吸湿性较强，对黏膜产生刺激性，加入约20%的水润湿或在栓剂表面涂鲸蜡醇、使用硬脂醇薄膜可减轻刺激
		不宜与银盐、奎宁、乙酰水杨酸、苯佐卡因、氯碘喹啉、磺胺类等药物配伍
	泊洛沙姆	一种表面活性剂，易溶于水，能与许多药物形成空隙固溶体
		多用于制备液体栓剂，是目前研究最为深入的制备温敏原位凝胶的高分子材料
		较常用的有泊洛沙姆188（商品名普朗尼克F－68）、泊洛沙姆407（商品名普朗尼克F－127）

栓剂制备方法

类别	适用情况
搓捏法	脂肪型基质小量制备
冷压法	大量生产脂肪性基质栓剂
热压法	脂肪性基质和水溶性基质栓剂的制备

（2）附加剂

种类	常用品种
表面活性剂	十二烷基硫酸钠、吐温类等
抗氧剂	叔丁基羟基茴香醚（BHA）、2，6－二叔丁基对甲酚（BHT）、没食子酸酯类等

续表

种类	常用品种
防腐剂	对羟基苯甲酸酯类
硬化剂	白蜡、鲸蜡醇硬脂酸、巴西棕榈蜡等
增稠剂	氢化蓖麻油、单硬脂酸甘油酯、硬脂酸铝等
吸收促进剂	非离子型表面活性剂、脂肪酸、脂肪醇和脂肪酸酯类、尿素、水杨酸钠、羟甲基纤维素钠、环糊精类衍生物等

3. 临床应用、注意事项与典型处方分析

类别		内容
临床应用	阴道栓	治疗妇科炎症
	直肠栓	治疗痔疮
	尿道栓	应用抗凝治疗者应慎用
注意事项		①栓剂应在30℃以下密闭贮存和运输 ②受热易变形，气温高时，使用前最好置于冷水或冰箱中冷却 ③性状发生改变时禁止使用 ④用药部位如有烧灼感、红肿等情况应停药，并将局部药物洗净 ⑤用药期间注意个人卫生，防止重复感染等
典型处方分析		甲硝唑栓：香果脂为基质，碳酸氢钠和磷酸二氢钠为泡腾剂。本品属于中空栓剂，药物分速效和缓释两部分，与普通栓剂相比，作用时间长，疗效好

十、灌肠剂

1. 分类与特点

定义：以治疗、诊断或提供营养为目的供直肠灌注用液体制剂，包括水性或油性溶液、乳剂和混悬液灌肠剂。

根据成分分类
- 刺激性灌肠剂
- 润滑性灌肠剂
- 高渗性灌肠剂
- 等渗性灌肠剂
- 保留性灌肠剂

$$\text{根据用途分类} \begin{cases} \text{通便灌肠剂} \\ \text{清洁灌肠剂} \\ \text{药物灌肠剂} \\ \text{营养灌肠剂} \\ \text{解毒灌肠剂} \end{cases}$$

$$\text{根据给药方式分类} \begin{cases} \text{清洁性灌肠剂} \\ \text{保留性灌肠剂} \end{cases}$$

$$\text{特点} \begin{cases} \text{可通过局部给予，药物易被直肠吸收、较口} \\ \quad\text{服给药吸收快、生物利用度高} \\ \text{可避免药物的肝脏首过消除以及被胃和小肠} \\ \quad\text{消化液和酶系的破坏} \\ \text{可避免口服给药时药物对胃的刺激} \\ \text{可发挥局部作用，使用简便、类型多样、适} \\ \quad\text{用面广} \\ \text{某些用于肠镜检查、肠道造影、治疗或术前} \\ \quad\text{肠道准备的产品，如复方氯化钠口服溶液，} \\ \quad\text{是在服用前经水稀释之后口服服用的} \end{cases}$$

2. 常用溶剂与附加剂

类别	品种	内容
常用溶剂	纯化水	最常用溶剂，安全无刺激，适用于水性灌肠剂
	植物油	如橄榄油或芝麻油等，可用于油性灌肠剂，有润滑和软化作用
	液状石蜡	常用于严重便秘治疗时的润滑性灌肠剂
	甘油	作为溶剂既有润滑作用，又可刺激肠道蠕动
渗透压调节剂	氯化钠，磷酸盐类（如磷酸钠、磷酸氢二钠）等	多为无机盐，用以调节灌肠剂的渗透压

续表

类别	品种	内容
pH调节剂	稀盐酸溶液、稀氢氧化钠溶液、磷酸盐缓冲液等	用以调节灌肠剂的pH，保持灌肠剂的稳定性并减少对肠黏膜的刺激
黏度调节剂	甲基纤维素、羧甲基纤维素钠、卡波姆等	用以调整灌肠剂的流动性和黏稠度，便于注入和延长药物的局部作用时间
防腐剂	苯甲酸钠、山梨酸钾等	防止微生物污染及抑制微生物生长
其他添加剂	香精或矫味剂	改善气味或口感，增加顺应性
	着色剂	用于标识产品
	增溶剂、乳化剂或润湿剂等	需注意用量，以减少潜在的刺激性

3. 临床应用、注意事项与典型处方分析

类别	内容	
临床应用	治疗便秘	缓解急性或顽固性便秘，尤其是因硬结粪便导致的排便困难
	术前或检查前准备	在肠镜检查、腹部手术或其他需要清洁肠道的操作前使用
	直肠或结肠疾病治疗	针对溃疡性结肠炎、克罗恩病等局部炎症，使用含药物的保留性灌肠剂
	急性中毒的解毒	用于清除肠内毒物，减少毒物吸收，如活性炭灌肠
	辅助治疗	治疗慢性便秘或肠道功能紊乱
注意事项	①使用前，检查灌肠剂的有效期和包装完整性 ②严格按照说明书的要求使用，包括患者体位、给药方式、给药剂量，给予后观察等 ③不适用于肠梗阻、肠穿孔、急性腹痛、炎症性肠病急性期、肛裂或肛周感染患者 ④针对儿童、孕妇和老年人，应选择温和或专用灌肠剂，如等渗灌肠剂 ⑤使用高渗性制剂，及时补充水分，防止脱水或电解质紊乱	

续表

类别		内容
典型处方分析	刺激性灌肠剂	甘油灌肠剂：甘油润滑肠道，同时刺激肠黏膜促进排便，温和有效，用于轻中度便秘
	润滑性灌肠剂	油性灌肠剂：润滑粪便并软化硬结便，适用于严重便秘或术后恢复期，起效较慢，适合老年患者或长期便秘者
	高渗性灌肠剂	磷酸钠灌肠剂：磷酸二氢钠和磷酸氢二钠是形成高渗溶液的物质，甘油具有润滑作用，纯化水为溶剂，起效迅速，常用于便秘和术前清洁，但可能会导致脱水和电解质紊乱，需慎用
	等渗性灌肠剂	生理盐水灌肠剂：氯化钠是形成等渗溶液的物质，纯化水为溶剂，适合儿童、孕妇和老年患者，不易引起脱水或肠道不适
	保留性灌肠剂	美沙拉嗪灌肠剂：缓冲液调节 pH，丙二醇增加药物溶解度，苯甲醇为防腐剂，纯化水为溶剂，通过直肠局部吸收，主要用于治疗炎症性肠病，使用时需长时间保留

📕高频考点速记

1. 糊剂的特点：原料药物固体粉末一般在 25% 以上。

2. 软膏剂常用油脂性基质包括：烃类；动、植物油脂；类脂；硅酮类。

3. 软膏剂常用水溶性性基质包括：聚乙二醇；卡波姆；甘油明胶等。

4. 乳膏剂常用基质中可作为 O/W 型乳化剂的是：钠皂、三乙醇胺皂类、脂肪醇硫酸（酯）钠类（十二烷基硫酸钠）和聚山梨酯类等。

5. 水溶性基质软膏剂临床应用：多用于润湿及糜烂创面，也常用作腔道黏膜用药及局部皮质甾类释放系统。

6. 油脂性基质软膏剂临床应用：忌用于糜烂渗出性及分泌物较多的皮损。

7. 冻疮软膏的基质类型：油脂性基质软膏。

8. 水杨酸乳膏处方中：十二烷基硫酸钠及硬脂酸甘油酯（1∶7）为混合乳化剂；甘油为保湿剂；羟苯乙酯为防腐剂。

9. 凝胶剂的特点：①具有缓释、控释作用；②制备工艺简单且形状美观，③易于涂布使用，局部给药后易吸收、不污染衣物，稳定性较好。

10. 吲哚美辛软膏处方中：PEG 4000 透皮吸收促进剂，交联型聚丙烯酸钠是凝胶基质；甘油为保湿剂，苯扎溴铵为杀菌防腐剂。

11. 贴剂特点包括：①避免肝首过消除；②维持恒定有效的血药浓度；③延长作用时间，减少用药次数；④患者可以自行用药；⑤可随时中断给药；⑥存在皮肤的代谢与储库作用；⑦不适合要求起效快的药物。

12. 贴剂按结构不同，可分为：黏胶分散型贴剂；周边黏胶骨架型贴剂；储库型贴剂。

13. 贴剂的基本结构：背衬层；药物储库层；控释膜；胶黏膜；保护层。

14. 常用贴剂的骨架材料：聚硅氧烷；聚乙烯醇。

15. 常用贴剂的控释膜材料：乙烯－醋酸乙烯共聚物；聚硅氧烷。

16. 常用贴剂的压敏胶：聚异丁烯类；聚丙烯酸类；硅橡胶。

17. 常用贴剂的防黏材料包括：聚乙烯、聚苯乙烯、聚丙烯、聚碳酸酯等高聚物的膜材。

18. 贴膏剂包括：凝胶贴膏（原巴布膏剂或凝胶膏剂）；橡胶膏剂。

19. 巴布膏剂常用的基质：聚丙烯酸钠；羧甲基纤维

素钠；明胶；甘油；微粉硅胶。

20. 可乐定控释贴剂处方中：聚异丁烯为压敏胶和贮库材料；液状石蜡与液态二氧化硅为贮库材料；庚烷为溶剂。

21. 涂膜剂常用的成膜材料有：聚乙烯醇、聚乙烯吡咯烷酮、乙基纤维素和聚烯醇缩甲乙醛等。

22. 复方硫黄洗剂处方中：硫黄为强疏水性药物，甘油为润湿剂；羧甲基纤维素钠为助悬剂；聚山梨酯80作润湿剂。

23. 冲洗剂系指：用于冲洗开放性伤口或腔体的无菌溶液。

24. 吸入制剂包括：吸入气雾剂；吸入喷雾剂；吸入粉雾剂；吸入液体制剂；可转变为蒸汽的制剂。

25. 黏膜给药制剂的特点：①可有效避免药物的首关效应，提高药物生物利用度；②实现药物局部定位给药，发挥局部或全身治疗作用；③减少药物给药剂量、降低药物不良反应和提高药物治疗效果。

26. 混悬型气雾剂按按处方组成分类为：三相气雾剂。

27. 溶液型气雾剂按按处方组成分类为：二相气雾剂。

28. 烧伤、创伤、溃疡用气雾剂：应无菌。

29. 气雾剂的抛射剂可分为：氟氯烷烃；氢氟烷烃；碳氢化合物；压缩气体。

30. 气雾剂临床应用于：呼吸道吸入给药；直接喷至腔道黏膜；皮肤给药；空间消毒。

31. 喷雾剂用于呼吸系统疾病，肺的局部作用的雾化粒子大小：以 $3 \sim 10 \mu m$ 大小为宜，全身作用：其雾化粒径最好为 $0.5 \sim 5 \mu m$ 大小。

32. 吸入制剂中原料药物粒度大小通常应控制在 $10 \mu m$

以下，其中大多数应在 5μm 以下。

33. 吸入制剂临床应用于：广泛应用于呼吸系统疾病的治疗，如哮喘、慢性阻塞性肺疾病（COPD）等。

34. 色甘酸钠粉雾剂中：胶囊型粉雾剂，色甘酸钠为主药，乳糖为载体，肺部吸收较好，吸入后 10～20 分钟血药浓度即可达峰。

35. 眼用溶液剂调节渗透压的附加剂包括：氯化钠、葡萄糖、硼酸、硼砂等。

36. 眼用溶液剂调整黏度的附加剂包括：甲基纤维素、聚乙二醇、聚维酮、聚乙烯醇等。

37. 眼用制剂在使用时尽量单独使用一种滴眼剂，若同时使用眼膏剂和滴眼剂需要注意：先使用滴眼剂。

38. 多剂量眼用制剂：一般应加入适宜的抑菌剂。

39. 眼用半固体制剂的基质：应过滤灭菌，不溶性药物应预先制成极细粉。

40. 眼内注射溶液、眼内插入剂、供外科手术用和急救用的眼用制剂：均不得加入抑菌剂或抗氧剂或不适当的附加剂，且应采用一次性使用包装。

41. 醋酸可的松滴眼液处方中：羧甲基纤维素钠为助悬剂；硼酸为 pH 与等渗调节剂。

42. 氧氟沙星眼膏的类型为：凝胶型眼膏剂。

43. 萘磺酸钠眼用膜剂处方中：聚乙烯醇是成膜剂，甘油是增塑剂，液状石蜡是脱模剂。

44. 栓剂因施用腔道的不同最常用的类型为：直肠栓；阴道栓。

45. 属于栓剂水溶性基质的是：甘油明胶；聚乙二醇；泊洛沙姆。

46. 常用的油脂性栓剂基质：可可豆脂；椰油酯；棕

桐酸酯；混合脂肪酸甘油酯。

47. 栓剂基质聚乙二醇吸湿性较强，对黏膜产生刺激性，为了减轻刺激采用的方法：加入约20%的水润湿；在栓剂表面涂鲸蜡醇；使用硬脂醇薄膜。

48. 栓剂制备使用油脂性栓剂基质，为了增加稳定性常加入的抗氧剂：叔丁基羟基茴香醚（BHA）；2,6－二叔丁基对甲酚（BHT）；没食子酸酯类。

49. 甲硝唑栓处方中：碳酸氢钠和磷酸二氢钠为泡腾剂。

50. 口腔用片的分类：含片；舌下片；含漱片；口腔贴片。

51. 口腔黏膜给药制剂的特点：①起效快，适用于急诊的治疗；②给药方便，可随时进行局部调整，患者顺应性高；③可避开肝脏首过效应及胃肠道的破坏；④可治疗局部病变，又可发挥全身治疗作用。

52. 鼻用制剂的特点：药物吸收迅速，起效快；可避免肝首关效应；给药方便，患者的顺应好，适于急救、自救；用于鼻腔发挥局部或全身治疗作用。

53. 盐酸麻黄碱滴鼻液处方中：氯化钠用于调节渗透压；羟苯乙酯为防腐剂。

54. 富马酸酮替芬喷鼻剂处方中：亚硫酸氢钠为抗氧剂；三氯叔丁醇为防腐剂。

55. 用于手术、耳部伤口或耳膜穿孔的滴耳剂与洗耳剂：须为灭菌制剂。

56. 耳用溶液剂中药物分散剂的种类和作用：溶菌酶、透明质酸酶等；可液化分泌物，促进药物分散，加速肉芽组织再生。

57. 灌肠剂指：以治疗、诊断或提供营养为目的供直肠灌注用液体制剂，包括水性或油性溶液、乳剂和混悬液灌肠剂。

58. 灌肠剂的 pH 值应与人体肠道环境的 pH（约 6.5 ~ 7.5）接近。